健康与新知
Healthy and New Knowledge Series
系列

An intimate journey across our surface

皮肤的非凡生命

The Remarkable Life of the Skin

[英] 蒙蒂·莱曼 著 王晨燕 译

Monty Lyman

天津出版传媒集团

天津科学技术出版社

著作权合同登记号：图字 02-2022-254
Copyright © Monty Lyman 2019
Text illustrations by Global Blended Learning
Published by arrangement with Intercontinental Literary Agency
Ltd, through The Grayhawk Agency Ltd.
Simplified Chinese translation copyright © 2022 by United Sky
(Beijing) New Media Co., Ltd.
All rights reserved.

图书在版编目（CIP）数据

皮肤的非凡生命 / (英) 蒙蒂·莱曼著；王晨燕译
. -- 天津：天津科学技术出版社，2022.11
书名原文：THE REMARKABLE LIFE OF THE SKIN
ISBN 978-7-5742-0547-5

Ⅰ.①皮… Ⅱ.①蒙… ②王… Ⅲ.①皮肤－普及读
物 Ⅳ.①R322.99-49

中国版本图书馆CIP数据核字(2022)第172192号

皮肤的非凡生命
PIFU DE FEIFAN SHENGMING
选题策划：联合天际·社科人文工作室
责任编辑：胡艳杰
出　　版：天津出版传媒集团
　　　　　天津科学技术出版社
地　　址：天津市西康路35号
邮　　编：300051
电　　话：（022）23332695
网　　址：www.tjkjcbs.com.cn
发　　行：未读（天津）文化传媒有限公司
印　　刷：三河市冀华印务有限公司

关注未读好书

未读 CLUB
会员服务平台

开本 787 × 1000　　1/16　　印张 15.5　　字数 250 000
2022年11月第1版第1次印刷
定价：68.00元

献给全世界数百万因皮肤问题而受苦的人

目录

插图目录

前言：谨慎与定义

如希波克拉底誓言所说："凡我所见所闻，无论有无业务关系，我认为应守秘密者，我愿保守秘密。"[1] 所有医生对其患者都负有保密义务。所以，我对本书中提及的皮肤病患者皆用化名。在某些情况下，针对罕见皮肤病患者，我采用了"双重保密"的匿名方式，对患者姓名与问诊地点都做了改动，不过更改时选用的都是我曾到访或工作的地点。

此外，以疾病来定义某个人有失妥当，如"麻风病人"或"白化病人"等，但我偶尔仍会借用这些说法，以期读者能对皮肤病患的现实生活感同身受。

序

对喜欢古玩的医生来说,意大利博洛尼亚大学宏大庄严的解剖教室俨然天堂。即使意大利的夏日酷热难耐,镶木大厅变成了桑拿房,也丝毫无损其观感。这所世界上最古老的大学里,有着400年历史的解剖教室大厅完全由云杉木雕刻而成,我站在其中自觉渺小,这里如古董宝盒一般精致绚丽,吸引我孜孜探求。教室中央摆放着一张气派的大理石解剖台,木制座椅自下而上呈阶梯状围绕四周,几百年间一直为无数医科学生观摩解剖全程提供便利。墙面上装饰有恢宏又精巧的木雕,全都是古代医学英雄的形象。位列其中的希波克拉底和盖伦目有神光,威严地审视着到此学习的后来人。毫无疑问,如今许多医学院讲师授课的神情也效仿着这些先贤。不过,虽然这间教室里神奇之处众多,但访客目光的焦点肯定还是那位居中心、俯瞰全场的教授座位。教授之座,其上高悬木制华盖,其下由两座非同凡响的雕像支撑。这两座雕像在意大利语中被称为"Spellati",意为"被剥皮的人",一左一右立于这座医学殿堂的中央,令人一览无余的肌肉、血管和骨骼光彩夺目。

顾名思义,所谓的"剥皮"(源自法语"écorché")雕像展现出人体在剥除皮肤状态下肌肉、骨骼的形态及其相互作用。自15世纪达·芬奇画出前所未有的人体解剖图之后,肌肉虬结、全无皮肤的身体就成了医学的代名词,几乎登上了每本医学教科书的封面。博洛尼亚大学的两尊木制"剥皮"雕像同属此类,但人们仰观之时却能更清醒地认识到:皮肤,尽管是人体最大、最易观察的器官,尽管它每时每刻都让人看得见、摸得着,尽管人人无时无刻不活在其中,却竟然是最为医学界忽视的器官。皮肤总重达9千克,大小可覆盖2平方米,但

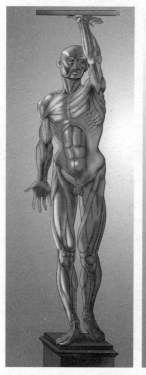
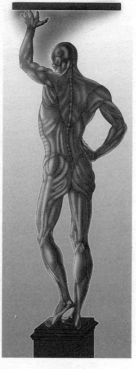

博洛尼亚大学解剖教室雕塑"被剥皮的人"

直到18世纪才被认定为一种人体器官。每每提到器官或人体时，我们还是很少思及皮肤。明明近在眼前，皮肤却被人视而不见。

每当刚认识的人问起我的临床与研究兴趣时，我总是近乎惭愧地回答说是皮肤病学，而之后得到的回应往往是或困惑，或怜悯，或两者兼有。一位外科医生好友喜欢嘲笑我："皮肤不过是礼物外面的包装纸罢了。"但皮肤令我感兴趣的部分原因恰恰是，尽管它在身体上最易观察，但其内涵之深广，远超目之所及。

我对皮肤的浓厚兴趣始于18岁。那年圣诞节两天后的悠闲午后，全家人刚刚吃完圣诞大餐留下来的最后一些剩菜。我吃饱了四仰八叉地瘫在沙发上，盖着毯子，拿起复习笔记，懒洋洋地开始准备一周后的第一次医学院考试。我觉得有点儿不舒服，手肘内侧和脸上都特别痒。后来照镜子时发现，我的脸颊变成了深粉色。几天之内，我的脸和脖子变得又红又干又痒。朋友和家人都对我的症状表达了各自的见解，从考试压力到室内过敏原，从洗澡水过热、皮肤寄生微生物到摄糖过多，五花八门的解释应有尽有。无论什么原因，我都很困扰，自己的皮肤白白净净地过了18年，突然就出了问题，而且自那以后湿疹一直反反复复，难以根除。

人体皮肤仿佛瑰丽秘境，笼罩在多种多样的感觉、观点和问题之中。科学对这个未知领域揭示得越多，我们就越来越清晰地认识到这个最受忽视的器官实际上也最为引人入胜。在人体众多器官当中，皮肤好比"瑞士军刀"，具备维持生存到维系社交等诸多功能，其他器官无可匹敌。皮肤既是御敌于外的屏障，又是通往生命的桥梁，拥有帮助我们感受生活的百万神经末梢。皮肤既像围墙又像门窗，在身体上包围着我们，在心理和社交上又巧妙地充当着自我的外延。它不仅仅是种神奇物质，还是人类了解世界与自我的透镜。皮肤令人惊叹于人体之复杂与科学之奇妙，令人学会尊重常伴人生的百万微生物群落，又谆谆提醒人们合理均衡饮食，不要激进盲从，要敬畏阳光，无须恐惧。皮肤老去，令人直面死亡。人体触觉之复杂精密，耐人琢磨，又令人反思在人与人之间日益疏远、交流逐渐虚拟化的社会中身体接触能发挥的作用。同时，心理皮肤是展示身体与心理密不可分以及身心健康紧密联系的最佳平台。服装、化妆、文身、社会对肤色的激烈讨论，以及数百万人因皮肤被视为肮脏或患病而遭受的评判，都表明皮肤是人体最具社会性意义的器官。综上所述，皮肤超越了有形实体的束缚，无形的信念、语言与思维无不受其影响。

《皮肤的非凡生命》不是指导如何拥有健康、美丽肌肤的行动手册。书中虽然包含一些关于如何护理皮肤的内容，但全书意义远不止于此。皮肤是最非同寻常的器官，本书既是对其展开的一次探索之旅，也是一封向其表白的情书。皮肤在书中充当了棱镜，折射出不同的时间和空间，既追溯古代历史，又展望科学未来；我们既谈及巴布亚新几内亚鳄鱼崇拜者的优雅文身，又分析迈阿密海滩上日光浴爱好者的皮肤变化。本书首先探索了皮肤的生理面貌，避虚就实，回答具体问题，包括饮食是否影响皮肤、什么因素会使皮肤老化，以及如何把握晒太阳的度，等等。这些问题引人走进皮肤和心灵之间耐人寻味的秘境，了解触摸带来的疼痛和快乐，探讨压力对皮肤的影响。皮肤和心灵是亲密无间的朋友，对心灵而言，其他器官的分量均不及皮肤。别人如何看待我们的皮肤，或者应该说，我们认为别人如何看待我们的皮肤，会影响我们的心理健康。在某些方面，皮肤好比一本书，瘢痕、皱纹、文身讲述着人体的故事，可供他人浏览解读。皮肤也像一块屏幕，其上时而出现细微的面部抽动，时而脸红，时而出现能体现身心潜在状态的红疹，直观展现不断起伏变化着的内在情绪。探索皮肤的最后一站是在社会背景下观察皮肤。皮肤使人团结，因为人类是唯一会在皮肤上做标记、刻文身来实现交流的生命。皮肤也使人对抗，肤色差异以及所谓"肮脏"的皮肤病使社会分裂，改变了人类历史的轨迹。人类的皮肤甚至影响了哲学、宗教和语言，影响远远超出其生理实体。

翻开本书的读者，无论你们是出于对科学的好奇，还是渴望得到有关皮肤健康的建议，我希望大家都能心满意足，进而深入、拓展对自我、对他人的理解。事实上，这本书记述的就是我自己探索皮肤的旅程，是一段奇妙的探险，始于观察病人或培养皿中的皮肤，终于彻底改变自己看待世界的方式。皮肤于我们的生命和生活而言都不可或缺，透露着人的诸多本质。一眼看去，博洛尼亚大学的木制无皮雕像人形清晰可辨，但外表无皮，内里则失去人性。所以，了解皮肤，也是在了解我们自己。

1

人体的"瑞士卫队"：皮肤的
多层结构与生命活动

我们要做的不是去见前人所未见，而是从人人所见中想前人所未想。

——埃尔温·薛定谔

皮肤天天见，人人身上有。不过，你上一次端详自己的皮肤是什么时候？当然，对镜自照时你多半会习惯性地打量，这是日常护肤的固定环节，但我指的是，你是否仔细地观察过皮肤，是否因其而感叹过？你应该不仅会因为指尖上精细繁复又独一无二的螺状纹路、手背上微缩景观一般的"陇丘"和"地穴"而惊叹，还会好奇皮肤这道极薄的屏障是如何坚守内在"城池"、抵御危险重重的"外敌"的吧？我们的皮肤每天都会经受成千上万次刮擦、挤压、拉伸，却不会因此破裂或磨损——至少没那么容易。皮肤承受着太阳光辐射强烈的炙烤，却能阻挡光照伤及人体的内部器官。多少大名鼎鼎的致命细菌也曾踏足表皮，却鲜有过关者。这一切，都被我们视为理所当然，但其实皮肤形成的屏障实在功效卓绝，时时刻刻保护着我们的生命安全。

皮肤上很少发生致命疾病，可一旦出现，就最能令人清醒地认识到皮肤的重要作用。1750年4月5日，星期四，南卡罗来纳州查尔斯镇（今美国南卡罗来纳州查尔斯顿市）迎来安宁的春日清晨。然而，才受命成为牧师的奥利弗·哈特正步履匆匆地赶去救急。哈特原本是宾夕法尼亚州的一名木匠，从未受过教育，却得到了费城教会领袖的垂青，在26岁时获任查尔斯镇第一浸礼宗教堂牧师（后来他成了一位颇具影响力的北美牧师）。哈特的日记好像一只时空胶囊，平实无华地记录了18世纪英属北美殖民地居民经历的种种生活考验：疾病流行，飓风肆虐，反抗英国殖民当局的冲突愈演愈烈。日记的最初几篇中有一篇写于哈特成为牧师后的两三个月间，叙述了4月5日当天早晨他紧急探视自己教区内一名新生婴儿时的种种细节，因为他发现眼前的景象真是闻所未闻，见所未见：

> "所见之人皆感讶异，余亦不知如何形容。其（婴儿）肌肤干硬，多处开裂，仿佛鱼鳞。嘴巴大而圆张。鼻翼缺失，仅现双孔。双眼好似血块凝结，外翻鼓突，大小若李，观之可怖。双耳亦无，惟余孔洞……其声低而诡异，不可名状。两日后乃殇，见之时一息尚存。"[1]

这篇日记是对丑角样鱼鳞病（harlequin ichthyosis）最早的文字记载。丑角样鱼鳞病相当罕见，症状却极为严重，是基因突变引发的皮肤疾病。其病理是名为"ABCA12"的基因发生突变，致使构成皮肤表皮最外层，即角质层的蛋白质和脂质减少，就好像盖房子缺少"砖块"和"砂浆"。[2]这一异常导致皮肤角质堆积变厚，产生鱼鳞一般的龟裂伤痕（英文名称前缀"ichthys"是古希腊语中"鱼"的意思）。历史记载显示，罹患丑角样鱼鳞病的婴儿往往在几天内就会死亡，原因是皮肤屏障缺失，这样既守不住对人体有益的物质，会造成严重的失水、脱水，又无法防止有害的感染物质入侵。而且如果没有皮肤严格把控体温，不管是持续高温还是低温（即太热或太冷）都将威胁生命。[3]直到今天，丑角样鱼鳞病仍无法治愈。尽管现代有些强化治疗手段可修复皮肤的屏障功能，使患病儿童存活至成年，但患者始终需要依赖医药治疗。

皮肤是人体最具多样性的器官，发挥着无数作用，而人们却将这一切视为理所当然，甚至认为其屏障作用也微不足道。但是，皮肤结构异常相当于给人体判了死刑。皮肤是人体最大的器官，为了透彻了解它的美妙与复杂，现在请想象自己跳进了一辆微型矿车，乘着它开始探索皮肤，依次穿过作用截然不同却又同等重要的表皮与真皮。

皮肤最外层，或者说人体最外层的是表皮（epidermis，从构词来讲其含义是"在真皮之上"）。表皮的平均厚度小于1毫米，并不比纸质书的一页厚多少，但表皮执行着皮肤几乎所有的屏障功能，使人体免受各种破坏性侵害，其直面的风险远超人体其他组织。而表皮如此"坚挺"的秘密在于构成其多层结构的角质形成细胞（keratinocyte cells），层数在50到100之间。角质形成细胞因其结构蛋白"角蛋白"（keratin）而得名。角蛋白坚韧无比：长于人体衍生为头发和指甲，长于兽身则化为坚不可摧的爪和角。角蛋白的英语词源是古希腊语中的角"keras"（"rhinoceros"，即"犀牛"一词亦语出同源）。将手背放大200倍就能看到牢固交联的角蛋白鳞片，排布类似犰狳的盔甲。这活生生的"锁子甲"堪称角质形成细胞非凡生命历程的华彩篇章。

角质形成细胞生于表皮的最深处、底层，即"基底层"，其下与真皮相接。基底层的厚度几乎可忽略不计，在某些部位甚至只有单个细胞那么薄，但构筑此层的细胞可持续分裂、增殖。这些基底细胞好似令人着迷的生命源泉，汩汩上涌，进而形成人体表层的每一个细胞。每一角质形成细胞新生后会缓慢上移至棘细胞层，或称棘层。进阶此层的"青壮年"角质形成细胞开始借助坚韧的蛋白质结构（即细胞桥粒）彼此互相连接，也开始在细胞内合成不同类型的脂质，从而迅速提供砌筑人体皮肤外墙最为重要的"灰浆"。棘层之上为颗粒层，角质形成细胞上涌至此，做出了最后的牺牲——形状趋于扁平，脂质释放，细胞核溶解，细胞相当于失去了承载基因的"大脑"。除了红细胞和血小板，人体内所有其余细胞都需要细胞核维持生命力并正常发挥作用，所以角质形成细胞最终抵达皮肤表层，即角质层时，实际已经死亡，但其使命亦已达成：角质层无限单薄，却是身体屏障。生机勃勃的角质形成细胞至此筑成了坚固又彼此交

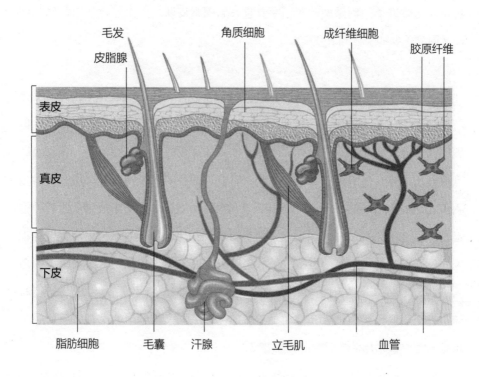

毛发　　皮脂腺　　角质细胞　　成纤维细胞　　胶原纤维

表皮　　真皮　　下皮

脂肪细胞　　毛囊　　汗腺　　立毛肌　　血管

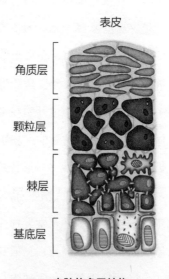

表皮

角质层

颗粒层

棘层

基底层

皮肤的多层结构

联的角蛋白层，环绕其间的脂质灰浆确保表皮犹如油蜡夹克一般防水。自基底层开始的生命周期历时1个月终于行至尽头，凋亡的角质细胞借助外界的刮擦而脱落飘散。但这并不会损伤表皮屏障，因为总有细胞新生，层出不穷地涌上前来直面外部世界。角质形成细胞构筑起一道精密细致又威风凛凛的对外防线，保卫着人体内数万亿的细胞。倚仗之微薄，成就之博大，世所罕见。

在皮肤较厚的部位，即手掌和足底，还存在着第五层表皮——透明层。这一层表皮有4至5个细胞的厚度，位于角质层的正下方。较其他部位多出的这一层由众多无活性角质细胞构成，包含着一种名为"角母蛋白"的透明蛋白质，可帮助人体四肢末端的皮肤经受住日常活动中从不间断的摩擦和拉伸。

表皮存留着抗微生物分子和酸性物质，因而这道对外防线既是物理屏障，也是化学屏障；既可阻挡昆虫、刺激物等各色"不速之客"，也可保持水分。[4] 保水屏障于生命而言至关重要。活剥人皮的故事总令人毛骨悚然，幸而大部分已成历史，被剥皮者的死因皆为脱水。烧伤患者如失去大面积表皮，就需要大量补液（有时每日需求量可超20升）才能存活。没有皮肤这层外壳，人人都将蒸发，化为乌有。

表皮可比喻为一堵墙，但此墙并非静止不动，基底层的干细胞源头总有新生皮肤细胞不断地喷涌而出。每人每天脱落的皮肤细胞远超百万，大约一半的室内灰尘是人体皮屑，[5] 人体所有皮肤细胞30天即可完全更新一遍，但不可思议的是，尽管皮肤处于永不停止的流动状态，这道人体外墙却不会透风漏水。皮肤的这一奥秘是通过一个不太寻常的假设发现的。

苏格兰数学家兼物理学家开尔文勋爵到1887年时已因其众多科学发现而闻名于世，尤以确立以绝对零度为基准点的温标体系而广为人知。不过到晚年，他试图找到肥皂泡的完美结构。这一奇怪的想法是为了解决一个前人未曾提过的数学问题：如果把空间划分成相同体积的小单元，各个物体之间的接触面积又要达到最小，为满足上述条件而构成的最佳形状是什么？尽管时人认为开尔

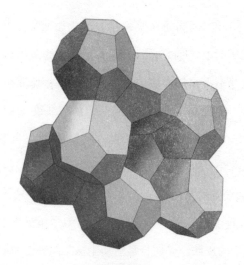

十四面体

文勋爵研究这一问题"纯属浪费时间",是"名副其实的泡沫",但他本人不为所动。经过大量计算,他最终得出的答案是一个三维的十四面体,两个这样的十四面体垒在一起时可构成漂亮的蜂窝状结构体。[6]

这一假设的答案,即"十四面体"并不朗朗上口,其后百年之间开尔文的这一发现也似乎对材料科学乃至自然世界毫无益处。直到2016年,情况才发生改变,因为那时日本和伦敦的科学家借助先进的显微镜细致地观察了人的表皮。[7]他们发现,人体的角质形成细胞从向上推移,在从颗粒层到最终抵达表皮的过程中,呈现的即是这种独特的十四面体形态。因此,即使皮肤细胞在脱落前始终处于运动之中,细胞之间的表面接触也一直都非常紧密有序,连水都无法渗透。我们的皮肤竟然是理想的肥皂泡结构。如同中世纪建筑上错综精细的几何瓷砖一样,人体皮肤将功能与形式融为一体,筑成了美丽屏障。

表皮这道人体对外屏障反复遭受击打时,其代谢活动会大大加快;经受反复摩擦时也常长出老茧,从建筑工人到赛艇运动员,人们的身体都会出现这种现象。我有个朋友,他待在屋里时总是如痴如醉地弹吉他,到了户外则偏爱挑战望之令人头晕目眩的岩壁。这两项活动带来的日常磨损令其表皮的角质形成细胞分裂增殖的速度远超均值，拇指和其他手指都长出了又厚又硬的茧子。

厚茧的形成，即角化过度，是皮肤需要增厚时的一种正常保护反应。但是，角质形成细胞若过度增殖则会引发不少皮肤问题。大约每3人中便有1人患有俗称为"鸡皮肤"的毛发角化病，其最为常见的表现是肉色小丘疹覆盖了上臂、大腿、后背及臀部的表皮，看上去像起了永不消退的鸡皮疙瘩，摸起来就像粗糙的砂纸。[8]这种遗传性疾病是由角质细胞过度覆盖并堵塞毛囊造成的，导致本应露出皮肤之外的毛干部分被埋进了密封的小丘疹。

毛发角化病对人体基本无害，对生活质量影响不大，但这种说法并不适用于所有角化过度的情况。1731年，伦敦皇家学会展出了一个名叫爱德华·兰伯特的人的外貌。这个人除了面部、手掌和脚掌以外的皮肤表面都挺立着极端角化过度生成的黑色硬刺。因为长相前所未有，兰伯特被冠以"豪猪人"的名号，也只能在巡游英国及欧洲其他国家的马戏团里找到工作。到了德国，他获得了同样不怎么光彩的德语称号"Krustenmann"，字面意思就是"硬皮人"。顶着这一名号，兰伯特辗转谋生，而这一极端罕见的疾病现在被称为"豪猪状鱼鳞病"（ichthyosis hystrix），"hystrix"源于古希腊语的"豪猪"一词。

不仅是罕见的遗传疾病，就连寻常皮肤问题也能表现出表皮最关键的屏障功能失灵的后果。欧洲和美国有五分之一的儿童和十分之一的成年人都患有特应性皮炎（医学术语，即湿疹）。[9]湿疹的症状可以是轻度干痒，也可以让人痒得死去活来。长期以来，人们一直视之为"由内而外"的疾病，认为是免疫系统内部失衡损害了皮肤。[10]但是，2006年由邓迪大学团队牵头开展的一项研究发现，携带聚丝蛋白的基因发生突变与增加患湿疹的风险高度相关。[11]聚丝蛋白对保持角质层屏障的完整至关重要，使失活、互锁的角质形成细胞紧紧地聚集在一起，并自然地为角质层保湿。聚丝蛋白缺失易造成皮肤干裂，削弱屏障保护作用，一方面会使外部环境中的过敏原和微生物通过皮肤进入体内，另一方面又会导致水分流失体外。"由外及内"的病变过程说明湿疹（至少许多湿疹病例）都是由皮肤屏障结构性损伤，而非内部免疫失调引起的。这也解释了为什么湿疹患者的皮肤状况因季节变化而不同。2018 年英国《皮肤病学杂志》（*British Journal of Dermatology*）发表的一篇研究报告说明，冬季——至少在北半球的冬季，聚丝蛋白生成量减少，且角质层细胞遇冷收缩，削弱了表皮屏障的保护作用。[12] 这有助于解释为什么湿疹在寒冷的冬季会恶化，研究人员也因此建议湿疹发病风险高的人在此期间借助润肤霜加强防护。大约一半的严重湿疹患者均存在聚丝蛋白基因发生突变的问题。尽管这不是导致湿疹这种复杂疾病的唯一原因（外部环境和内部免疫系统也在原因之列），但我们现在明白了皮肤的屏障功能失常是其首要成因。

皮肤是人体上最易被人接触的器官，最外层的表皮组织更是让人触手可及，但我们仍在不断深入探索其中奥秘。表皮的活力超乎想象，近年来这一事实越来越明确。人体有"主生物钟"，位于大脑中一块名为下丘脑的区域，现在有可靠新证据表明，皮肤细胞也内嵌着复杂的时钟机制，在人体"主生物钟"的影响下依循 24 小时的昼夜节律作息。[13] 夜间，角质形成细胞迅速增殖，做好准备避免表皮因其后白昼间的阳光照射和摩擦刮挠受损。到了白天，这些细胞又会有的放矢地启动对抗太阳紫外线的防护基因。2017 年的一项研究在此基础上更进一步发现，通宵饮宴可导致皮肤受创如晒伤。[14] 如果深夜进食，皮肤的作息机制会误以为晚餐时间还没结束，从而推迟激活对抗日间紫外线的基因，结果导致人体第二日防晒保护不足。越来越多的研究表明，睡眠不足明显危害身心整体健康，而我们的皮肤看起来同样会因延长睡眠时间而受益。表皮组织旨在对外守御，但很明显也在守护内部世界，甚至连我们选择何时进食也会影响其功能。

表皮之下的真皮层与之大有不同。真皮层决定了人体皮肤的大部分厚度，也是多种活动的"主会场"。如果将表皮视为一座厂房的屋顶，那么其下覆盖的真皮层就像生产繁忙的车间。神经纤维是电缆，血管和淋巴管是管道，都缠绕、架设在堆叠的蛋白质周围，而各具不同功能的细胞如同车间工人般忙碌其间，各司其职。

如果说角质形成细胞当仁不让是表皮的主要构成细胞，那么真皮最重要的细胞就可以说是成纤维细胞。成纤维细胞好比建筑工人，制造蛋白质构筑起支撑皮肤的框架：以胶原蛋白做绳索使皮肤紧致饱满；以弹性蛋白实现皮肤可拉伸并确保变形后回弹。在这些高耸的结构之间，是富含重要成分（如玻尿酸）的凝胶状基质，它负责执行皮肤作为屏障之外的许多其他功能，如在晒伤后促进组织修复等。皮肤里的血管总长可达11英里（约17.7千米）[1]，如若以此长度架桥，那足以跨越直布罗陀海峡，连通欧洲与非洲了。各色营养也全靠这些血管输送给上层不断增殖的表皮层，以及真皮层内许多各具自身功能的结构组织。

真皮还包含着皮肤自己的微型器官——汗腺、皮脂腺（油脂腺）和毛囊，因此，人类的皮肤才如此与众不同。每当问及哪些特征使人类得以生存、繁衍并最终成为地球的主宰，"精密复杂的大脑"或"灵活敏捷的拇指"都可能出现在答案之中，但人类进化至今，也绝对离不开皮肤具备的诸多特质，它既光洁裸露，又排汗自如，即便不能被称为造化神奇，至少在世界之中也是独一无二的。

无论外部温度高低，人的体温都必须如同不偏不倚地走钢丝般保持在36℃至38℃之间，但凡高于42℃都有致命危险。人脑高度智能，热敏感度也高，如果不是人体具备在炎热气候条件下长途跋涉又不损及大脑的能力，人的智慧将无法随其足迹遍及全球，而这种能力全靠兢兢业业的外泌汗腺才能实现。这些特别的外泌汗腺形似细长意面，一端盘绕在真皮深处，其余部分一路延伸到表面，开口于表皮，形成汗孔。人体皮肤上共有400万条外泌汗腺，每日合力发汗，数以斗量，有些人每小时出汗甚至可达3升。天气炎热时，大脑敏感的下丘

---

① 1英里约等于1.6千米，1英尺约等于0.3048米。——编者注

脑会察觉到人体核心温度在升高，并沿着自主神经（无意识活动）向外泌汗腺发射信号，指令其排汗至表皮。汗液由大量的水和少量盐分构成，排至裸露的皮肤表面时会迅速蒸发。蒸发活动可从体内带走热量，为表皮和真皮内的血管迅速降温。静脉血冷却后从皮肤流回身体的核心，从而避免核心体温上升至危险区间。

外泌汗腺遍布人体皮肤，不过以手掌和脚掌处分布最为密集。可是，发热和运动时这些部位似乎并不怎么出汗。与此不同的是，手脚上的汗腺却会在压力刺激自主神经时反应强烈。所以不论环境温度如何，人们等待面试时双手常常会变得汗津津的。可能更令人惊讶的是，当我们的身体准备好与敌人搏斗或从树上逃跑时，人体手掌和脚掌上的汗水实际上增加了皮肤表面的摩擦力和抓地力。也就是说，出汗也具备防御作用。

不过汗水只是皮肤这个温控器的构成元件之一。真皮中的血管同样在神经的刺激作用之下，要么扩张，帮助机体散发热量；要么收缩，保存热量。人以毛发稀疏而有别于大多数哺乳动物，而毛发稀疏却在人体需要散热时至关重要。尽管人体没有一层厚实的体毛，但是需要保暖时毛囊却能齐心协力，促成另一种覆盖作用。人体毛发的毛干通常倒附于表皮之上，感到寒冷时，附着于真皮层毛囊的立毛肌就会收缩。收缩使毛发直立，从而笼罩住皮肤上方稀薄的一点儿热气，暂时织就一件"外套"。如此说来，我们的皮肤确如精准的温控器，能时刻检测体温并随时响应调节，维持生命活动。

真皮中另一处汗液"生产厂"是顶泌汗腺。顶泌汗腺与外泌汗腺的生理构造类似，但是顶泌汗腺的分泌产物却是油性的，于人类繁衍而言意义非同一般。顶泌汗腺存在于腋下、乳头和腹股沟中，这样的分布特征透露出顶泌汗腺在性爱中的潜在作用。

顶泌汗腺分泌的汗液本身无味，但汗液中含有的蛋白质、类固醇和脂质，却混合成了表皮细菌军团的一顿大餐，分解代谢后便散发出不那么美妙的体味。

长期以来，人们一直认为此种纯天然的"香氛"含有信息素，一种能够触发他人生理或社交反应的化学物质。尽管科学研究尚未明确究竟是何成分可能影响人们感知的吸引力，但人类确实非常擅长捕捉伴侣的"气味印记"。深嗅爱人的气味甚至能勾起愉快的回忆并减轻压力。[15]

顶泌汗腺分泌的汗液也是爱情催化剂。有证据表明，汗液的气味可能会影响我们的性准备。2010年，佛罗里达州立大学为开展研究招募了一批大胆的男性（或者说是重赏之下的勇士），让他们嗅闻女性志愿者穿过后尚未清洗的T恤。有趣的是，只有闻过排卵期女性T恤的男性睾酮水平才会上升。[16]如此研究"汗衫"的方法是瑞士科学家克劳斯·韦德金德于1995年首创的，首次实验结果便令人着迷。44名男性参与者被要求连续两天穿着同一件T恤，其间不能洗澡，然后这些T恤被放入不加任何标识的盒子里，交由49名女性评估盒中气味，对气味的浓郁程度、宜人程度甚至性感程度进行排名。结果最终出现一边倒，女性最容易被主要组织相容性复合体（以下简称"MHC"）基因与自己不同的男性的气味吸引。[17]这些基因群掌控着人体识别入侵物质（重点当然是识别危险微生物）的能力，有效界定了免疫系统的防御范畴。单独某个人无法拥有一整套上述基因群，无数变体广泛存在于整个人类群体之中。这种基因的多态特征意味着，任何当下或未来出现的微生物，至少可被人类中某些个体的免疫系统识别出来。举例而言，即便出现前所未有的病毒引发流感，也无法灭绝全人类。从避免乱伦的角度来看，偏好具有不同基因的伴侣显然是有道理的。此外也有不少研究表明，与MHC基因差异小的伴侣生出的后代相比，差异更大的伴侣生出的后代拥有的免疫系统能抵御更多疾病，免疫力通常也更强。[18]皮肤与鼻子之间的信息沟通，由我们真皮中的顶泌汗腺实现，实际上可能使我们免于灭绝。

真皮中的最后一个腺体是皮脂腺，可以比作人体皮肤里的"油井"。皮脂腺形似小小口袋，附着于毛囊，分泌富含脂肪的油状皮脂。皮脂沿毛干而上并扩散至表皮，可滋润毛发和皮肤，也为表皮构筑强大的防水屏障添砖加瓦。不仅如此，皮脂中含有的脂肪酸还能使表皮保持弱酸性（pH值在4.5到6之间），可阻隔潜在的致病细菌。而且，即便有细菌适应了弱酸环境，成功通过皮肤屏障，最终也难以在偏碱性的血液之中兴风作浪。虽然神经刺激人体汗腺的源泉，但性激素对皮脂腺的影响最大。这种影响可能会带来问题，比如青春期睾酮水平上升激发皮脂过度分泌时就有可能引发痤疮。

人体的真皮尚有许多功能深藏不露，而我们还在不断探索发现之中。2017年，剑桥大学和瑞典卡罗林斯卡学院的研究人员发现，老鼠的皮肤有助于控制血压，人类皮肤可能亦有此功能。皮肤中含有名为缺氧诱导因子（HIF）的蛋白质，这种蛋白质会影响真皮中血管的收缩与舒张，进而影响血管阻力。如果人体皮肤缺氧，这些蛋白质会导致血压和心率在10分钟内迅速上升，也会引导血压与心率下降，并在48小时内恢复正常。[19]九成高血压患者的病因都是个谜，说不定一部分原因就隐藏于肌肤之内。[20]

如果将真皮比作一座有各式各样细胞聚集、工作的城市，人体的免疫细胞在其中也许最为突出。皮肤经年累月地承受着不计其数的微生物摧残，所以需要配备众多各司其职的免疫细胞，形成一支令人望而生畏的防卫军。当皮肤中绝大多数免疫细胞需进驻真皮或应募前往真皮参加战斗时，它们首先依靠驻扎在表皮层的"哨兵"发出警报。这些"哨兵"名叫朗格汉斯细胞，于1868年由时年21岁的德国生物学家保罗·朗格汉斯首次发现。每当有潜在危险的细菌开始穿透表皮时，朗格汉斯细胞能立刻侦测到外来入侵者，[21]进而吞噬细菌中的小分子，并将其肢解成更小的碎片。这些微小碎片名为抗原决定簇，为特定细菌物种所独有。可以说，朗格汉斯细胞就像使用条形码标识物体一般在细菌表面留下表位，来识别其特异性。

而后续发展更是非同寻常。朗格汉斯细胞紧紧拖着捕捉到的细菌"条形码"，一路长途跋涉，将其从皮肤呈递到人体的淋巴结。这期间要历经一系列复

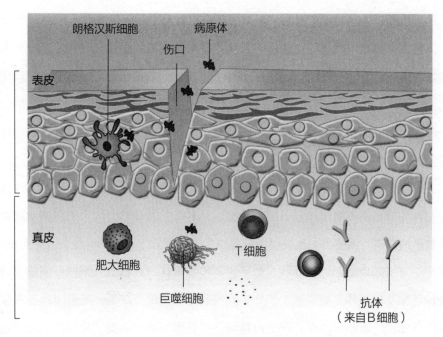

免疫细胞

杂得令人惊叹的互动，许多细节尚不为人所知。最终，朗格汉斯细胞向"T细胞"呈上"快照"，展现出战斗地点和入侵者的具体信息。于是T细胞接着向其他细胞发出信号，并组织调动针对该入侵者的免疫反应。[22]这种反应具备的一大特征甚至更加非同小可：许多T细胞（如产生抗体的" B细胞"）都能形成对过往入侵细菌的"记忆"。这样一来，同种细菌再次突破皮肤防线时便会遭遇更为迅捷的免疫处理。

人体免疫系统精准打击入侵者的过程既复杂又协调。另一典型例证是人一接触毒漆藤就会出又疼又痒的皮疹。毒漆藤的叶子接触到人体皮肤时会留下名为"漆酚"的微小油分子，这些微小油分子可穿过表皮进入真皮，其中一些油分子会与皮肤细胞外部的蛋白质相结合。而几乎所有人类的免疫系统都不约而同地认定这两者的特定结合体是危险的外来微生物。与摄取细菌蛋白的过程类似，皮肤中的朗格汉斯细胞吞噬这种油蛋白结合而成的分子，将其带到人体深处的淋巴结，并呈递给T细胞。人类皮肤首次触碰毒漆藤时并没有产生过敏反应，但人体因此敏感化了，并做好了采取行动的准备。于是，当某片皮肤再次接触到同一植物时，T细胞就会误以为有传染源入侵，精心筹划一场全方位攻防战。集结起来的T细胞不但摧毁了携带漆酚分子的朗格汉斯细胞，周围健康的皮肤细胞也因此遭殃，从而引发了炎症反应，最终导致皮肤出现了与抵抗感染相同的症状，即瘙痒、肿胀并起泡。

皮肤的免疫系统还配备了其他多种武器，针对各种不同情况来守卫人体健康。人体的真皮充满了球形、斑点状细胞，名为肥大细胞。肥大细胞好比埋在皮肤里的地雷，满满当当地装填了拥有强大火力的分子，其中以组胺最为突出，该分子可引起炎症和过敏症状。如果想实验看看这一武器的效果，可用指甲或任何带尖儿的物体（如铅笔）顺着手背皮肤划拉一道，之后一定会出现三种反应。首先，一条红线将在几秒之内浮现，这是因为肥大细胞遭受刺激后会迅速向外"发射"内含颗粒。与此同时，组胺也迫使真皮内毛细血管扩张，增加受刺激部位的血流。接下来约1分钟后，红线边缘出现扩散。这第二个反应的术语名为轴突反射，指组胺激活神经末梢，将刺激信息传递至脊椎再回到皮肤的过程。这样会导致紧邻划痕的部位涌现出更多扩张的真皮血管。最后，一道红肿伤痕沿着原来的红线显现成形。这是因为血管扩张增强了自身的渗透性，血浆（血细胞悬浮其中的清液）因此从血管释放到了周围的组织中。所以，红肿几乎总是与发炎形影不离，而这种炎症反应在人体对抗受伤与感染时至关重要：通过使前往感染部位的各条通道畅行无阻，皮肤可迅速调动免疫系统处理损伤，不论罪魁祸首是何物。

当年医学院的课程难免令人感到枯燥难耐，彼时的一位朋友便会找我一起玩些不太寻常的消遣游戏。我们会稍微使点儿力气，用铅笔头尝试在他的皮肤上作画，结果往往会退化为在他的前臂上比画圈叉游戏。由此产生的红肿伤痕总是要过1个多小时才能消退，这是因为朋友患有皮肤划痕症（也叫"皮肤书写病"），他体内的肥大细胞在皮肤应激时释放的组胺过多。全球约有5%的人口存在这种过度反应，但目前尚不清楚其背后的症结。[23]

人体免疫系统研究是发展最快的科学前沿领域之一，而皮肤本身就是一座绝无仅有的实验室。我们在皮肤中不断发现新的交互作用，甚至新的细胞类型。在牛津大学的皮肤免疫实验室里，我得以研究名为"固有淋巴样细胞"的免疫细胞在皮肤中发挥的作用，而近如2010年之前，这种免疫细胞甚至还不为人所知。[24]近年来，使用针对特定免疫分子的生物制剂来指挥人体免疫系统的实践逐渐颠覆了皮肤病学。例如，银屑病的鳞片状斑块是免疫系统失调导致表皮过度增殖产生的结果。斑块对症状轻微的患者来说无非是多了些瘙痒的烦恼，但对症状严重到无法遮掩的患者而言，这一疾病可能会改变他们的人生。临床实验显示，新的生物疗法对75%的银屑病患者有减轻病症的效果。[25]再加上前景光明的在研新药以及匹配个人基因的治疗方式，这一数字比例仍在继续攀升，这意味着重症银屑病不久之后很有可能化为历史的尘埃。

人体的表皮与真皮迥然相异却又紧密相依。形似螺丝的粗蛋白将这上、下两层嵌合、固定在中间的"基底膜"上。这两层紧密连接，相连的界面连绵起伏。真皮向上延伸到表皮，连续隆起如山脊。这些"山脊"在人体的手指（和脚趾）尖上最为明显，形成了人人不同的螺旋状纹路——指纹。低头看看自己的拇指尖，靠近点儿，仔细看看那凸起与凹陷起伏相连的线状图景。世界上已知有四个家族患有会导致人天生没有指纹的皮纹病，除非你碰巧是其中一员，否则你应该能在自己的指尖看到三种常见纹路中的某一种或几种，包括圆形、螺旋形的涡纹；线条从手指一侧开始，向上曲折延伸后从同侧结束的蹄状纹；从一侧向上拱起、弯曲后从另一侧结束的弓状纹。

人的指纹在子宫内就已形成，由遗传基因和随机因素共同雕刻完成。粗略观察一下家族近亲的指尖，你就会发现指纹中的遗传因素：家族近亲之间的指

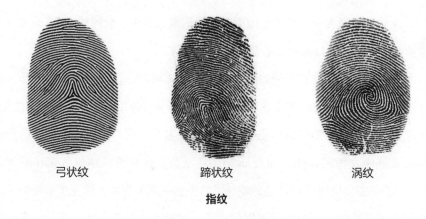

| 弓状纹 | 蹄状纹 | 涡纹 |

指纹

纹样式应彼此相似。尽管大体相似，但每个人的指纹细节仍然是独一无二的，即使是同卵双胞胎的指纹也不尽相同。但是，指纹有什么作用吗？长期以来，人们一直认为指纹有利于抓握，但有研究质疑这一观点，因为研究人员发现那些山脊一般凸起的线条实际上削弱了手指与其他表面之间的摩擦力。[26]针对指纹作用的另一种假说是，指纹可增强皮肤的触觉敏感度。而且，隆起的山脊纹路区域不容易起水泡，因此可削弱剪应力。不过，目前看来手指上这些"标识"的作用与其独特性一样神秘。我们能确定的是，无论手指如何生长，一个人的指纹从出生到去世都不会有任何改变。

真皮与表皮紧密相连，对人体极其重要。不幸的是，最能体现这一基本特性重要作用的反而是缺失正常皮肤结构的人。想象一下，如果每次挠痒或用腿擦碰到桌子时皮肤都会剥落，那得多疼啊！脚上长个硬币大小的水泡都令人感到剧痛，那如果全身八成的皮肤都满布伤口呢？

现定居德国的7岁叙利亚移民哈桑罹患大疱性表皮松解症，这是一种先天性遗传病，本应让表皮牢牢锚定于真皮之上的蛋白质缺失，导致扭动门把手之类微小的动作也会撕裂他的手部表皮，这不仅会造成剧痛，还会破坏皮肤最重要的屏障功能，使水分流失、微生物入侵体内。哈桑全身上下仅有脸部、左大腿以及躯干上的几个部位有皮肤残留。情况如此严重，他所剩时日也不多了。几乎一半患有这种疾病的儿童活不过青春期。

德国波鸿大学儿童医院的主治医生们曾尝试使用哈桑父亲的皮肤对哈桑进行传统的皮肤移植治疗，但他的身体出现了排异反应。2015年，主治医生们决定求助意大利莫德纳和勒佐艾米利亚大学的米歇尔·德·卢卡博士及其团队。卢卡博士的团队一直在实验室里研究培养健康皮肤，已经收获了一些非同寻常的办法，但基本没在人体上实验过，更遑论直接用来治疗一个全身皮肤仅余五分之一的小男孩！尽管如此，研究人员仍然提取了哈桑左大腿上仅存的表皮细胞，并将其放进了实验室的培养皿。大疱性表皮松解症由名为"LAMB3"的基因产生突变而引发，该基因负责构筑表皮与真皮之间的薄膜。意大利的研究团队用一种携带该基因健康版本的病毒感染了从哈桑左大腿提取出的细胞，借由基因来实现修复。然后，研究团队在实验室里培养出了9平方英尺（约0.84平方米）的全新皮肤，并用两次手术为哈桑原来的受创表面移植覆盖了新皮。整个治疗过程大约持续了8个月。

这一次哈桑的身体没有排异，他出生以来第一次拥有了能发挥保护作用的外皮屏障，但这还不是最引人注目的。在这场实验性手术完成的两年后，研究团队发表研究成果时，哈桑的皮肤依然完好无损。[27]新皮肤中纳入的干细胞形成了全新的基底层，可以一劳永逸地生成新鲜、健康的皮肤细胞。在这起堪比里程碑的案例中，容易被人忽视的皮肤成了干细胞疗法与基因疗法这两大新兴领域的实验场所，而这两大新兴领域即将掀起医学革命。

穿越真皮继续深入探索时，很难分辨皮肤到哪里结束，体内其他器官又从何处开始。真皮中胶原蛋白与弹性蛋白构成的矩阵逐渐过渡到充满"脂肪细胞"的无特征区域。名为下皮层（或皮下组织）的这块"内陆腹地"到底是独立存在的皮肤中的第三层组织，还是皮肤结构之外的一部分？这最终成了语义学的问题。此层不受人喜爱，看似平淡无奇，但发挥着重要作用，脂肪细胞能帮人体存储能量，隔热抗噪，还能起到不可或缺的填充作用。同时，下皮层血管纵横交错，是注射有效药物（如胰岛素）的理想场所。

人们往往通过广为人知的橘皮组织认识下皮层。橘皮组织因皮下脂肪向上突起，令皮肤呈现橘皮状外观而得名。出现橘皮组织不是因为生病，这是几乎所有女性在青春期之后都要经历的自然过程。为什么90%的女性有橘皮组织，但放到男性群体中就只有10%呢？这完全是因为下皮层构造的不同。皮下脂肪依靠从真皮一直向下延伸到纤维组织和肌肉的胶原纤维固定。女性体内的胶原纤维像希腊神庙的柱子一样平行排列。在激素、遗传、年龄以及体重增加等因素的综合影响下（尽管橘皮组织在年轻、爱运动或苗条的女性身上也很常见），脂肪细胞会被推入真皮，形成橘皮组织脂肪团。与此截然不同的是，男性的胶原纤维排布纵横交错，类似于顶端尖尖的哥特式拱门，能将脂肪锁在下皮层中。

皮肤令人惊叹，包裹在身体的外缘，保护人体免受外部世界影响，又帮助人体连接外部世界。对我们而言，皮肤既熟悉又神秘，而且科学研究证明，越深入了解皮肤，我们就越能了解自己。仍待我们探索的皮肤世界还非常广阔。

2

皮肤游猎：螨虫与微生物

伟大之事，都是由一系列小事汇集，共同成就的。

——文森特·威廉·凡·高

仔细观察手背，想象搭乘客机从 30 000 英尺的高空俯视世界时看到的景观。皮纹、瘢痕、肌腱凹陷、隆起形成的"山脊"和"峡谷"，在高耸如山的指关节面前全都相形见绌。也许还能看到如河道一般的蓝色静脉，毛发旺盛的人手背上往往还有从手臂一路绵延过来的汗毛森林。同从飞机上俯瞰一样，地形清楚可见，却似乎毫无生命迹象。但是，一旦飞机开始下降，乘客眼中的建筑物和道路就会越来越清楚，接着道路上行驶的私家车也映入眼帘。最终飞机着陆、乘客离开机场，原本从飞机舷窗里看不见的人群便熙来攘往地走进乘客的视线里了。

假如能通过类似路径将皮肤上的地势拉近，放大于眼前，目之所及会是一个奇妙又令人兴奋的世界，有各种微生物栖息其间。大小 2 平方米的人体皮肤上，仅细菌就有上千种之多，更遑论真菌、病毒以及螨虫了。[1]众多细菌中有不少是与人共生的友"菌"，它们快乐地生活在皮肤上，不会伤害宿主，但对宿主也没有什么明显的好处。有些细菌甚至能与人体"互利共生"，造福人体，是皮肤社群中发挥建设作用的一分子。但也有一些"病原性"细菌不怀好意。谈及"潜在致病菌"时，好坏区别的界限甚至更加模糊。它们是狡猾善变的两面派，生活在皮肤表面，平时无害，但环境一变就可能致人生病。这样一个群体，其

27

成员有好的、坏的、狡猾的，它们与人体共生，被统称为"皮肤微生物群落"，一同构成一个复杂而迷人的世界。2012年，"人类微生物组计划"组织发布了首个数据库，目的是详细记录居住在人体器官表面的微生物，这些人体器官包括皮肤、肠道、生殖系统和呼吸道。[2]人们现在知道，生活在人体上和人体内的微生物数量至少与自身细胞数量相等，而且可能更多。计算皮肤微生物群的成员总数，就像估算海滩上有多少颗沙砾一样困难，估测范围在39万亿到100万亿之间，而人体细胞总量为30万亿。[3, 4]人类微生物组计划的统计结果表明，人体体内和体表数目众多的微生物群影响着人体健康，人们如果能操纵、调整这些微生物群，则有可能彻底改变医学。

地球拥有极为多样化的生态系统和栖息地（海洋、沙漠及雨林），供养着多种多样的植物群与动物群。同样，人体的皮肤也拥有多样化的栖息环境，供养着多种多样的微生物群。脚趾之间温暖潮湿犹如沼泽，而两腿表面干燥得堪比沙漠，这些环境全然不同。不同身体部位的"地理条件"与多种疾病有关。例如，面部与头皮集中了许多分泌脂质的皮脂腺，因此总让人觉得很油，也成了嗜脂真菌马拉色菌最理想的栖息地。一般认为，马拉色菌过多是脂溢性皮炎的病因。别看名字听起来奇怪，这种病症实际上相当常见，特征是鼻子与眉毛周围的皮肤发痒、发红、剥落，头皮易生头屑，常被误认为是湿疹，但二者的治疗方法不同。要去除马拉色菌需要使用抗真菌剂。[5]面部这块光滑、多油的栖息地上容易暴发的疾病还有痤疮，它的成因有很多，主因是痤疮丙酸杆菌过度活跃。这种杆状微生物藏在黑暗、肮脏的毛孔与毛囊里，以皮脂和皮肤表面掉入毛孔的死皮为食。它们通常无害，但到了青春期、激素分泌开始后，一切就都变了。随着皮脂分泌的急剧增加，从皮肤表面剥落的角质形成细胞被皮脂黏合在一起，阻塞毛孔，形成黑头或鼓包。当外部皮肤完全覆盖、封闭这种黏腻的混合物时，就会形成白头粉刺。黑头常被误认为是环境污垢堵塞毛孔的结果，有黑头就表明对皮肤的清洁力度不够。真相其实是，死皮细胞和皮脂阻塞了毛孔顶部，之后接触到环境中的氧气，引发了化学反应，那种黏腻混合物因此变成了黑色。

痤疮丙酸杆菌在黑暗低氧的环境中蓬勃滋生。它躲在阻塞的毛孔中过度分解皮肤，会刺激免疫系统出现炎症反应，结果便是皮肤表面暴发青春痘。[6]痤疮丙酸杆菌作为皮肤微生物群落中最低等的进食者，一贯为人轻视。但2014年的一项研究出乎意料地发现，这类杆菌竟也爱喝葡萄酒。[7]人们在葡萄茎干的微生物群落中发现了一种痤疮丙酸杆菌，它很可能在大约7000年前，人类首次发现葡萄酒之美妙时，便从人类身上永久转移到了葡萄藤上。

有三分之一人类的皮肤上居住着金黄色葡萄球菌，它在皮肤上的众多"野生生物"中堪称最令人讨厌的"掠食者"。这类细菌在显微镜下看起来像人畜无害的葡萄串（它的英文名称前缀"staphyl"是古希腊语中的"葡萄"），但它们最擅长利用皮肤这副"盔甲"上的缝隙乘虚而入。当皮肤最重要的屏障功能受损，如长了湿疹时，金黄色葡萄球菌就会穿过破口裂隙，导致疼痛和持续发炎。[8]如同投掷手榴弹炸开屏障一般，金黄色葡萄球菌释放毒素（如脱落菌素），通过伤害固定皮肤结构的锚定蛋白，破坏表皮外壁。5岁以下脱落菌素的儿童可能因此罹患"葡萄球菌烫伤样皮肤综合征"（简称SSSS）——读起来非常拗口。患病时皮肤表层因毒素作用剥脱，看起来好似可怕的烫伤，触目惊心，但使用抗生素治疗基本可以痊愈。但是，金黄色葡萄球菌还有另一张更为致命的王牌：肠毒素B。人体一旦识别出这种毒素入侵，免疫系统会立刻出击，并进入过度激活的状态。由此激发的"中毒性休克综合征"会引发类似晒伤的连片红疹、发烧、低血压以及多器官衰竭等症状，而且常会导致死亡。令人庆幸的是，中毒性休克综合征非常罕见，但金黄色葡萄球菌仍极具伤害性，可能威胁着许多人的皮肤健康。因此，科学家们一直着力于开发创新疗法来制伏这种病菌。2017年7月，范德堡大学的埃里克·斯卡尔博士发推文说："如果金黄色葡萄球菌要像吸血鬼一样吸食人类血液，那就让我们用阳光杀死它。"斯卡尔博士的团队研发出一种小型光敏分子，取名"882"，这种分子可激活金黄色葡萄球菌内部的酶，使其对光极其敏感。这样一来，用特定波长的光照射皮肤时，这种光敏分子便可立即杀死金黄色葡萄球菌。[9]这种治疗方法尚处于实验阶段，但凸显了借助靶向微生物治疗疾病的巧妙之处。

金黄色葡萄球菌的危害显而易见，但在许多情况下，来自微生物的威胁并不如此黑白分明，"两面派"表皮葡萄球菌最为典型。这种细菌可以在人体表皮上安全无害地生活一辈子，于人体更有益的是，研究表明表皮葡萄球菌产生的脂肪酸实际上抑制了如金黄色葡萄球菌等有害细菌的生长。加州大学圣地亚哥分校于2018年3月发布的一项研究甚至发现，表皮葡萄球菌产生的化合物能够在保存健康细胞的同时杀死某些皮肤癌细胞。[10]然而，另一方面，表皮葡萄球菌碰巧喜欢塑料外壳。这貌似无关痛痒，在医院里却是个大问题。例如，当静脉导管穿透皮肤要把这些小家伙送进我们的血管时，它们抱团黏附在塑料表面，还会给自己盖上一席舒服的生物膜。这层膜是一张黏糊糊的蛋白质网，细菌借此可牢牢抱定静脉导管的塑料，躲过人体免疫系统和抗生素的攻击。[11]如果表皮葡萄球菌设法附着在了人工心脏瓣膜上，那么这层细菌生物膜就可能危及生命。当然，随着医疗技术与外科手段不断提升，这类细菌生物膜在人工心脏瓣膜上形成的可能性相对较低，概率不到1%。[12]但是，如果此类在表皮无害的细菌感染心脏内膜、引发感染性心内膜炎，那么患上致命并发症的可能性就升至50%。表皮葡萄球菌甚至可以像"大型植被"一般在心脏密布丛生，当这些"植物"脱落时，便有可能阻塞大脑的血液循环，导致中风。[13]

人体皮肤上的微生物群落不只有细菌。美国加州伯克利实验室近期发现，匍匐存活于皮肤上的还有一种名为古菌的神秘微生物。这类微生物是地球上最为顽强的生命形式。其中，延胡索酸火叶菌可在温度高约113℃的深海热液喷口中繁衍生息，甚至还有一种微生物就算被置于121℃的高温下10个小时也能毫发无损。[14]这些微生物堪称"极限生物"，生命力异常强大，连航天机构都要小心确保此类微生物不会跟着探索活动污染太空，毕竟就算上了火星，某些菌株也能茁壮成长。尽管古菌拥有坚不可摧之名，但对待其他生物体却始终和蔼可亲，目前在动物界还没有任何古菌引起疾病的案例。2017年领导研究人员发现古菌这类皮肤微生物的海英·霍尔曼认为，古菌守护着人类皮肤。[15]某些古菌，如奇古菌，可氧化随汗液产生的氨，在皮肤表面的氮转化过程中发挥重要作用。它们可能也有助于皮肤保持酸性，从而不利于病原菌生长。奇怪的是，这些嗜好极限环境的生物体在一老一少——12岁以下和60岁以上——这两个年龄段的人群身体上最为多见，这可能表明古菌不喜油脂分泌旺盛的青年和壮年，偏爱相对更为干爽的肌肤环境。

　　皮肤上的某些"居民"状似无害却颇具威胁，最为典型的当然是金黄色葡萄球菌。另有一些生物体则连外貌都令人厌恶，幸好它们都微不可见。读者阅读本书时，蠕形螨可能正拖着长长的尾巴，扭动着又像蜘蛛又像螃蟹的身躯缓缓爬过人脸，紧紧抓住眉毛的树状毛囊。夜间，雄性蠕形螨会借助8根短而粗的腿，以每小时约16毫米的速度在脸部皮肤的油脂和汗水里笨拙地游走——它们是在寻找雌性同类。这看似简单，但考虑到蠕形螨寿命仅有两周，时间当然紧迫。而且关键是，雌性生活在汗腺和毛囊深处，偶尔才会爬上表皮交配，完事后又会躲藏起来产卵。不交配时，这些螨虫会贪婪地吃掉尽可能多的皮脂与死皮，可因为它们没有肛门，终其短促忙乱一生饕餮而食的下场便是饱胀而死。这些微观世界里的庞然大物通常是无害的，而且其吞噬死亡组织可能还对人体颇有益处。但是，它们也可能导致或诱发酒渣鼻，这是一种常见疾病，会导致面部永久红肿并形成结节。[16]这是因为蠕形螨体内通常携带着名为蔬菜芽孢杆菌的细菌。蠕形螨通常在毛囊附近的皮脂腺内死亡，蔬菜芽孢杆菌亦随之死亡，释放出炎症蛋白，激发免疫反应，最终表现为酒渣鼻。

但是，外表丑陋的蠕形螨却堪称人类皮肤的历史学家。蠕形螨在家庭成员之间传播，而且可能是通过母乳喂养实现人际传播的。某一种特定的蠕形螨可以跟随同一个家庭中的好几代人存活辗转，甚至随之迁徙到其他有不同种类蠕形螨的地方也毫无障碍。除了跟随人类家庭迁徙，蠕形螨并不容易转移。因为这一特点，某一种蠕形螨的DNA就仿佛变成一个个时间胶囊，其中封存的信息可供追踪人类自己的祖先在不同大陆之间迁移的足迹。[17]蠕形螨已与人类同行数千年之久，探寻它们的踪迹也许就能探知我们的由来。

蠕形螨是人体皮肤上的永住居民，但这个地方时常也有其他令人不快的不速之客造访。此类访客可统称为外寄生物，它们或藏于皮肤之内，或寄居其上，形状大小各异。其中有虱子、臭虫、跳蚤之类的六足小昆虫，也有八足蛛形纲的螨虫和蜱虫等。除非是崭露头角的虱毛目专家——千真万确，确实有专门研究虱子的专家——或自己曾被感染，否则忽视此类种子般大小的寄生虫实在无可非议。在皮肤的微观世界里，相对巨大的生物栖息在人体体表不同的毛发区内，其中三种都具有专门适应攀爬特定直径毛发的爪子。不起眼的头虱仅见于人身之上，最初似针头大小，进而长到火柴头大小，再到死亡，一辈子都生活在头皮上。头虱幼虫破壳而出，身后空留一个"虱子卵"，向前迈开"登顶"人

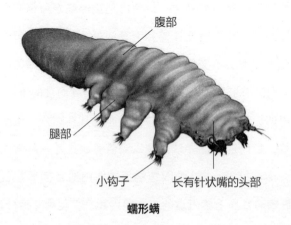

腹部

腿部

小钩子　　长有针状嘴的头部

蠕形螨

类的第一步，之后便要迎来在敌意重重的世界里艰难求存不足月余的短暂一生。这些小小虱虫既扁平又细长，没有翅膀，只好终日在发丝间晃荡、在头皮上移动，每天须刺穿表皮一次才能获得续命的血食。可即便真皮大餐近在眼前，头虱因取食所面临的生命危险也丝毫不减，时常因遭受人类血压重击而肠穿肚烂。

雌性头虱准备繁殖并在毛发丛林中觅得伴侣时，交配——有时长达数小时——的体力损耗也可能致命。活下来的头虱并不多，每天也只能产下少量的卵。在毛发何处产卵取决于外界温度：天冷时，卵产在发干偏离皮肤的位置；天暖时，雌性头虱会小心地沿着发干向上爬15厘米，到发顶位置产卵，并且分泌出富含蛋白质的胶质，将卵固定在头发上。

显而易见，虱生艰难，而其头号敌人就是宿主。仅在美国就有1200万人感染头虱，[18]英国学生中有10%的人长有头虱。而且，该疾病由来已久：哈德良长城的一处考古发掘中发现了一把罗马士兵的梳子，距今已历2000年之久，上面还有一只保存完好的3毫米长的虱子。头虱本无危害，可它们不仅会导致头皮发痒，令人心烦，还容易令人误解宿主不讲卫生。因此，头虱难免沦为除害运动的目标，例如，很多学校都实行"无虱"政策。[19]虱子可用化学制剂毒杀，可用二甲硅油之类的硅基洗剂闷杀，也可借助梳子手动抓除。

头虱声名狼藉，招宿主厌恶，英文中还有与其相关的"nitwitted"（愚蠢）、"lousy"（糟糕的）等骂人用语，但也有观点认为这些小伙伴实际上可能是人类的长期盟友。家人或爱人之间相互抚触头部，或用鼻子蹭蹭对方，都是人类有别于其他灵长类动物的表达亲情、爱情的独特行为。匈牙利的一个研究小组假设，抚触头部是种适应性行为，有助于分享头虱。人体的免疫系统将头虱识别为外来者时，会相应做好准备来抵御可能透过皮肤的入侵，分享头虱能让整个群体的所有成员产生免疫反应。但因为头虱无害，所以免疫系统并不会攻击这种小虫，而是严阵以待，攻击其具有致命威胁的表亲——体虱。[20]体虱看起来与头虱相差无几。事实上，研究表明两者在基因上非常相似，实验室条件下能够互相交配繁殖，许多科学家因此主张头虱与体虱实际上是同一物种。[21]这强化了一种观点：如果人体皮肤对一种虱子产生了免疫反应，那么也会对另一种产生免疫反应。然而，在实验室以外的"自由天地"里，两种虱子从不冒险进入对方的领土，更遑论交配了。

与头虱不同，体虱栖息在毛发比较稀疏的皮肤区域，而且已经适应了将卵产在人的衣服而不是头发上。但对人类而言，最重要的区别是，体虱来者不善，会携带病原菌并感染宿主。其携带的病原菌种类包括引起斑疹伤寒的普氏立克次体，引起反复发烧的回归热螺旋体以及"一战"中引发臭名远扬的战壕热的五日热巴尔通体。感染这些病原菌的人都可能发高烧，并经常伴发皮疹。

2018年的一项研究显示，体虱通过衣服在人之间传播，这也可能是黑死病的主要传播途径。黑死病在14世纪时导致欧洲三分之一的人口死亡，以往理论认为其传播是经由老鼠身上的跳蚤，而这项研究的发现挑战了传统观点。[22]由于体虱在污秽不堪、卫生条件糟糕的环境中才会茁壮成长，并且需要密切接近人类才能成功传播疾病，因此其感染区域范围往往有限，不太可能再次充当引发黑死病之类全球性大流行病的病媒。但是，当今世界仍然有不少人居住在饱受贫困和战争折磨的地区，体虱对他们而言仍然是严重的公共卫生隐患。

第三种寄生人体的虱子名为"阴虱"，名称揭示了此类虱子喜爱的栖息部位，即阴部、腹股沟、腋窝、胡须及睫毛等毛发密集区域。不过其另一通用名"蟹虱"最恰当地描述了其矬而肥厚、爪粗而壮的外观特点，非常适合紧紧钩住厚实的毛发。像其他虱子一样，蟹虱也无法跳跃、飞行，因此它们依靠亲密接触来实现宿主的转移。它们不会传播疾病，但会引起瘙痒，令人不适和尴尬。尽管阴虱未曾像头虱那样遭遇全民除害运动，但它们与宿主的关系正面临着新威胁，因为人类现在流行去除体表毛发。这一观点由英国利兹综合医院的泌尿生殖科医生率先著文提出，文章标题《"巴西式"脱毛消灭阴虱了吗？》鲜明又贴切。之后有新证据表明，全球去除阴毛人数的增加可能导致阴虱灭绝。[23]大众当然乐见这种曾经广泛存在的阴部寄生虫走向灭绝，但荷兰生物学家奇斯·莫里克却开始着手收集阴虱，并将它们保存于鹿特丹自然历史博物馆。他甚至在担任节目嘉宾时向英国广播公司四号电台频道的《好奇博物馆》(*The Museum of Curiosity*) 节目捐赠了一只阴虱。莫里克其实并不在意蟹虱面临的困境，他更希望自己怪异的癖好能吸引大众的注意，因为森林砍伐导致全球动物栖息地同样迅速遭到破坏，而这远比阴虱因人体脱毛而消亡更为紧要、迫切。

　　皮肤上的体外寄生虫不仅见于头发的顶部，也存活于皮肤之下。医学院留给我一段最美好的回忆，那也是我开始成熟掌握如何得出诊断结果的阶段。当时，我正跟着一位非传统的全科医生实习。他是古怪英伦绅士的典范，打着领结出入医院，办公用桃花心木制成的红棕色书桌。他有一名病人叫珍，她是一名50岁的小学老师，进入诊室时止不住地抓挠手指。她坐下来时仍然停不住，将手摊在桌上，急切地需要我们检查治疗。那双手密布着红色小包，凸起连缀成线，纵横交织，犹如拼布压缝。带我的医生见之眼前一亮，从外套内侧的口袋里掏出放大镜仔细查看。

　　"你可能以为是湿疹，但是如果想成为疥疮专家，你得看看表皮下发生了什

头虱　　　　　　　体虱　　　　　　　阴虱

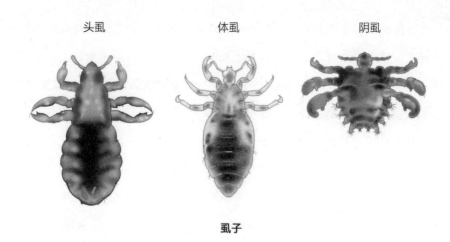

虱子

么，"他笃定地说，"这应该是疥螨干的好事。"他授意我用放大镜看看珍的手背。我可以看到一个鳞片状的小斑块，中间还有个小洞，从斑块往外延伸出一条由四五个小红疙瘩连成的直线。医生随即拿起钢笔放进墨水瓶里蘸了蘸，我本以为他要写临床诊断了，结果他却将笔尖翻到背面，再划过珍的手，接着用酒精棉擦去多余的墨水，显现出一张蓝色的隧道网。挖洞成网是有大量疥螨肆虐的典型迹象。雌性疥螨深入皮肤，在表皮内部移动，每天产卵两三个，移动时会形成独特的凸起轨迹。沿着这道轨迹，到其末端的皮肤下面找，有时会看到个小黑点，那就是疥螨本尊。雄性疥螨比较懒惰，会为自己挖掘浅坑以供休息和进食，只在交配时才去寻找雌螨的洞穴。

疥疮最令人痛恶的症状体现在它的拉丁词根"scabere"，即"抓挠"。感染疥螨后的4到6周，当人体的免疫系统开始识别出与其相关的过敏原时，疥螨留下的洞穴轨迹才会开始发痒。接着，为了做好准备应对未来的感染，人体会生成对抗螨虫的永久抗体。疥螨再来时，这些抗体将迅速与过敏原结合，在24小时内激活肥大细胞，并使其释放出组胺，引发剧烈瘙痒。疥疮是已知瘙痒程度最为剧烈的疾病之一，令人恼恨又难以抗拒的痒意驱使许多患者抓破一两层皮肤，引发危险的感染（金黄色葡萄球菌经常乘虚而入），有些患者甚至痒到精神错乱。

新生疥螨从皮下孵化后，可能会在表皮随意漫步，伺机借助皮肤间的接触感染他人。这类螨虫可在毛巾与寝具上长时间存活，等待邂逅新宿主。疥螨的传染力（病原体感染新宿主的效率）取决于有多少只螨虫穴居在人体皮肤之下，大多数被感染的单个宿主身上的螨虫数量都不会超过15只，但在有些种群身上也可能数量壮观。有次访问澳大利亚时，我与当地一位皮肤科医生交谈。他说起自己前往澳大利亚内陆地区一个小型原住民社区出诊的经历。当地突然暴发疥螨感染，原因不明，400多人的社区骤然陷入痛苦的境地。这位皮肤科医生备齐治疗和根除疥螨感染所需要的资源后，在该社区开设了一家全科医疗诊所。

最后一批病人中有一位骨瘦如柴的老人，他的皮肤似乎完全被厚厚的银屑癣层层包裹。仔细检查后，医生意识到，这位老人一定是"零号病人"。老人的免疫系统因营养不良和年迈而变得非常虚弱，他的皮肤沦为疥螨的温床。他大半辈子都住在比该原住民社区更小、更偏远的村庄里，几十年来从未看过医生，身上的疥螨数量可能已高达百万。他所感染的病症叫"痂皮性疥疮"，曾被称为"挪威疥"。从老人踏足当地，到疥疮肆虐横行，只过了寥寥数周而已。

即便如此，在导致瘙痒的皮肤寄生虫中，疥螨也还不能拿下"痒意最烈"的桂冠。发现痒意最烈者的过程犹如拆解俄罗斯套娃，这种寄生虫在苍蝇体内的蠕虫体内的细菌内生存。在非洲撒哈拉以南的一些地区，人要是被雌性黑蝇叮咬一口，生活就可能自此变得不同。如果叮人的苍蝇感染了旋盘尾丝虫的幼虫，它的叮咬会释放出数百条幼虫，而幼虫又会钻入人体真皮深处乃至其下方的脂肪组织内。幼虫在这些深层组织中逐渐成熟并交配，之后雌虫每天又可向皮下组织产出千条幼虫。夜间，幼虫蛰伏于皮肤之下；到了白天，日光会吸引它们爬到上层，准备以己身饲喂只在白天进食的雌黑蝇。

可惜，总有数百条幼虫永远搭不上雌黑蝇的双翼，只好在皮肤里集体夭折。[24]旋盘尾丝虫幼虫一死，其自身微生物群落中的细菌便会释放，转移到人类宿主的皮肤里。但有益于虫的"好细菌"未必有益于人。人体皮肤的免疫细胞会立即识别出常见于寄生虫体内的沃尔巴克氏菌，开始发炎，并导致奇痒无比的"盘尾丝虫病"。由于幼虫能感染眼睛，损害视力，所以这种疾病还有个更通俗的名称，叫"河盲症"。我访问东非时经常听说有患者连续几个星期止不住地抓挠皮肤，用指甲、陶器碎片甚至是砍刀，能一直不停地挠刮到肌肉。虽然还没有人因盘尾丝虫而直接死亡，但瘙痒无法停止，既摧残身体又妨碍社交，使感染者的平均预期寿命减少了13年。[25]

人类与皮上寄生虫之间的关系，为医学治疗开辟了一些意想不到的途径。房间里的尘螨貌似无害，实则是一种具有欺骗性的威胁性生物。它生活在温暖湿润的被褥和家具里，最喜欢的食物是人类的死皮——可一有机会它就会冲向人体皮肤表面，直接或间接诱发皮肤过敏和湿疹。效力于我之前工作的牛津大学实验室的研究人员发现，这类症状是由尘螨分泌的一种叫磷脂酶的物质引起的。磷脂酶能分解皮肤中的脂肪分子，结果刺激到了免疫系统，这会加重皮肤受影响区域的免疫反应，导致红痒发炎的湿疹。[26]针对皮肤微生物的新型研究可能开辟全新治疗途径，以上只是众多案例之一。

久住和造访人体皮肤的所有生物中，蜱虫的唾液看起来可不像是蕴藏着创新医疗手段的宝藏。饥饿的肩突硬蜱（也叫鹿蜱或黑足蜱）吸附在人体皮肤上时，会用其坚硬的头部扎入真皮层寻找血食。还有些蜱虫肠道中带有伯氏疏螺旋体细菌，蜱虫之前吸食其他哺乳动物血液时捎带上了这种细菌。结果，这种细菌以蜱虫作为跳板侵入了人体皮肤，并开始向四面八方出击，造成红色皮疹。红疹呈环状向外扩散，看起来就像平静无波的池塘突然有石入水，泛起一圈圈涟漪。这种独特形态也似圆环箭靶，是人体的炎症反应疯狂追击在逃微生物的结果，也因此得名"慢性游走性红斑"。此红斑一旦出现即可诊断为莱姆病，其患者还会出现发烧、关节疼痛、记忆力减退和心悸等症状。伯氏疏螺旋体这种细菌能成功在人体内传播，秘诀在于蜱虫的唾液堪比神奇魔药，富含抑制人体免疫反应的成分。其中有数千种特殊的蛋白质可以卸去免疫分子的武装，蒙骗免疫细胞过关，使得蜱虫在人体内饱食一周以上也能丝毫不被察觉。科学家因此意识到，如果蜱虫的唾液可以抑制人体的免疫反应，那么其成分也可用来消除不必要的发炎，进而治疗自体免疫性疾病。2017年，牛津大学的一个团队从蜱虫珍贵的唾液中分离出一种叫"P991_AMBCA"的蛋白质，名称虽难记，但针对存在致命风险的心肌炎时，这种蛋白可与发病期间释放的某些化学物质结合，并抑制其活动。[27]人体的皮肤上栖居着微生物和其他各种微小生物体，无论它们是伴随我们一生，还是出于偶然短短驻足一周，现代科学正在尽其所能摸索新方法，利用皮肤上的栖居者为人类多谋福祉，试图变害人之虫菌为救命之良药。

人体皮肤的微生物构成也影响着皮肤本身的健康，操控微生物的构成可能改变治疗皮肤病的方式。有证据表明，早至生命诞生伊始，连人的出生方式是顺产还是剖宫产，都可能决定其后一生皮肤和肠道微生物的构成。初入人间时，谁都是个黏糊糊、哇哇哭的婴儿，皮肤基本是块空白画布，可任由微生物挥洒留痕。须臾之间便有一些微生物决定从产妇阴道或剖宫产切口周围的皮肤，又或者从医院环境中搬迁至新生儿的皮肤表面。哪些品种率先站稳脚跟至关重要，影响深远，因为先到者会迅速成为皮肤生物群落的主宰，使后到的细菌再难立足。[28]阴道中的微生物含有更多"益生"品种，相较之下，产妇腹部皮肤和医院环境中则存在更多讨厌的金黄色葡萄球菌，这可能是剖宫产儿成长中过敏风险更高的原因。既然如此，是否应该用母亲的阴道黏液擦拭新生儿？这种做法被命名为"阴道播种"，尚未成为主流，但已开始呈现流行趋势。以丹麦为例，九成产科医生都曾被孕妇问及阴道播种相关事宜。[29]但是，目前还没有充分的科学依据确证这种做法的益处。一方面，阴道播种的长期影响并不明朗；另一方面，也有些研究认为，剖宫产儿过敏概率增加与剖宫产手术的要求有关，例如，有些情况需要产妇服用抗生素。[30]

人出生后的几天内，皮肤会充满"调节性T细胞"。[31]它们会影响其他免疫细胞的发育，帮助抑制免疫细胞对细菌的过度反应，阻止免疫细胞因攻击"自己人"而导致自体免疫性疾病。生命伊始，皮肤迎来的微生物种类可能会影响调节性T细胞和其他免疫细胞的发展。尽管这些微生物对日后出现的疾病有何影响还不为人所知，但它们对免疫系统可能具有连锁效应，也会影响肠道和大脑等器官的功能。免疫细胞与皮肤上的细菌居民保持健康的双边关系至关重要，否则人体表皮便会动荡难安。免疫缺陷患者缺乏许多免疫系统本应具备的战斗能力，身上携带的细菌种群往往更多元，这是因为没有免疫细胞严防死守，他们的皮肤来者不拒。[32]这些发现带来了一些有趣的问题，例如，女性怀孕前及孕期中的饮食和使用过的抗生素是否会影响所生子女免疫系统的发育及其微生物构成？

小小的微生物完全暴露于肌肤表面，人们自然而然地认为它们随时会被大风刮走，被汗水冲走，或者跟随人体每天脱落的数百万个皮肤细胞一起消失在空气中。有趣的是，美国康涅狄格州杰克逊基因组医学实验室的团队发现，尽管皮肤暴露在外部环境中，但其微生物种群可长时间保持基本稳定。[33] 人的双手一般被认为只是微生物迁移时临时过境的中转站，手上的微生物要么在洗手时被自来水冲走，要么在握手时转移到其他人身上，但实际上，手上的微生物种群高度稳定。人们也很容易把细菌想成是生活在一片平坦皮肤上的虫子，但其实它们是微小的有机体，大小仅千分之一毫米，藏匿在表皮上的沟壑里。皮肤上的微生物种群确实长时间才会慢慢发生变化，但它们也不会连人洗澡时都死命扒着皮肤不放。

皮肤的微生物种群主要在人进入青春期后发生变化。青春期皮脂腺分泌旺盛，表皮变得油腻，正适合痤疮丙酸杆菌这样喜欢脂肪的细菌。它们开始取代常见的共生皮肤菌群，为青春痘的登场搭好舞台。皮肤上的微生物种群在成年后基本趋于稳定，形成每个人特定的微生物种群特征，但这并不意味着微生物不再迁移。2013年，美国俄勒冈大学开展了一项非常规研究，通过仔细检查轮滑阻拦赛选手来探索微生物种群的置换。轮滑阻拦赛中，参与者会频繁接触彼此的身体，两支队伍在平坦的室内环形赛道上穿着轮滑鞋进行追逐比赛，为超越对方而不停地相互拦阻、冲撞。研究发现，同一个团队的成员因训练中频繁的皮肤接触而具有相似的微生物构成特征。[34] 但比赛中与对手接触后，两支队伍离场时所携带的菌群构成都与赛前的有所区别，说明比赛中发生了菌群的置换补充。

无论喜欢与否，在同一屋檐下居住的人们分享着彼此的微生物群落。[35] 2017年的一项研究发现，仅仅根据皮肤上的微生物特征就可以从随机组成的人群中识别出同居的性伴侣，成功率可达90%。[36] 常言道婚姻是"合二为一"，但连微生物都趋于一体，这多少有些硌硬人。该研究还发现，夫妻脚上的微生物相似度最高，大腿上的最低。并且仅凭大腿微生物群落的样本即可辨别每位参与者的生理性别，这很可能是因为出自阴道群落的微生物与众不同。同一屋檐下微生物特征共享的适用范围可扩大到整座城市：一项研究调查了北美三座城市中不同办公室的微生物构成情况，收集的样本是办公室员工的皮肤，地点包括美国亚利桑那州的弗拉格斯塔夫、加利福尼亚州的圣地亚哥以及加拿大的多伦多。[37]结果很有意思，每座城市都在打工人身上留下了各自特定的微生物印记，即便身处该城市的不同办公室也是如此。所以，只要检查某一员工皮肤上的微生物群落，就可明确其工作和生活过的城市。想想在封闭的办公室环境里，有数百万个黏附在人体脱落的皮屑上的微生物，地铁里又有无数只手扶过同一根杆子，你自然就能理解为什么邻里之间的共同点远比想象的多。在伦敦的地铁里，几乎人人都不乐意跟其他乘客攀谈，但其实彼此之间早已不受意愿限制地互通有无了。

几年前的一个寒冷冬夜，我和一群免疫学家坐在牛津一家小酒吧的角落里。我说起皮肤的微生物群落，一位似乎总提出正确问题的朋友问道："照你说的，我们可以和别人分享自己的微生物。那如果我皮肤上的细菌成分特别糟糕，导致湿疹越来越严重，我是不是会慢慢地传染给伴侣？"不久之后的2017年，美国宾夕法尼亚大学的一个团队回答了这个问题。[38]研究人员用寄生虫利什曼原虫感染了一只小白鼠，从而改变了它皮肤上的微生物群落。接着，这只老鼠被病原体改变的微生物群也传染到了与其同住一笼的其他老鼠身上，即使其他老鼠从未感染过利什曼原虫。皮肤的微生物世界不同寻常，变化多端，人们仍然知之甚少，但也在慢慢揭开其神秘面纱。与此同时，我们看待生命的方式也随之改变。

与祖先相比，当代发达国家的卫生条件优越得令人难以置信；与百年前相比，当代儿童接触传染性病原体的风险少之又少。降低传染病风险当然是好事，但生长发育初期缺少与细菌的接触可能也会影响免疫系统的正常发展，特别不利于形成"免疫耐受"能力。[39]这种能力可帮助人体免疫系统抑制自身的过度反应，对无害或属于自体的物质不做出反应。发育不良引起的潜在后果是皮肤的免疫系统过度活跃，变得容易过敏和发炎。这种"卫生假说"为发达国家湿疹、花粉热和哮喘高发的现象提供了令人信服的解释。[40]那么，湿疹这类会因细菌多样性欠缺和免疫耐受能力降低而恶化的疾病该如何治疗？有些人可能已经受过答案的"洗礼"了。

自远古时期，人类就有蜂拥前往温泉寻找健康和快乐的习惯，在温泉所在地还发展出了度假小镇，甚至完整的城市。其中最著名的是英国西南部城市巴斯。两千年以前，罗马公民辛勤工作一天后，或是罗马士兵与衣不蔽体的不列颠野蛮人大战一番后，都会来到这里的温泉休养生息，躺下来用金属制的锋利刮身刀配合橄榄油一起刮去污垢，洗去汗水，想想就令人神往。人们一直号称温泉水中的矿物质可疗愈皮肤病，但最近的发现表明，治疗作用可能应归功于早在罗马人泡澡之前就存于温泉水中的微生物。其中有种细菌名为线状透明颤菌，它小而透明，能在皮肤表面滑行，已被证明可以减轻湿疹的炎症。2014年的一项研究发现，线状透明颤菌经过一系列通路向人体的免疫系统传导信号，从而产生更多的调节性T细胞，抑制免疫反应，帮助缓解湿疹。[41]目前，抑制湿疹的免疫反应主要依靠类固醇软膏；未来，内含线状透明颤菌等细菌的软膏也许能取而代之，发挥持久又无副作用的药效。

过去10年来，肠道益生菌市场成倍扩张。这里所谓的"益生菌"也是种活性细菌，与定居人体体内的活菌相同或相似。如今数以百万的人每天都喝标榜含有"益生菌"的酸奶。向肠道微生物群落添加细菌种群来改善人体的健康状况，这背后的科学道理复杂得难以言明，但逻辑上讲得通。感染艰难梭菌会影响胃肠道，造成水样便腹泻和腹痛，也可能并发肠穿孔或败血症等危及生命的疾病。而最近有研究证明，粪便微生物移植对肠道内感染艰难梭菌的患者异常有效。[42]粪便微生物移植是通过吃健康捐赠者的冻干粪便来实现以无害细菌取代病原菌的疗法。从许多方面来讲，皮肤也很适合这类治疗方式，何况皮肤不像肠道那样，还需要先过杀死细菌的胃酸关卡。[43]目前有项应用尚在探索阶段，即借助表皮葡萄球菌和人型葡萄球菌来取代湿疹等皮肤疾病中出现的金黄色葡萄球菌等有害菌。[44]同时，新的研究成果显示，长青春痘的青少年比没有长的同龄人拥有更多样化的皮肤微生物群落，所以调整其微生物构成也可能产生良好效果。[45]不难想象，微生物群落"移植"疗法也许很快就能应用于人体皮肤。

在皮肤上采用益生菌疗法甚至可以解决体味问题。人体的腋下以及生殖器和乳头周围都布满顶泌汗腺。皮肤的其余部位遍布外泌汗腺，可排出水性汗液，在必要时帮人体降温，而顶泌汗腺不同，它会在短时间内产生大量油性汗液。这种油性汗液没有任何气味，但以棒状杆菌为代表的细菌会将油性汗液分解为散发恶臭的多种成分。其中一种是丁酸，其英文名源于古希腊文的"腐烂黄油"，因为是在腐烂的黄油中首次发现了这种成分。丁酸使人类的呕吐物散发出难闻的气味，强烈到即使浓度低至0.001%也能闻得出来。顶泌汗腺与棒状杆菌相结合形成的气味之浓也可从两者皆少的人身上得到反证。东亚人，尤其是韩国人的体味明显比世界其他地区的人微弱很多，原因在于基因构成决定了他们的顶泌汗腺较少，进而利于腋下其他菌群的发展。[46]对那些因强烈体臭而心理承压、社交受挫的人来说，有朝一日，用益生菌涂抹腋窝也许能解决他们的烦恼。

2017年在瑞典斯德哥尔摩举行的卡罗林斯卡皮肤病学研讨会向与会者引介了一项世界首创的成果：腋下细菌移植。[47]美国加利福尼亚大学圣地亚哥分校的克里斯·加利瓦尔特（Chris Callewaert）博士找来一对同卵双胞胎做实验。其中一位几乎没有体味，而另一位体味特别浓郁。加利瓦尔特博士要求没体味的那位4天内不洗澡，以便养出大量"好闻"的细菌；同时，他要求体味重的那位4天内每天擦洗腋窝，让腋下皮肤做好准备迎接新菌群。4天后，没体味的那一位被刮去死皮，刮下来的东西被涂抹于其双生兄弟的腋窝。神奇的是，体味浓重者的体臭消失了，而且效果持续了1年。研究尚处于初级阶段，但另找18对双胞胎重复上述实验后得出的结果喜人，有16对出现了相同效果。也许很快人们将弃用香体露，反而需要无体味友人的馈赠。

一眼望去，人体皮肤似乎既光且秃，毫不宜居。可毫无疑问的是，事实与此正相反，人体之上到处都是栖息地，各种野生生物活动其间，简直能拍一部自然纪录片。人的皮肤就是它们的整个世界。人也在继续深入了解这些微生物群落如何引起并影响皮肤疾病，但已然明确的一点是，调节皮肤微生物群落的平衡能解决不少皮肤问题。

皮肤直面外部环境，好比人体上最容易接近的一座实验室，考虑到在研究影响器官与身体系统的疾病时，对皮肤的研究可能大有帮助，这可能算得上是个好处了。角度互换的话，我们也将看到，在看似相距甚远的器官中，微生物活动产生的涟漪也可直接波及皮肤。

3

肠胃心情：牵动人体表里的关系

所食示其人。

——让·安泰尔姆·布里亚·萨瓦兰

我们在医学院求学期间会去医院实习。头几天我们要向医生学习如何做腹部检查，具体操作包括寻找与胃肠道和肝脏疾病有关的迹象，沿着肠道感觉、拍打、倾听。不过，早在有机会亲身实践检查病人腹部的疼痛和异常之前，医生告诉我们要仔细观察皮肤，看看皮肤能不能透露疾病的线索。人体表面的诸多变化可以揭示深入肺腑的图景。表皮变黄，可能起自黄疸；手掌发红，可能源于肝病；腋下突现黑斑，恐怕是胃癌作祟。最吸引我关注的是"蜘蛛痣"，常见于肝病患者胸背部，以红疹为中心，周围血管呈放射状分布，形似蛛网。区分蜘蛛痣与其他红色皮肤印记的方法简单易行又出奇见效：如果是蜘蛛痣的话，轻轻按压中心的红疹再放开，可见血液起初消失，继而又如同墨汁入水一般扩散回充静脉血管。如此"展读"皮肤让我欲罢不能地探访一个又一个"信使"，接收人体器官从目不可及的遥远腹地传递出来的各色经历。

直觉告诉我们体内动静势必影响体表状态。人们普遍认同饮食结构影响健康状态和皮肤外观，都知道巧克力吃多了脸上会暴痘、多喝水能改善肤质，等等。虽然皮肤和肠道截然不同，各据一方，但科学研究逐渐表明，两者之间的联系早已交织成网，来去通路高度多元，堪比丝绸之路，但大部分具体路径尚待发掘。有些路径的起始一目了然，比如，吃了食物过敏原后皮肤会出现红肿，暴发皮疹。其余路径的关联则还不明确，存在争议，例如，健康饮食对皮肤的影响。而且哪种观点占据上风，全看遗传与环境因素的指引。"饮食会影响我的皮肤状态吗？"回答这个看似简单的问题需要研读海量文献报告，有些是科学研究，有些不那么科学，有些还相互矛盾。而人体的复杂性意味着，即使实验室的发现令人信服，往往也不能转化为单纯有益于人的研究。公众观念（有时甚至是专业人士的意见）不仅容易被名人代言和饮食风潮左右，还难逃食品和制药行业的操弄，毕竟大家都着急推销自家产品。所以，对于到底该怎么吃，皮肤科医生给出的意见大相径庭，也就不足为奇了。皮肤这一复杂的医学前沿领域不仅体现了科学的成功与失败，更重要的是，它还揭示出人体皮肤和肠道之间存在着奇妙又复杂的关联。

在太平洋南部距离巴布亚新几内亚主岛约100英里处坐落着一个小小的热带天堂：基塔瓦岛。该岛面积不足10平方英里，仅有2000多名岛民居住，它的存在鲜为人知。瑞典教授史戴凡·林德伯克及其团队选中了这个不起眼的小岛，开展了一项具有里程碑意义的研究。当时，基塔瓦岛民是地球上最后几个完全未受西方饮食习惯影响的人群之一。几乎所有当地人都以摄入水果、山药和红薯等根茎类蔬菜、椰子及鱼类为主。他们的饮食结构以植物为绝对主导，碳水含量高，升糖指数低，但脂肪含量并不低。当地居民的心脏病和中风发病率低，尽管这一发现略有争议，但还是推动了所谓"旧石器时代饮食法"的流行。而林德伯克教授的研究结果中，最令人震惊的发现是所有1200名受试者都完全没有痤疮，"整个受检人群中没有观察到一个丘疹、脓疱或开放性粉刺"。这一发现令科学家提出了皮肤病的部分成因可能在于西方饮食中的某些成分这一观点。

另一现象似乎呼应着基塔瓦岛的发现：饮食越西式，痤疮越严重。大量证据显示，最能引发痤疮的是那些升糖指数高的食物，它们会迅速又明显地提高血糖水平。即使排除体重、年龄和性别的影响，在高升糖指数食物摄入量较高的人群中，痤疮发病率依然高于其他人群。[1]含糖食物及某些碳水化合物会导致胰岛素和胰岛素样生长因子（IGF-1）激增，二者都会抑制转录调控因子叉头框蛋白O1（FOXO1）的活性。皮肤因此会受到诸多因素影响：皮肤内的脂肪合成增加，皮脂细胞增生，皮肤失去控制痤疮丙酸杆菌水平的能力。[2]牛奶中也含有IGF-1、双氢睾酮和生长因子，因此一些研究认为长痤疮与喝牛奶有关，而且低脂牛奶更有可能是罪魁祸首，因为有理论主张，脂肪少了，被稀释的致痘激素也更少。但是，牛奶导致痤疮的证据并不像高升糖指数食物那样有力。英国皮肤科医生斯蒂芬妮·威廉姆斯有关饮食对痤疮乃至皮肤整体健康作用的看法体现了越来越普遍的认识，她说："现在的西式饮食一味追求低脂，又过多摄入含淀粉、谷物、糖类的食物，这对我们的皮肤没有半点儿好处。"[3]

"别吃太多巧克力，吃多了长痘！"这句父母对子女的日常警告是人们误解皮肤与肠胃关系的典型例子。大多数科学证据表明，巧克力对痤疮没有明显影响。这种含糖零食实际上升糖指数低，因为它脂肪含量高，所以可减缓糖分的吸收。然而，有趣的是，大部分证明"吃巧克力不长痘"的证据来自1969年的一项研究，而且它在此后40年间从未遭遇质疑。[4]其实，对于这项研究是否忠实可靠，还存在很多疑问，首先站不住脚的就是该研究是由美国巧克力制造商协会资助的。因此，最近针对同一问题也有人开始重新探究。[5]其中一项研究发现，狂吃100%的纯可可确实会加重男性的痤疮状况，可惜其研究样本仅有13人。[6]须知，对待样本规模小的研究必须格外谨慎，因为数量太少，不可能如实反映出整个人口群体当中的差异。但是，如果目前没有足够证据证明巧克力会促发脓包，为什么巧克力总被视为罪魁祸首呢？说白了，这可能是个混淆因果关系与关联关系的经典案例。究其原因，一个有趣的答案可能是，女性临近生理期时普遍嗜甜，此时又正赶上雄性激素水平上升、痘痘暴发。"我又长痘了，我吃了巧克力"体现的关联并不是因果关系：研究已表明生理期前后女性体内激素水平的变化是最有可能导致长痘的原因。

痤疮的例子显而易见地说明，人体肠胃可以通过新陈代谢以及激素的变化与皮肤沟通，但这并没有回答食物颗粒是否能够直达皮肤并产生影响这个问题。英国人喜爱南亚咖喱，这尽人皆知，而且据称咖喱烤鸡是英国人见人爱的菜肴。我以前常与一位嗜辣的朋友光顾伯明翰的巴蒂三角地，那里是巴蒂咖喱的诞生地。朋友说每周吃完印度辣味咖喱鸡后，连续几天皮肤上都会萦绕着若有若无的蒜味，他戏称之为"巴蒂香氛"，认为是咖喱的成分随汗液排出产生了这种气息。但我确信气味一定是直接从盘子里的食物中散发出来，沾在他的衣服和皮肤上的。当然，辛辣的食物确实会令人出汗，因为辣椒中的辣椒素分子会触发舌头与皮肤上完全相同的受体，舌头、皮肤或者任何部位感到火辣辣时都会激活这些受体，让大脑误以为很热，进而指挥身体发汗降温。但食物成分真的能随汗液排出吗？

事实证明，我朋友说的没错。绝大部分食物残渣虽然最终都会沦为粪便，但一些挥发性芳香化合物会跟随呼吸和尿液释放，如大蒜中的烯丙基甲基硫醚会以气体形式散发，大约一半人吃芦笋后小便也会带有相应气味。而且，汗液中也确实能检测到某些个性成分。对制造个性体味贡献最卓著的是含有硫化物的大蒜与洋葱。硫元素是公认的导致"臭鸡蛋"味的祸首，有意思的是，导致口臭的同一成分却似乎对皮肤气味有着不同影响。苏格兰斯特灵大学和捷克布拉格查理大学的科学家们发现，女性普遍感觉男性吃12克大蒜所产生的体味，比吃6克或没吃大蒜时产生的体味更有吸引力。[7]还有一项气味研究发现，女性偏爱素食男的汗味胜于肉食男。[8]我由衷钦佩设计这类试验的富有创意的科学家们，不过我更敬重的是勇于细嗅臭汗的受试者。

但是，有些人的生活可能会因为通过皮肤排出的食物分子而毁于一旦。我有位全科医生同事永远难忘接诊莎莉时的情形。莎莉是个二十五六岁、苗条健康的女性，但一走进诊室，她的体味刺鼻到几乎能把我的同事呛得从椅子上打个趔趄，他说当时那气味只能用堆积成山的臭鱼烂虾来比喻。莎莉说过去两年里，她开始注意到办公室的同事纷纷将座位调换到远离自己的位置上，路人经过她身边时都会拧脸皱眉，在公交站等车时旁边的少年们会捏着鼻子假装呕吐。为了除臭，莎莉每天洗两次澡，喷很多香水，但一周前，一家餐厅的服务员以"多为其他食客着想"为由请她离开了餐厅，这成为压垮她的最后一根稻草，让她再难承受体味带来的压力，最终前来就诊。医生坦承不明其病因，因此将莎莉转诊到可做基因检测的医院，终于查出了她体臭熏人的原因。原来，莎莉患有一种罕见的基因遗传疾病——"三甲基胺尿症"，又名"鱼腥味综合征"。这种疾病的起因在于肠道细菌降解鱼肉、鸡蛋、牛肉、动物肝脏及某些蔬菜后会合成三甲胺，而三甲基胺尿症患者缺乏分解这种化合物的酶，所以身体未能分解的多余三甲胺会进入汗液中，产生如同腐鱼臭蛋混杂融合后的恶臭。严格改变饮食习惯几乎完全消除了莎莉的体臭，让她重获新生。

如果说食物中的某些成分有可能影响并传导到皮肤上，那就难怪很多人认为营养物质可直接影响皮肤健康，甚至能降低皮肤癌的发病风险。然而，相关证据又是相互矛盾的，没有一个明确答案。人们普遍认为，抗氧化剂抑制人体细胞中具有破坏作用的氧化反应，可降低患癌风险，但这一观点在科学上存在争议。没有任何确凿证据表明诸如β-胡萝卜素和维生素A、C、E等抗氧化剂能够降低人罹患皮肤癌的风险。[9]实际上，如果服用过多硒补充剂等抗氧化剂，甚至会加重患癌风险。少数抗氧化剂已被证明在服用后可直抵皮肤，如绿茶中的儿茶素，但关于这类抗氧化剂是否有益还没有定论。[10]实验室研究发现的抗氧化剂效果目前还无法在人体重现，因为这类物质在人体内会经历分解与代谢。可即便证据如此不足，科学界也未达成共识，抗氧化剂仍然风靡全球，在健康食品的广告中无处不在。这又是为何？这是人类天性使然，人们既要安全又要健康，还要最省力气。膳食均衡，常吃蔬果，规律运动，不抽烟，饮酒适度，是维护健康切实有效的方法。可与此相比，如果单吃一颗万灵丹就能解决所有问题，自然更为诱人。健康食品的市场价值高达数十亿美元，正是因为利用了人们贪求捷径的心理，哪怕那些捷径简单到根本不可能是真的。

不过，这并不是说抗氧化剂成分毫无益处，只是说益处也许还不为人所知，而且富含抗氧化剂的食物中很可能存在其他有益健康的成分。例如，视黄醇是鸡蛋和奶制品中含有的一种维生素A，已被证明可以降低中度风险人群患非黑色素瘤皮肤癌的风险。[11] 番茄红素是番茄中含有的一种类胡萝卜素，由于它似乎可以将小鼠患皮肤癌的风险降低一半，因此也受到了相当程度的关注。[12] 有趣的是，番茄本尊比番茄红素单体的效果更强，说明这些果实里包含的其他成分可能也对人体有益。这类红色果实是否能降低人类患皮肤癌的概率还有待观察，但多吃胡萝卜、番茄和辣椒等富含胡萝卜素的彩色食物还有个额外好处：提亮肤色。当然，对追求"健康"小麦色皮肤的人也有好处，富含胡萝卜素的食物可以令肌肤焕发些许金色光彩。[13] 有些试验中，受试者被要求给白皮肤参与者的"吸引力"打分，那些吃了大量蔬果的人所获评分与轻度晒黑但没有被紫外线晒伤的人所获评分不相上下。[14]

其他研究结果甚至更为明显。诺丁汉大学的伊恩·斯蒂芬博士和其他研究人员都发现，要求女性评判不同肤色男性的面貌时，常吃含类胡萝卜素食物、皮肤带着暖黄红润光泽的男性，得到的评分要高于那些肤色更白或更黑的人。[15] 金色光泽甚至比面部呈现阳刚气质更富有吸引力。这一结果也许并不令人意外，想想人们寻找性伴侣时的逻辑就不难理解了：肤色暖黄红润代表着健康的个体和强大的免疫系统，人人都更容易青睐这样的对象，愿意与之繁衍后代。有时候通过皮肤能轻易发现一个人的健康状态有无变化，例如，贫血严重会导致肤色苍白；重病缺氧会让四肢隐隐发蓝。不过人人也都非常善于察觉其他人皮肤上的微妙变化，连无法用言语形容或表达的变化也不例外。

DNA双螺旋结构的发现者之一詹姆斯·沃森教授在批评为了所谓抗氧化而

吃特定食物的风尚时，有一点说得非常有道理："蓝莓最好是因为好吃才吃，而不是为了降低患癌风险才吃。"[16]认同这一评论，必须首先明白均衡饮食明显有益于皮肤健康。多吃蔬果肯定大有好处，但不值得单一追捧某种"超级食物"。

湿疹是体现皮肤与饮食之间的关系有多复杂的另一例证。我见过一些患者服用含天然成分的保健品，个别患者甚至每种都吃，因为他们相信这样能缓解湿疹。有位30岁的女士湿疹严重，一方面，她刻意避免使用任何她认为属于"医疗范畴"的药物或药膏；另一方面，她却在家里用静脉点滴给自己注射月见草、琉璃苣、向日葵、沙棘、大麻籽和鱼油，同时还服用硫酸锌和硒片，但看起来一样也没起作用。因为在饮食中添加上述任意一种成分而痊愈的湿疹病人少之又少，绝大部分这么做的病人根本没看到任何疗效，反而是在接受常规治疗后病情才得到缓解。食物过敏会加重湿疹，但目前没有确凿证据显示有哪种食物可显著减少这种恼人常见病的影响。[17]这并不是说没有任何食物能缓解任何人的湿疹。毕竟，每个人的先天基因与后天环境存在巨大差异，有些人可能会发现某些食物似乎有助于缓解自己的病情。但是，任何以个案为基础的食物疗法都应该配合而不是取代常规治疗。

针对湿疹等皮肤病的保健品揭示出营养医学乃至整个医学的一大难题：人体之复杂超乎人之想象。目前看来略有希望的，是使用维生素D改善湿疹症状。皮肤生成维生素D来应对太阳光中的紫外线，同时直接影响着肠道对矿物质的吸收。皮肤和肠道以这种方式合作加强人体的骨骼和免疫系统。在一项试验中，每天服用1600IU维生素D的人的湿疹病情得到了改善，但其后的研究又出现了不同结果。[18]不过，维生素D已被发现可改善部分反复感染细菌患者的湿疹，这表明该分子在我们的免疫系统中发挥着作用。[19]尽管维生素D对皮肤本身健康的影响还不明确（见第4章），但服用保健品补充维生素D是防止人体其他部位缺失这种重要成分的安全方法，也得到了医疗卫生部门的认可，位于高纬度国家的人们在冬季尤其可能会缺乏维生素 D。不过，2017 年的一项发现标志着湿疹治疗出现潜在突破。研究发现，一大批湿疹患者的"CARD11"基因存在突变，而该基因正与激活皮肤内的免疫细胞有关。[20]谷氨酰胺分子似乎可以弥补这种突变产生的负面影响，因此研究人员正在探查饮食中添加谷氨酰胺是否可以改善湿疹。

如果说湿疹研究令人清醒地认识到可能不存在什么具备神奇疗效的食物，那么对银屑病的治疗则直接鼓励人们保持健康均衡的饮食习惯。大量的证据表明，减肥会大大改善银屑病，而肥胖则会明显加剧鳞屑状斑块的增长。[21]肥胖让人体更容易发炎，所以体重增加也会提高银屑病暴发的概率。银屑病的鳞屑状斑块难以遮掩，患者往往因此陷入绝望，而患病本身又容易令人怯于融入社会，依赖不良饮食，助长肥胖，结果导致病情进一步恶化。喝酒也会加重银屑病，同样可能导致患者形成不健康的饮食习惯，并在自身最需要医疗救助时逃避治疗。

皮肤与肠胃的相互联系，还有个鲜少探究的例证：近四分之一的银屑病患者对麸质过敏，目前还不清楚麸质作用于皮肤的确切机制，但对一些患者而言，无麸质饮食明显有助于银屑病的治疗。这一现象如同一点微光，照亮了对皮肤与饮食复杂关系的探索之路。大多数对麸质过敏的银屑病患者都携带"HLA Cw6"基因，而这种基因也只存在于同时有麸质过敏并患有银屑病的人群之中。[22]皮肤和肠道如何互动，饮食又如何作用于皮肤，部分取决于个人的基因构成。新兴的营养遗传学表明，个人的遗传基因密码直接影响人体对营养物质的反应，从理论上讲，这将让我们迈入科学定制饮食结构的时代。常言道"人如其食"，但说到底人体状况还是取决于人本身的基因构成。

所以，饮食确实会影响皮肤，但表现得还不够直截了当。那么水又是如何影响皮肤的呢？水，这维系生命之"灵药"当真也能令皮肤饱满健康吗？我有位邻居出国1年，我注意到她回来以后无论遛狗、泡吧、在健身房锻炼都只用右手，因为左手似乎总是紧紧攥着一瓶矿泉水。"很明显，多喝矿泉水能让皮肤饱满、紧致、清爽，还能亮肤抗皱。"她热情地向我解释，还说现在她每天都喝4升水。喝这么多水，我实在惊讶她竟然不用整日跑厕所，而且干什么都只用右手还活得挺滋润。如今，无论是哪个超模现身，鲜有不拿瓶矿泉水的，而且都信誓旦旦地说自己的皮肤光彩照人全靠源源不断地喝水滋养。这样倒也合乎逻辑，因为人体皮肤由细胞构成，而细胞本身的主要成分是水，需要定期补充水分。不过，人体其他器官也需要水，所以很难衡量喝的水有多少真正流向皮肤，更没法说明对皮肤外观的影响了。[23]尽管在网络和杂志上让人们喝水保持皮肤健康的建议随处可见，但这方面的研究实际上少得可怜。原因不足为奇，因为水不是药，无法申请专利，制药公司无法从中获利，自然不会资助此类研究。少数现有研究表明，日常饮水有益于维护皮肤的正常功能，也有利于表皮保湿。[24]脱水则会导致皮肤干瘪脱形，因为脱水意味着皮肤细胞大量失水而萎缩。缺水有害皮肤，千真万确，但这并不表示饮水量超过均值能为皮肤锦上添花。只能说饮用日常推荐量利于健康，建议男性每天喝2.5升左右，女性则每天2升，而且其中七成到八成来自直接饮用，其余是通过食物摄取的水分。但推荐饮水量并不是精确的科学研究结果，应根据人的体形、活动量以及所处环境温度的不同而调整。幸好，人体内部自带的测量工具非常可靠：口渴就应该喝水。

如果说酒和水同属一家人，酒倒像是个醉醺醺的表兄，对皮肤可做不到温柔如水。说到对皮肤外观和健康的影响时，酒几乎一无是处。喝酒短期内会使皮肤失水，显得蜡黄又浮肿。大多数鸡尾酒中充斥的糖分还会加重痤疮，甚至会催生皱纹。酒精的主要分解产物乙醛会使皮肤发炎，释放组胺，从而导致血管扩张，泛起标志性的面部潮红。乙醛分解需要借助"乙醛脱氢酶"，如果先天缺乏这种酶，即使只喝一杯酒也会迅速变红脸。这个问题在中国、日本和韩国的大多数人身上普遍存在，所以四成东亚人一喝酒就脸红。

长期酗酒会在皮肤上留下异常醒目的烙印。我记得一位名叫泰瑞的病人。他50岁出头，因患有严重肝硬化正在接受治疗。他的脸部皮肤看上去苍老疲惫，干燥却又浮肿，还带着黄疸侵染的淡黄色。缺乏维生素使他嘴唇四周的皮肤干裂，红色蜘蛛痣爬满了胸膛。泰瑞肚皮肿胀，绿色、充血的静脉自肚脐向周围曲张延伸，看上去就像皮肤在拙劣模仿卡拉瓦乔的名画《美杜莎》，并用血管去模拟那希腊女妖的蛇发。事实上，海蛇头状脐周静脉曲张（或称为"美杜莎的头"）是医学术语，专指肝功能衰竭导致静脉血从肠道回流肝脏受阻的症状。泰瑞的肚皮上还有慢性炎症引发的一小片一小片的盘状湿疹，以及独特的圆环状体癣（铜钱癣），它们趁免疫系统受损而覆盖了腹部的其余部位。他的皮肤原本不至于如此，可惜他在肝病引发瘙痒的刺激下不停地抓挠，留下了累累伤痕。

短期饮酒和酗酒的影响肯定会在皮肤上留下痕迹，但长期适量饮酒，如每晚一小杯，对皮肤的影响就不那么明显了。曾经有人认为，经常饮酒会导致危及生命的皮肤癌症——恶性黑色素瘤，但这种观点并未考虑到研究时遭遇的"干扰因素"。常喝啤酒的人往往可能伴有其他存在健康风险的行为，如长时间在户外日光浴。考虑到这类干扰因素，不难发现酒精摄入与黑色素瘤之间其实并无因果关联，长期、适量饮酒最有可能是安全的。[25]

酒精常被喻为吐真剂，酒令人口风松动，放下戒备，而且也能通过皮肤泄露秘密。酒精经过代谢后，一部分会随着汗液排出体外。近来发展的"透皮酒精检测技术"充分利用了酒精在人体内的代谢过程，仅借助一只手环即可透过皮肤，持续准确测量人体内的酒精浓度。科学技术发展如此迅速，应该也不难想象迟早有一天，智能技术获取的个人信息库中会赫然出现人体血液酒精含量的数据。

即使世上不存在具备神奇疗效的食物，合理均衡的饮食也确实有助于保持身体和皮肤的健康，不过很多人开始相信，可以吃出年轻。蓬勃发展的"营养美容"行业凸显了这一趋势。据估计，各类营养补剂、粉剂在全球市场的销售额到2020年①将高达50亿英镑。[26]自夸保证亮洁肌肤的药剂的市场规模已经出现了爆炸性增长。除了添加维生素和抗氧化剂，现在饮品市场还出现了一种号称饮用自家产品就能自内而外焕新皮肤的新趋势。要问哪个成分最有资格自诩为青春不老之秘药，非胶原蛋白莫属。作为一种蛋白质，胶原蛋白占人体皮肤成分的75%，确保皮肤紧致丰盈。但随着年龄增长，皮肤中的胶原蛋白含量会逐渐减少，暴晒和吸烟更会加速其流失。损失这一关键构件，皮肤自然就会出现皱纹，变得松弛下垂。那么，号称以填补流失胶原蛋白来恢复皮肤弹润、抚平皱纹的治疗手段貌似合乎逻辑。

胶原蛋白通常都被添加在护肤霜里，但这种分子太大，无法从体外渗透到皮肤以内。所以，很可能任何润肤效果都是护肤霜可短期保湿的功劳，而不是胶原蛋白本身的效果。那么，能不能由内及外地给皮肤补充胶原蛋白呢？近年来，许多保健补剂添加胶原蛋白时采用其分子量较小的水解形式，人们或声称这样可以给皮肤补充胶原蛋白，或标榜如此可促进皮肤内自行合成胶原蛋白。但许多医生都对水解胶原蛋白能否逃过被强大胃酸分解这一劫持怀疑看法，只是目前证实和证伪双方都还没有足够的证据。证实其成效最成功的一项研究只测试了18名女士，与前文提到的巧克力和痤疮的关联试验一样，样本规模小得不具备统计学意义。[27]另一项受试规模较大的研究中，只有15%的参与者出现了皱纹改善的情况，但这也可能是由其他因素造成的。[28]如果喝胶原蛋白，经济上负担得起，感觉也良好，那喝喝也不会损害身体。但胶原蛋白也好，抗氧化剂也好，都没资格标榜自己是青春不老药。不过，这并不是在否定未来人类可通过肠胃吸收摄入补剂来滋养皮肤的可能性。

服用胶原蛋白对人体无害，但有些营养美容产品毫无疑问是有害的。近年来，有些声称为"可饮用的防晒霜"的保健补剂已经进入市场，其中一种甚至

① 本书原书于2019年出版。——编者注

宣称能发射"标量波"。不管发射的是什么,它竟然自诩这种波能沿着表皮振动,产生相当于指数30的防晒效果。随后的一场诉讼中,美国艾奥瓦州的首席检察官义正词严地将此类江湖庸医般的骗术斥为"毫无可信度的一派胡言"。另外,有些保健产品似乎比较可信,宣称混合了多种抗氧化剂和维生素,可保护皮肤免受紫外线伤害,还可修复受损皮肤。但是,这些成分能预防皮肤癌的证据有限,而且肯定不能像防晒霜那样保护皮肤免于晒伤。人们沐浴着日光,笃信喝下的维生素饮料能预防癌症,这就意味着伪科学已从喜剧变为悲剧了。

没什么证据表明服用维生素补剂超过每日建议剂量可改善或修复皮肤。但是,人体如果缺乏维生素,后果就可能很严重。

20世纪初,美国南卡罗来纳州曾陷入紧急状态。一开始,人们暴露在阳光下的皮肤表面出现了鲜明的鳞状红疹,随后变厚、变黑,进而开裂。随着皮肤上的红疹扩散,患者的身体似乎也要从内部裂开了,他们因腹痛难忍而卧床不起,又因腹泻不止而筋疲力尽。最后,患者的大脑也似乎要裂开了,他们普遍出现抑郁、头痛、精神错乱的症状,许多人进而精神癫狂,理智全无。其后被送入精神病院的病人中,大约有40%因这一新型神秘疾病陷入昏迷,最终死亡。从1906年到1914年,仅南卡罗来纳州就有超过3万个这样的病例。[29]美国时任公共卫生部部长决定派遣约瑟夫·古德伯格医生前去寻找这种致命新疾病的根由。古德伯格医生曾因发现从墨西哥到曼哈顿的流行病而广为人知。突如其来的新病情不知从何而起,大多数医学界人士都认为这种被称为"糙皮病"的可怕疾病是种细菌感染病。然而,古德伯格医生在走访多家医院、精神病院和监狱后,注意到一个耐人寻味的现象:似乎只有住院病人和囚犯才会感染这种疾病,而医务人员和其他机构人员都未被感染。

古德伯格医生向来喜欢跳出思维的藩篱,他开始试验。一座病况特别严重的孤儿院里有172名孤儿患有糙皮病,他们的皮肤上都出现了鳞片状红疹和开裂。古德伯格医生筹集了资金，给孤儿院里的这些孩子提供由新鲜肉类、牛奶和蔬菜构成的均衡饮食，结果所有孩子突然痊愈了。为进一步证明饮食是病因，古德伯格医生到一家精神病院做了试验。试验期间，他以一组病人作为对照组，让他们继续吃玉米片和小麦构成的不良饮食，而以另一组病人作为干预组，给予健康饮食。他对两组病人均完成了为期两年的跟踪调查。结果，对照组有一半人患了糙皮病，而健康饮食组则一个病例也没有。尽管古德伯格医生手中积累了越来越多的证据说明饮食是病因，但他遭到了无情的反对。医学界人士多被新发现的"细菌致病"理论一叶障目，盲信糙皮病是细菌感染所致。不仅如此，美国南方各州州长和医生也无法容忍一个南下调查的北方佬将这种疾病归咎于南方的贫困。因此，古德伯格医生未能在有生之年发现糙皮病的明确病因。康拉德·埃尔维赫姆在1937年最终明确糙皮病的病因是缺乏烟酸（维生素B_3），[30]精神病院的干预组没有得病，就是因为病人饮食均衡，他们摄取的肉类、蔬菜和调味料中都有烟酸。因此，1938年起，美国人在面包中加入了烟酸，糙皮病患病人数迅速下降。自此可以明确的是，糙皮病是饮食营养严重不良的人体通过皮肤拉响的警报。

　　古德伯格医生能做临床试验，得益于18世纪一位好奇心强、有科学头脑的人，他当时研究的是另一种神秘皮肤病。1740年，英国皇家海军准将乔治·安森完成了一项为期4年的任务，他奉命沿秘鲁到巴拿马一线航行，趁机夺取或搅扰西班牙在太平洋的属地。尽管这趟跨海征程取得了胜利，但很多船员死亡：2000人出征，仅188人幸存回国。摧残这支远征军的是另一种"红"死病，即坏血病。当时无人知道病因，也无人知晓治疗方法。病发时，毛囊周围首先会出现红蓝色的斑点，常见于小腿。随后，斑点慢慢扩大，连接成片形成瘀伤，最终覆盖整个肢体。皮肤上的割伤、裂伤，在舰艇上的海军当中本就常见，患上坏血病后这些伤口就算能痊愈也需要更长时间。那些出现并蔓延在患者皮肤上的不祥印记往往还伴随着虚弱、嗜睡、腿疼等症状。

16世纪到18世纪，死于坏血病的英国海军人数比战亡的还多，而且海军完全没有统一的治疗坏血病的方法。出生于1716年的苏格兰人詹姆斯·林德作为外科医生的助手加入了海军，目睹了坏血病的破坏性影响。为了探究这种看起来无法扼制的疾病，1747年，林德实施了医学史上记载的第一次随机对照试验。他抱着尝试的心态将12名水手分成6组，每组2人，尽量让他们的饮食结构和日常工作时的近似，只是在每组水手的饮食里添加了一种各不相同的食物：第一组是苹果酒；第二组是由酒精和硫酸混合而成的酊剂；第三组是醋；第四组是海水；第五组每天发两个橙子、一颗柠檬；给第六组的是一种名字挺神奇的酱，叫"肉豆蔻大酱"。试验到了第六天时，只有第五组成员还能执勤，还能照顾其他战友。詹姆斯·林德于1794年去世，一年之后英国皇家海军才终于承认柑橘类水果可预防坏血病。林德的贡献不仅体现在根除了坏血病，还体现在启用了临床试验，这种试验方法后来成了现代医学的基石。英国海军在那之后每天都会给水手定量配给酸橙汁，故而被美国海军戏称为"酸橙仔"，但至少之后一段时间内，英国海军在海上称王称霸也的确得益于此。此后一直到20世纪30年代初期，匈牙利人阿尔伯特·森特-哲尔吉和美国人查尔斯·葛兰·金才最终发现了柑橘类水果治疗坏血病的秘密是维生素C。

皮肤和肠道不光通过饮食和新陈代谢相互交流，还存在另一种沟通渠道，即免疫系统。这种渠道有时颇富戏剧性，而且总是很有趣。人对食物过敏时，初始症状通常都出现在皮肤上，或表现为红疹、荨麻疹，或表现为嘴唇肿胀。真正发生食物过敏时，人体会产生免疫球蛋白E（以下简称IgE）抗体，对无害食物产生过度免疫反应。IgE抗体与许多过敏症有关，它会与过敏原大量结合，进入皮肤并激活肥大细胞。激活后的肥大细胞会爆炸，并释出由组胺和酶构成的混合物，导致皮肤发红并肿胀。医生正是借助皮肤与肠道之间的这种沟通方式来诊断病人是否食物过敏。在皮肤穿刺试验中，医生使用柳叶刀刺破人体皮肤后会放入微量食物过敏原。如果随后皮肤出现小范围发痒、发红和肿胀，则代表人体对该食物有过敏风险。食物过敏也会影响皮肤病的发病程度。如果临床试验诊断显示某人对某种食物过敏，那就表示有证据表明，在饮食中去除过敏原不仅可以降低过敏反应的发生概率，还可以减轻湿疹等皮肤病症状。[31]

假性过敏的皮肤反应和对某种成分不耐受的反应都与过敏症状相似，但不会产生IgE抗体，比较难诊断。关于慢性荨麻疹（通常称为荨麻疹），有种理论认为饮食中的假性过敏原，包括添加剂、防腐剂中的物质以及水杨酸之类植物中的天然化合物等，会直接与皮肤发生反应，但不会产生抗体反应。虽然这个理论存在争议，但有证据显示，无过敏原饮食对部分慢性荨麻疹患者有效，而其他治疗方法都无效。[32, 33]

我曾见过一位年轻女性，除了在头几个月意外消瘦之外，她的臀部和四肢背面还对称地长出了小水泡，而且"痒得受不了"。这是疱疹性皮炎，类似疱疹，是由肠道乳糜泻导致的皮肤起泡。出现过敏时，IgE抗体会对牛奶、鸡蛋、贝类等常见食物过敏原产生反应，而乳糜泻中，保护肠道及黏膜免受外来侵害的免疫球蛋白A（以下简称IgA）的抗体会对麸质中一种名为麦胶蛋白的蛋白质以及其他分子产生反应。不仅如此，免疫系统还会攻击肠道中一种叫作组织转谷氨酰胺酶的分子，随后它可能会在皮肤中识别与其非常相似的表皮转谷氨酰胺酶分子，并开始形成抗体，对抗这类分子。接着，IgA抗体从肠道转战皮肤，沉积于真皮层顶部，引起皮肤瘙痒、起泡、发炎。

在乳糜泻中，皮肤与肠道之间借助免疫系统反应的机制已相当明了，可惜针对其他许多疾病，这两种器官在相距甚远的情况下以何种路径作用于彼此，哪些分子和免疫细胞在两者之间传播，还不为人所知。例如，触目惊心的皮肤结节与溃疡常与克罗恩病之类的炎症性肠道疾病有关。酒渣鼻病因往往与蠕形螨有关，特征为面部潮红、出现结节和肿胀，而这种炎症性皮肤病也与一些胃肠道疾病有关。具体而言，酒渣鼻似乎是由小肠内细菌数量增长过多导致的，术语为小肠细菌过度增生（简称"SIBO"）。使用只作用于肠道的抗生素治疗SIBO也能治好酒渣鼻这种皮肤病。[34]

SIBO展示了皮肤和肠道之间存在的又一种神秘作用机制，也就是肠道微生物影响皮肤的方式。人体内的细菌数量比人体自身细胞还要多，而栖居肠道中的微生物复杂多样，有"被遗忘的器官"之称。不断有新研究揭示出细菌菌群构成对人体健康的影响，对皮肤的影响自然只是微生物作用的冰山一角。通过调整肠道细菌来扭转皮肤病的病况，避免使用抗生素，无疑具有诱人前景。

伊利亚·梅契尼科夫是百余年前的一位诺贝尔奖得主，他的认知超越了其所处的时代。这位俄罗斯动物学家认为，"最终，人类只需吞下一颗填满数十亿个细菌细胞的胶囊，或仅靠吃酸奶，就能让体内衰微的微生物恢复活力"。他如此预言了人们对益生菌的使用，比益生菌开始流行或得到科学界的认真研究还要早数十年。最近已有研究证明，患有湿疹的儿童肠道内的微生物普遍缺乏多样性，乳杆菌属、双歧杆菌属及拟杆菌属之类的肠道益生菌数量也偏低。近期也有更大规模的研究证实，包含乳杆菌属和双歧杆菌属的混合益生菌的确能改善儿童的湿疹症状。[35]而且同样明确的是，若母亲在孕期服用益生菌，那么她的孩子在2至7岁发生过敏性皮炎的风险会降低。[36]

"益生元"不可与益生菌混淆。益生元不含细菌，由不可消化的成分构成，可促进"益生"细菌的生长繁殖，从而改善肠道环境。举例来讲，在水果、蔬菜和谷物中发现的膳食纤维就是种极好的食源益生元。益生元与益生菌结合组成"合生元"，人们初步尝试用合生元治疗皮肤病的效果可喜。2016年的一项研究结果显示，口服合生元治疗8周，减轻了1岁及以上儿童的湿疹症状。[37]

肠道中数十亿细菌泛起的涟漪会通过不同的途径冲刷皮肤这道海岸。首要途径是改变免疫系统。在一项研究中，小鼠喝了益生菌"罗伊氏乳杆菌"后，其皮肤中的天然抗炎分子增加了。[38]同理，肠道微生物出现任何异常，也会对皮肤的免疫系统产生负面影响。肠道内微生物群失衡，又名肠道微生态失调，会导致肠道内壁更易渗透，方便致病和炎症因子进入血流，殃及远离肠道的身体部位，这种现象被称为"肠漏假说"。[39]越来越多的证据显示，因微生态失调而失常的免疫系统会循着"皮肤—肠道—关节"之间的联系引起炎症反应，加重银屑病关节炎，即银屑病患者出现的炎症性关节疾病。[40]在银屑病患者体内，微生态失调会增加血液中的细菌DNA和炎症蛋白，实验发现对新生小鼠使用抗生素削弱其肠道微生物多样性时，银屑病会恶化。[41]2018年法国的一个研究团队还发现，扰乱小鼠的肠道微生物群会提高其皮肤出现过敏反应的频率和症状的严重程度。[42]

让皮肤与肠道中两相遥望的菌群交流的第二种方式是饮食。人类的肠道微生物对分解和代谢食物至关重要。它们将膳食纤维发酵成短链脂肪酸，随后被人体吸收，并发挥抗炎特性。有些人认为，皮肤甚至有可能是储存微生物群在肠道中合成的脂肪的仓库。饮食也会影响人体皮肤上微生物的构成。正如我在咖喱餐厅里的发现一样，烯丙基甲基硫醚等大蒜代谢产物可透过皮肤排出体外，而且还具备抗菌作用。但是，明确饮食中的具体成分是否会影响人体皮肤本就不容易，每个人的肠道微生物构成还存在细微差异，使事情更加复杂。

当然，皮肤与肠道之间错综复杂的关联渠道绝不仅仅两三种。在医学院求学时，我的一位室友有段时间精神和情绪压力很大，皮肤上就暴发了类似湿疹的皮疹，而且还因肠易激综合征疼痛难忍而倒在沙发上。我当时正梦想着以自己的名字命名某种疾病，病名如果叫"莱曼综合征"感觉还挺难对付的。于是，针对室友的症状，我假设他的皮肤、大脑和肠道这三个器官正互相分担着痛楚。可惜，早在80年前，皮肤科医生约翰·H.斯托克斯和唐纳德·M.皮尔斯伯里业已确证，指出"情绪变化借助胃肠道的生理功能，与皮肤暴发红斑、荨麻疹和皮炎之间存在重要关联"。[43]"健全之心智寓于健康之体魄"（拉丁文：mens sana in corpore sano；英文：a healthy mind in a healthy body），古罗马诗人尤维纳利斯的这句论断无人质疑。人的精神状态当然会影响皮肤与肠胃（请详阅本书第7章），而越来越多的证据也表明，肠胃发炎会连累大脑发炎，影响个人的精神状态，加重焦虑和抑郁。[44] 随肠道变化而改变的精神状态又会转而影响皮肤，这一点虽未经验证，但我们想想就明白它是成立的，而且反之亦然：精神压力可改变肠道内的微生物构成。一项研究显示，在动物模型中，精神压力之下，生物体内的乳杆菌属和双歧杆菌属的益生菌数量会出现下降。[45] 某些肠道微生物可以产生神经递质。例如，链球菌和念珠菌类真菌会产生血清素，刺激肠道收缩；芽孢杆菌和埃希氏菌属会产生去甲肾上腺素，抑制消化活动。心理压力减缓肠道的收缩和蠕动，可能导致细菌过度生长和肠道通透性增加，进而诱发酒渣鼻等皮肤疾病。[46, 47] "大脑—肠道—皮肤"三者关联之轴既是少有人探索的前沿领域，也是人类身、心及其共生微生物之间复杂又神秘的一大沟通路径。

显而易见，吃进去的食物会自内而外地影响人体皮肤。不过，在逐一摸索皮肤与肠道关联的过程中，近期的最新研究揭示出皮肤也会自外及内影响我们的肠道。新的证据表明，儿童时代皮肤沾染过的物质可能直接导致食物过敏。2015年，具有里程碑意义的"早期花生过敏学习"（Learning Early About Peanut Allergy，以下简称"LEAP"）研究发布首批试验结果，证实了花生过敏风险高的婴儿，如对鸡蛋过敏或有湿疹的婴儿，多吃含有花生的零食可以防止童年后期对花生过敏。[48] 这有力地支持了口服耐受的观点，意思是说人体可以学会以适度保护姿态应对无害的花生成分，而不是激发强烈的过敏反应。我们现在明白了耐受性可以通过肠道建立。不过，如果食物颗粒首先由皮肤"吃进去"，会发生什么？实际并不像听起来那么离谱。人体皮肤屏障功能受损时，最常见的情况就是起湿疹，此时空气中的食物颗粒更容易附着在皮肤上，并偷偷地穿过这道屏障。这些微小的过敏原会被免疫细胞派驻于皮肤的吞噬细胞"吃掉"，这一过程故而得名"吞噬作用"。吞噬细胞紧接着会与其他免疫细胞沟通，启动"敏化作用"，即免疫系统将这些食物颗粒识别为异物，勒令身体严阵以待，对抗此类异物。[49]从此以后，但凡身体接触到同类食物就会产生过敏反应。与普通婴儿相比，有湿疹的婴儿在长大过程中更容易对花生、鸡蛋、牛奶等食物过敏。事实上，湿疹才是婴儿食物过敏的最大风险因素，而且通常是皮肤先出现状况，之后才发展出食物过敏的症状。[50]2018年的一项研究进一步佐证了上述发现，显示出食物过敏由三种经皮肤摄取的因素联合诱发，分别是：可增强皮肤吸收能力的遗传基因影响；在家庭环境中接触灰尘和食物过敏原；过度使用婴儿湿巾，致使皂液残留，破坏了皮肤的脂质屏障。[51]目前还不知道的是，若湿巾真会产生影响的话，近年来到底对儿童食物过敏症的激增起到了多大作用，但确有证据表明，过度使用湿巾会损伤婴儿的皮肤屏障。随着研究的深入，我们可以看到，及早治疗湿疹并做出改变来保护婴儿的皮肤屏障，可能有助于避免孩子在未来成长中对食物产生过敏反应。

肠道里的风吹草动会显现于皮肤，有的是接触食物过敏原的直接反应，有的表现为肠易激综合征伴生的皮肤结节和溃疡，有的则得益于饮食包括大量蔬果而让肌肤焕发光泽，这些例子都表明肠道和皮肤两者虽相隔甚远却始终保持沟通，而且科学也在逐步揭示它们沟通的方式。坏消息是，滋养皮肤并无万能灵丹，但好消息是，保持皮肤健康的秘诀与保持身体健康一样，长期保持饮食均衡绝对没错。皮肤是健康的表象，提醒我们敬畏人体的内里乾坤和生命之美。

4

向阳而生：皮肤与阳光的故事

听我一言，伊卡洛斯。

展翼须取中间道，莫高莫低渡云津。

低飞露重恐没顶，高飞逐日必烁金。

——奥维德，《变形记》卷八

沿着希腊萨摩斯岛的海岸晨跑，锻炼的雄心火热过头，身体难免要吃些苦头。登顶海岬的半路上，我坐下来喘口气，远望脚下的海湾。黎明的曙光开始笼罩伊卡利亚海，传说中，男孩伊卡洛斯飞得离太阳太近，蜡制的翅膀融化，不幸丧生，伊卡利亚海就是他的安息之地。海边的沙滩上严密有序地摆满了一排排躺椅，密实得几乎完全遮住了脚下的沙地。这些阳光下的椅子、椅子上的垫子，都是为了迎接成千上万前来接受日光洗礼的拜日信徒而准备的。

神化太阳不是新鲜事，这颗距离地球最近的恒星受人崇拜已有数千年之久。太阳带来了生命、光明和治愈的力量，但也索取敬畏。肉眼直视太阳会导致失明，长时间晒太阳会灼伤皮肤，还耗费身体。现代科学指出，太阳比地球重33万倍，贡献了整个太阳系质量的99.9%，这更是加重了人类对太阳的敬畏之心。古希腊人将阿波罗奉为太阳神，但颇具意味的是，他也是治愈和疾病之神。我们都本能地感受到太阳强大、神奇如斯，于人而言是好坏兼具的两面派。那么，面对太阳，应该尊重多点儿，还是畏惧多点儿？

试想你到一座同样阳光明媚的小岛度假，在海滩上睡了大半个下午。回到酒店后，你从镜子里看到自己的鼻尖微微发红，那是日光"狠狠"亲吻你留下的痕迹。为了以生理学术语解释原委，我们要跟踪该对此吻痕负责的太阳光粒子，即光子，从其出发到抵达地球一路追随。首先得跳过一个光子从太阳中心升至表面的这段行程，因为在无数光子中缓慢前行估计需要10万年。一旦将这段历史抛诸身后，如果这颗微小粒子恰好又能逃离太阳表面，向地球方向飞奔而去，旅途时间就相对短多了。阳光时速为6.71亿英里，到达地球只需8分17秒。如果你坐在户外借自然光阅读本书，那么照亮这一页的光离开太阳的时间可能是你阅读前面2到4页的时候。绝大部分打在人体皮肤上的光子来自太阳，但也有小小一部分出自其他恒星。西澳大学（University of Western Australia）的一个研究小组甚至测算出，皮肤晒黑时，其他星系恒星的贡献约占10万亿分之一，人必须得在这种强度的光线下晒上几万亿年才能看到它的影响。[1]

重要的是，就像各色人等汇聚形成通勤时拥挤的人潮一样，晒伤鼻子的阳光也是由多种光子构成的，而且因为波长各不相同而各具特性。波长能为人眼察觉的是可见光，它使人得以看清鼻尖上的轻微晒伤痕迹。然而，真正导致晒伤的阳光粒子是不可见的高能紫外线。到达地球表面的大部分紫外线都是由紫外线A段粒子组成的，它能穿透人体皮肤外层，伤害深处的真皮层。长此以往，也会削弱由胶原蛋白和弹性蛋白撑起的皮肤架构，生成皱纹，造成皮肤粗糙和色素沉淀，整个过程被称为光老化。虽然紫外线A段会导致晒黑，但不会导致晒伤，而且最初人们普遍认为它也不会致癌，所以以前它常被用于日光浴床。但后来开始有证据表明，紫外线A段会引发皮肤癌，加快病症的发展，还会加速老化。

不过，最恶名昭著的还是紫外线B段，它跟随太阳光线一路奔赴地球，犹如一把双刃剑，太阳施予的痛楚与恩赐皆出于此。同样作为高能粒子，紫外线B段打在人体表皮上时会破坏DNA，皮肤会因此立即发炎，表现为发红、肿胀、起泡。不仅如此，紫外线B段还会分解皮肤中的维生素D前体。前体是化合物的非活性形式，以特定方式分解时将释放出该化合物的活性物质。这意味着紫外线B段射线是人体获得维生素D的一大关键来源。阳光中最具威力也最危险的紫外线C段会损害人体皮肤，多亏地球自己的"皮肤"，也就是由臭氧和氧气组成的大气层抵挡住了这一射线。

既然都能破坏DNA，那么这些紫外线B段射线应该会让所有人一个接一个地患上皮肤癌、早早入土才对，到底是什么阻止了它们继续肆虐？答案是不起眼的黑色素细胞。其形似小小章鱼，趴伏于表皮底层，也真像章鱼喷墨水一样产出黑色素。不同类型的复杂聚合物构成了这些或黑色，或棕色，或红色的色素，这意味着它们几乎可以吸收任何波长的紫外线，所以非凡的黑色素其实是人体天生自带的防晒霜。2014年，瑞典隆德大学的一项研究发现了黑色素非同凡响的工作机制。[2]遇紫外线照射时，黑色素分子会发射出质子，卸去紫外线的"爪牙"，将之转化为无害的热量，完成整个过程仅需万亿分之一秒。阳光的暴晒激发人体黑色素细胞立即行动，于是两三天内人体肤色转黑，形成保护对抗损伤——不妨称之为"有色之茧"。不过，人体的固定肤色主要取决于皮肤中黑色素的类型和浓度，因此人类的肤色才会黑、白、黄、褐，各有不同。深色皮肤的黑色素细胞数量并不比浅色皮肤多，只是其中这些貌似"小小章鱼"的细胞喷保护色素喷得更卖力、更多。观察完全缺失黑色素的人才能充分理解其至关重要的作用。白化病是患者天生缺乏黑色素基因所致，因此白化病人从小就生活在罹患各种皮肤癌的风险之中，如果做不到终生防晒，皮肤一旦失去细心呵护与治疗，生命就会不幸戛然而止。

尽管黑色素是天然防晒霜，但以晒黑皮肤来防晒绝非明智之举，因为黑色素的防晒指数（SPF）只有"3"左右，而且被晒之后DNA一样会受损。因此，在假日来临前先用日光浴床把自己晒黑一层来预防晒伤的做法虽有大批信众，实则几乎起不到任何防止皮肤晒伤的作用。日晒过度既损害人体的健康与容貌，又是加速皮肤衰老的首要因素，影响之大远胜其余所有因素之和。而且，最关

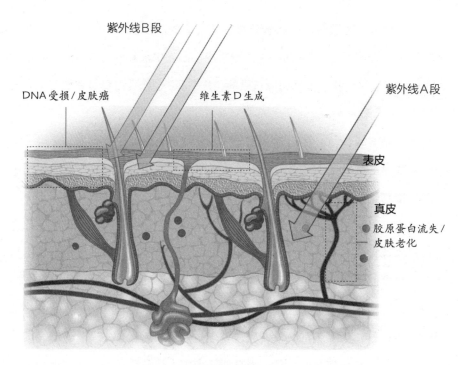

紫外线B段

DNA受损/皮肤癌

维生素D生成

紫外线A段

表皮

真皮

● 胶原蛋白流失/
— 皮肤老化

紫外线A段和B段

键的一点是，日晒过度也是诱发某类疾病的头号风险因素，世界许多地区都因此承受着痛苦与死亡的折磨，这类疾病就是皮肤癌。

我首次接触皮肤癌的记忆实难磨灭。当时我坐在问诊室的角落里，一位肿瘤医生正在诊断30岁的爱尔兰女性卡特莉娜，她患有四期恶性黑色素瘤。癌症的摧残加上数月化疗使她形销骨立，看上去老了几十岁。卡特莉娜本是个身体健美的年轻老师，不久前每周末都参加铁人三项比赛。一年前，她注意到自己右肩胛骨上方的皮肤上出现了一小块平坦却又集中了红色、棕色及黑色的色素沉淀斑。这色斑开始扩大，结果查出是恶性黑色素瘤。尽管诊断得早，也千方百计地积极治疗，但癌细胞还是扩散到了她的肺部、肝脏和骨骼。我见到卡特莉娜时，医生估计她的寿命只剩半年到一年了。

"他丢下我一个人……是他把我害成这样的！"卡特莉娜听到诊断时泣不成声。她断断续续地向肿瘤医生诉说了自己认为的患癌原因。22年前她8岁，夏天曾跟家人一起去西班牙海岸度假。她解释说："我们很少擦防晒霜。妈妈爱美，爸爸说晒黑了看着健康。总之，头天下午，妈妈去购物，我跟爸爸去了海边。后来他跑去酒吧，把我一个人留在沙滩上，有四五个小时，我记不清了……晚上回到酒店发现，就是这块皮肤晒伤严重，起了水泡，还流血，不得不去看医生。"她指的晒伤部位就是最先发现黑色素瘤的地方。

卡特莉娜的晚期癌症真的是因为小时候的一次严重晒伤而导致的吗？目前的研究表明，虽然许多在儿童时期有过严重晒伤经历的人不会得皮肤癌，但童年暴晒至起泡、脱皮一次，日后患黑色素瘤的风险就会增加50%。[3]另一项仅考察女性的研究显示，青少年时期有5次及以上严重晒伤经历的白人女性，日后患黑色素瘤的风险会翻倍。[4]一旦DNA受损，皮肤上的受损部位终其一生都格外脆弱。如不对阳光造成的DNA损伤加以修复，DNA序列就会突变，最终可能发展为威胁生命的癌症。太阳在皮肤癌成因中的重大作用被广泛低估，浅肤色人口众多的国家尤其不重视这一因素。

卡特莉娜走后，肿瘤医生转身对我说："谁都知道，我们人类不擅长评估风险，不会为自己的未来健康打算！"他继续说："想想看，如果你正照料别人……我觉得让婴儿严重晒伤和虐待儿童没什么两样！"

过去30年间，美国的皮肤癌患病人数超过了其他癌症患者人数的总和，[5]多达三分之二的澳大利亚人会患上皮肤癌。[6]北美与欧洲的浅肤色人口特别容易得皮肤癌，不仅因为他们盲目追求"健康的小麦色皮肤"，还因为便宜的日光浴假期越来越流行。过去短短几十年间，皮肤癌发病率暴涨的趋势在西方世界尤为突出，说这是一场公共卫生危机也毫不夸张，不仅死亡及患病人数均因此增加，医疗成本也在不断飙升。[7]预计到2025年，仅皮肤癌治疗一项，英国公立医疗系统每年就要花费5亿英镑。同时，皮肤癌患者人数激增，也是对皮肤科承受能力的考验，所有皮肤病的候诊名单都变得越来越长。

皮肤癌主要有三类：第一类是基底细胞癌（BCC），目前最为常见。症状表现为珍珠状肿块，多发于头颈部暴露在阳光下的部位，很少导致死亡，但不切除会连累眼睛和耳朵等周遭组织器官。第二类叫鳞状细胞癌（SCC），表现为皮肤出现结痂和溃疡，常伴有出血。相比基底细胞癌，鳞状细胞癌更少见，但更危险，更容易扩散转移到身体其他部位。不过，最令人担忧、死亡率最高的是黑色素瘤，尽管比前两种罕见，但这种致命癌症的发病率却在逐年提高。2018年，美国大约新增9万例黑色素瘤病例，死亡人数近1万——这个数字在过去的40年中增加了15倍。[8]预计到2035年，英国的黑色素瘤发病率还将增加7%。[9]

对黑色素瘤的早期诊断尤为重要。在20世纪70年代，每10名黑色素瘤患者中就有5人死亡，但现在这一数字已经下降到原来的十分之一，主要原因在于公众能及时发现皮肤癌及其早期诊断意识的增强。美国克利夫兰医学中心2017年的一项研究强调，早发现黑色素瘤是提高生存概率的关键。[10]与皮肤类型一样，身上的痣的类型也会影响黑色素瘤的患病风险。如果一个人右臂上痣的数量超过11颗，那么全身数量应超过百颗，这也会增加黑色素瘤的患病风险，因为20%至40%的黑色素瘤是围绕既有的痣发展形成的。[11]"非典型"的痣也可能在家族中遗传，此类痣的术语为"发育不良痣综合征"。出生时就存在的痣，被称为"先天性黑色素痣"，这类痣在成长中发展为黑色素瘤的概率高达10%。普通人可以借助一种相对简单的方法辨别潜伏在无害痣中的黑色素瘤，这种方法以5个特征为基础，取每个特征对应的英文词的首字母排序如下：

- 形态不对称（Asymmetry）
- 边缘不规则（Borders）
- 颜色不均匀（Color）

- 直径超过6毫米（Diameter）

- 短期颜色或大小有变化（Evolution）

我也喜欢取英文"专家"一词的首字母来把第五项解读为"问专家"（ask an Expert）。全科医生与皮肤科医生经验丰富，接受过专业培训，更不用说还有皮肤镜这种专门用于皮肤检查的放大镜来协助评估病变程度，辨别痣是否可能是恶性肿瘤。2018年，英国伯明翰大学组织的一项研究证实了皮肤镜检查的有效性。该研究在全球范围内考察了有关该主题的研究机构，发现仅靠肉眼检查黑色素瘤并不令人满意，而受过皮肤镜使用培训的专家错判的情况少之又少。[12] 研究还发现，人们常用的智能手机应用在评估可疑痣时，不能识别出黑色素瘤的概率很高。

人体皮肤的颜色、雀斑及各式斑点的背后都有值得我们经常阅读的故事。为了判断皮肤患癌风险，有一种方法尝试以一个人的肤色和被阳光照射的灼烧和晒黑的程度来划分皮肤类型，由此发明了"菲茨帕特里克度量表"，如下所示：

- 类型1：苍白皮肤，总是晒伤，不会晒黑

- 类型2：白色皮肤，眼睛颜色较深，容易晒伤，不易晒黑

- 类型3：深白色皮肤，晒伤后变黑

- 类型4：浅棕色皮肤，轻微晒伤，容易晒黑

- 类型5：棕色皮肤，很少晒伤，晒得很黑

- 类型6：深棕色或黑色皮肤，从不晒伤，总是晒黑[13]

菲茨帕特里克量表的缺陷在于，它粗暴地简化归类了人类肤色中红棕色系的无数色度，而且，深棕色和黑色皮肤当然也会晒伤，只不过相比浅色皮肤，深色

皮肤的人晒伤的概率和严重程度要小得多、轻得多。不过，这种量表依然是简便的风险指南，并且还对促进种族平权起到了意想不到的作用——现代电子通信中使用的象形文字"emoji符号"以菲茨帕特里克量表为基础，添加了5种皮肤色调。[14]

皮肤癌于白种人中最为常见，但其他肤色人种并非皆可幸免。紫外线会损害所有肤色的皮肤，且导致皮肤癌的还有其他风险因素，从遗传到吸烟不一而足。美国有多项研究表明，虽然黑人患恶性黑色素瘤的概率远低于白人，但患癌后的存活率同样远低于白人。这种不平衡现象的原因尚不明确，很可能是多种因素综合作用的结果，包括美国黑人获得医疗服务的机会偏少，以及医学界和黑人群体普遍认为黑人不太可能罹患黑色素瘤。黑色素瘤被误诊的著名案例是雷鬼歌星鲍勃·马利，他脚趾上致命的黑色素瘤据说最初被诊断为踢足球造成的运动伤。

皮肤癌患者在诊疗待遇上存在差异，此种现象还未被仔细探究。我发现后决定在英国的基层医疗环境中测试一下，看看医生在面对白、黑不同肤色类型时，对黑色素瘤的诊断方式是否存在差异。我借助英国公立医疗系统寻找患者。英国公立医疗系统免费提供医疗服务，在社会经济层面比美国的医疗体系更公平。我与英国的两所大学合作，设计利用20张照片开展"基层医疗皮肤病学测试"，将照片通过电子邮件发送给位于英国各地的3000名全科医生。[15]测试里的病例有多种不同皮肤疾病，还附有罗列了20种皮肤病的下拉菜单供受试全科医生选答。但我没有说明的是，我只对4张被随机编入测试中的照片感兴趣。两张是白皮肤上的黑色素瘤，另外两张是黑皮肤上的黑色素瘤。有趣的是，受试医生正确识别白皮肤上黑色素瘤的概率约为90%，正确辨识黑皮肤的只略高于50%。这项研究规模小，自然有一定局限性，但足以启示医学教育应明确指出这种致命皮肤病的诊断可能因肤色不同而存在差异。

显而易见，皮肤癌问题日益严重。那么如何才能降低患癌概率呢？首先要明白的是，所谓"健康的小麦色皮肤"纯属虚构。大量证据表明，即便是轻微晒黑导致的皮肤损伤也会随着时间的推移而累积。古埃及人虽然崇拜太阳，但他们也意识到了太阳的危害，所以发明了有史料记载以来最早的防晒用品。他们混合米糠与茉莉花做成的防晒品确实含有能够修复受损皮肤的成分。幸好，当代人已经开发出了更有效的防晒霜。要想在享受阳光或户外工作的同时保护好皮肤，一个中等身材的成年人需要给所有暴露在阳光下的皮肤涂抹SPF（防晒系数）至少为15的广谱防晒霜，且用量要达到35~45毫升，大约相当于1只高尔夫球的大小或6~8茶匙那么多。广谱是指可同时防护紫外线A段和B段，SPF15是指涂抹后阳光晒红皮肤的时间是不涂状态下晒红所需时间的15倍。研究表明，英国民众对防晒霜标签的理解相当模糊。SPF实际只针对紫外线B段射线，另一套以1星到5星分级的系统则代表防晒霜阻隔紫外线A段的效果。可近一半受访者不知道SPF的含义，而且仅有8%知道它只针对紫外线B段射线。[16]

其他可降低皮肤癌风险的常识包括避免使用日光浴床、日晒时寻找阴凉处、戴帽子、穿有防晒功能的衣服以及教孩子们使用防晒霜。

有一个国家已经证明，防晒成为下意识的习惯可切实预防皮肤癌。澳大利亚人多为英国人后裔，他们的祖先皮肤相当白，离开阴暗多雨的欧洲海岸，万里跋涉到世界的另一端，在日光灼灼的炎热大陆扎下根来。不出所料，澳大利亚成了世界上皮肤癌最多发的一个国家。但是，在过去30年间，澳大利亚也是全球唯一成功降低皮肤癌发病率的国家。我有位同事在1980年从澳大利亚来到英国。1985年回悉尼探亲又返英后，他感觉："变化不大。不过20世纪70年代时，我的伙计们都留着长发，光着膀子在城里溜达；现在都剪短发，穿T恤，戴帽子，涂着厚厚一层的防晒霜。海鸥希德现在真是刻进澳大利亚人的骨子里了。"海鸥希德这个形象于1981年首次出现在澳大利亚的电视屏幕上，丧丧地唱着洗脑神曲："穿、涂、戴！衬衫穿起来，防晒涂不坏，戴帽子好帅！"这个"穿、涂、戴"运动可谓史上最成功的一大公共卫生意识宣传活动，长期备受全球营销公司和医疗机构的推崇，[17]这充分说明表达简洁又到位的信息可增强人们的意识，并让他们最终付诸行动。

然而，即使在澳大利亚，公众对晒伤的了解与实际使用防晒用品之间的差距也表明，要改变我们对健康的态度需要付出很多努力。2015年，英国皮肤科医生协会开展了一项大型调查，结果发现，在英国，80%的人担心自己患皮肤癌，可又有72%的人在过去一年中曾有晒伤经历。[18]2017年的一项研究面向全球23个国家的大约20 000人进行了防晒行为调查，结果同样发现，虽然九成的人都知道皮肤癌与日晒存在关联，但近一半受访者在度假时仍然没有采取任何保护皮肤的措施。[19]针对防晒宣传的心理学研究结果耐人寻味：在宣传时激起受众的虚荣心比大声疾呼关注健康问题更管用。看到皮肤癌的照片、得知晒伤会影响未来健康时，人们的行为似乎也不会受到影响；但如果看到晒伤催生皱纹和雀斑的照片，并得知晒太阳有损未来的颜值时，人们反而更有可能遵循防晒指导。

为什么现代社会，特别是西方的白人社会推崇晒太阳呢？ 20世纪20年代以前，无论在欧洲还是美国，黝黑的皮肤总与底层阶级挂钩，这些人因田间劳作而晒黑，而白皙的皮肤才有吸引力。这种社会审美意识在许多发展中国家仍然存在，非洲与亚洲尤为突出，本书第9章也将深入探讨这一点。不过，自从可可·香奈儿在法国的里维埃拉度假时无意间晒黑，旋即又在《时尚》（*Vogue*）杂志上宣称"'1929女孩'必须拥有美黑肌肤"之后，西方年轻人便面临着巨大的社会压力，非要自己的皮肤闪烁"健康的小麦色光泽"不可。晒黑自此成为休闲度假与财富的象征，不再代表辛苦劳作。如何以皮肤展现审美优劣与地位高下，虽然体现的是文化观念的变迁，却也驱动了皮肤癌统计数据的节节攀升。

社会风气令人趋之若鹜，但灿烂阳光本身也确实令人沉迷。阳光对人体的影响兼具利弊，而且能令人上瘾。"日光浴沉迷症"真实存在，阳光照射诱导皮肤合成β-内啡肽，β-内啡肽进入血液后能产生类似服用阿片类药物的效果。阿片类药物可镇痛，但也会致瘾，吗啡和海洛因均属此类。事实上，海滩常客中有20%都存在依赖日光浴的迹象，符合成瘾和药物滥用的症状标准。[20]

理想世界里的人们应该不会为了让自己看上去更有魅力而改变肤色，可现实世界里的人又想要"健康肤色"，又不想因为紫外线而承受皮肤老化或罹患皮肤癌的不良后果，那么最大的问题是，有没有什么方法既毫不费力也无须涂抹古铜色的化妆品，就能令肤色闪现浑然天成的小麦色光泽，像"黄金国"里的人那样浑身金光闪闪？有个出乎意料的答案：健康肤色可以吃出来。饮食中多加胡萝卜和西红柿之类色彩鲜艳、胡萝卜素丰富的蔬菜，可以让人的肤色中增添些许足够显眼的金色光泽，而且饮食富含胡萝卜素的人在他人眼中比轻度美黑者更具魅力。[21]有趣的是，相比说吃蔬果能降低日后患心脏病的风险，如果向研究受试者说明多吃蔬果能使肤色更好看，他们坚持这种健康饮食习惯的可能性反而更高。人性似乎总是让我们优先考虑眼前的颜值，而忽略未来可能危及生命的风险。

然而，2017年实现了革命性突破，可以美黑肤色"像真晒出来的一样"。[22]一种名为"SIK抑制剂"的小分子已被证明可以激发黑色素细胞生成黑色素，自然增加这种保护性色素的分泌量。此项发现尚需深入研究，但如果能成功应用，人们无须经过日晒便可拥有保护性美黑肤色，这将对"类型1"的浅白肤色者大有帮助。

对绝大多数人来说，皮肤出现大量DNA损伤，并且反复暴晒于阳光下才会导致皮肤癌。其中一部分原因是皮肤有一套精细的流程能修复紫外线造成的DNA损伤。在名为"核苷酸切除修复"的过程中，某一种蛋白质复合物顺着DNA的双螺旋链条移动，一边动一边检查基因损伤，犹如编辑彻查拼写错误，还会特别注意紫外线损伤形成的错误。一旦发现错误，蛋白复合物就会首先结合受损环节对面的完整DNA链，然后招来形似剪刀的蛋白质，剪开受损环节的上缘与下缘，让其脱离链条，随后修正重建基因代码，再由DNA聚合酶和DNA连接酶将其粘回DNA链条。这些复杂精密的过程似乎主要在夜间发生，受人体内部的生物钟支配，以便减少白天紫外线造成的突变。

令人难过的是，就像医学上的许多发现一样，我们能了解到这一过程，是得益于少数不幸缺乏这套机制的病患。2016年我曾访问非洲一家皮肤专科医院，在那里见到了一个10岁女孩和她6岁的弟弟。女孩的脸上布满了疙瘩、雀斑，以及之前做过的手术留下的瘢痕。她的左眼扣着眼罩，因为1个月前侵入性基底细胞癌夺走了她的左眼。她弟弟的脸上满是色素沉淀形成的斑块，还有奇形怪状的可疑疙瘩。姐弟俩完全没有同龄孩子开朗活泼，他们被病情折磨得暮气沉沉。这对兄妹得的是着色性干皮症，一种遗传性疾病，患者体内完全缺失修复紫外线损伤DNA的精密机制。[23]在发展中国家，这种疾病的患者很少活过青春期。患者短暂的生命中皮肤癌的发展速度异常惊人，几乎每次晒太阳都会让他们马上晒伤。[24]带我参观医院的坦桑尼亚医生称他们为"月亮之子"。在世界许多地方，社会将身患明显皮肤疾病的人放逐于黑暗之中，但对着色性干皮症患者而言，待在黑暗中是唯一的治疗方法。在欧洲和美国，每100万人中约有1人罹患这种可怕疾病，但至少他们还能得到医疗资源救助。美国纽约州北部有座日落营地，营地里的活动晨昏颠倒，着色性干皮症的患儿就可以在黑暗的庇护下到户外嬉戏玩耍，参与各种活动。可是到了坦桑尼亚，我坐在两个患病儿童身边，实在难以想象在这个酷热的非洲发展中国家，患者如何逃离每一缕阳光活下来。

美国着色性干皮症发病率最高的地区中，有一处位于亚利桑那州的干旱地区。当地的美国原住民纳瓦霍族罹患此病的概率是其他地区的33倍。纳瓦霍族的许多药师认为，这种可怕又明显的疾病源于祖先的诅咒。一些遗传学家认为，在某种意义上讲，此种解释有一定道理。19世纪60年代，美国政府派出的军队与纳瓦霍部落之间的紧张关系一触即发，双方连续爆发冲突。最终美国政府以武力逼令纳瓦霍全体族民迁徙，离开亚利桑那州的故乡，步行300英里（约482.8千米）左右到达新墨西哥州的博斯克雷东多，史称"纳瓦霍长途跋涉"。那些年纳瓦霍人历经战乱、疾病和饥荒，育龄人口从约20 000人锐减至约2000人，结果导致了基因"瓶颈"。也就是说，今天超过25万纳瓦霍人中的绝大部分都是当时那一小部分近代祖先的后裔。而那2000名祖先中携带着色性干皮症基因的人比例碰巧特别高。[25]纳瓦霍长征的记忆定义了这些人的身份，历史的伤痛也在不断地提醒着以往真实发生过的苦难。人类的遗传基因堪比翔实的历史档案库，皮肤则充当了它记载种种过往的卷轴。

加深或阻碍阳光影响的不仅仅是基因。我14岁那年放完暑假返校时发现朋友詹姆斯没来。我感觉整整过了一个世纪他才终于返校（虽然实际上可能就只是一周罢了），而他就像完全变了个人。他套着长袖T恤，下午也不再出来踢球。事实上，他也不出教学楼了。又过了几个星期，詹姆斯才坦露了自己近期厌恶户外活动的原因。原来开学前两天，他"被迫"帮父母做了些园艺活。那天是英国少见的炎热夏日，他在树下的一小片阴凉地里清理了过度茂密的灌木丛，走出林荫来到太阳底下时，詹姆斯说自己"当场就晒化了"，裸露的手臂和后脖颈处都被晒伤，冒出了严重的水泡。

去医院治疗后，病因水落石出，罪魁祸首原来是峨参（cow parsley）的近亲大猪草。大猪草原产自俄罗斯南部和格鲁吉亚，因为英国人对观赏植物的喜爱而成为逐步蔓延欧洲和北美大部分地区的入侵性杂草。这种植物看上去人畜无害，平凡无趣，但其汁液与阳光中的紫外线结合时会诱发"植物光皮炎"，这名字就直接点明了病症的各个要素：植物、光、皮炎。大猪草中含有呋喃香豆素，某些植物和果实中都含有这一成分，它具有光敏毒性，即受紫外线照射后产生毒性，因此而激发的炎症反应类似化学灼伤感，异常疼痛，会对皮肤产生严重影响，如留下持久难消的瘢痕，或发炎部位皮肤变色。

毕业后，詹姆斯在西班牙马略卡岛的一家酒吧工作，又倒霉了一次。某天他照常下班，睡了几个小时后却被右手上的灼痛感惊醒。起来一看，他发现自己右手上到处都冒起了鼓鼓的水泡，皮肤发红、出血。他很快发现，这种二度烧伤表征的疾病是"玛格丽特皮炎"。白天詹姆斯在泳池边为客人调制广泛流行的同名鸡尾酒时，阳光和青柠汁也自作主张地联手，让他喝了一壶够劲儿的。青柠檬、黄柠檬中都含有光敏分子，与紫外线发生光反应导致他重温了与6年前类似的症状。

阳光伤人，但也有治愈的力量。著名的哥本哈根大学医院外矗立着一座不同寻常、气势恢宏的纪念碑。三尊裸体青铜像横跨在一块花岗岩上：一名男子居中站立，两侧各跪着一名女子，她们的身体盘曲又挺拔地向上伸展，宛如向阳而生的花朵。这座雕像名叫《迎着阳光》（*Mod Lyset*，丹麦语），是丹麦雕塑家鲁道夫·泰格纳于1909年为纪念丹麦医生尼尔斯·芬森而打造的作品。尼尔斯·芬森出生于丹麦属法罗群岛，是"现代光疗之父"。

雕像的身姿犹如古希腊英雄，既象征新发现的光的疗愈作用，也向尘封许久的知识致敬。白癜风是种病状非常明显的疾病，以局部皮肤出现完全缺乏色素的斑块为特征。确切的病因尚不清楚，但很可能是由遗传和我们自身免疫细胞破坏黑色素细胞之间的相互作用引起的。[26]有3500年悠久历史的埃及埃伯斯纸莎草书描述了使用尼罗河谷植物"大阿米芹"治疗白癜风的方法：将这种植物打入粉末中，涂抹于白色、无色素的白癜风斑块处，然后暴露在正午的阳光下，可以永久恢复色素沉着机能。印度和中国的类似古籍中也有关于草药与阳光相结合可以治疗皮肤病的记载。古希腊的"医学之父"希波克拉底，肯定也是在埃及之行的影响下笃信太阳具有治愈的力量。古希腊、罗马和凯尔特人的太阳神也都与医学治疗密切相关，这毫不令人意外。尽管现在常用"光疗"一词，可日光疗法（heliotherapy）的说法来自古希腊神话中的太阳神赫利俄斯（Helios），他的职责是每天驾驶巨大无比的日辇在天际驰骋。

人类等了将近2000年，才等到光疗先驱丹麦医生尼尔斯·芬森，他于20世纪初在哥本哈根建成"阳光花园"收治病人。芬森医生坚信阳光的治愈力量，他那时还测试阳光对寻常狼疮的疗效。寻常狼疮是由结核分枝杆菌引起的皮肤感染，发病后不仅疼痛，还会毁容。芬森医生的好奇心指引他研究特定波长的光是否具有独特疗效。他发现紫外线可杀死狼疮病菌，从而治愈了许多病人。他最为著名的发明被命名为"芬森灯"，可将紫外线与其他波长的光分开，用于治疗各种皮肤病。[27]最初的芬森灯是个粗壮的圆柱体，底部伸出四支如同望远镜一般的圆筒，外观形似苏联时期粗重的卫星，但他的发明打开了光疗新世界的大门。1903年，芬森也因此成为斯堪的纳维亚地区首个诺贝尔医学奖得主。

如今，最常用来治疗皮肤病的是紫外线B段光波。紫外线A段也可以使用，其过程简称为"PUVA"（长波紫外线光化治疗）。采用PUVA疗法时，患者需服用含有补骨脂素的药片，再接受紫外线A段光波的照射。补骨脂素是从天然植物化合物中提取出的成分，可增强皮肤的光敏度，因此可接受少量紫外线A段光波的照射。光疗法对银屑病也特别有效。在患银屑病的情况下，表皮的角质细胞过度增生，每5天就更换一次，而正常周期是30天，因此才会出现此病特有的鳞屑和斑块。光疗的紫外线会破坏这些细胞的DNA，使其停止增生。实际上，光疗造成的损伤可能会影响皮肤中的大多数免疫细胞。足以说明这一点的依据是，自然阳光和光疗对湿疹以及皮肤T细胞淋巴癌等各种免疫细胞过度活跃的疾病均有治疗效果。光疗还能促进黑色素细胞合成更多的保护性色素黑色素，有时亦可使白癜风的白斑恢复着色。

紫外线的强力若控制得当，可有效疗愈皮肤，但可能令人出乎意料的是，简单的可见光也在医疗保健领域中做出了同样非凡的贡献。1956年一个暖洋洋的夏日午后，英国埃塞克斯郡的罗奇福德镇如以往一样平平无奇，但珍·沃德修女即将在当地一家医院的院子里为儿科历史贡献最伟大的发现之一。她与芬森医生一样热爱阳光，会把早产儿带到医院的院子里，她确信："新鲜空气和温暖阳光对宝宝们大有好处，比不透气又闷热的保温箱要舒服多啦！"

一次巡视病房时，有位护士注意到其中一个早产儿的皮肤原本因黄疸而发黄，过了几天恢复成了健康的粉红色，但皮肤上仍留有一块三角形的黄疸肤色区域，突兀奇怪、形状分明。原来，这个孩子晒太阳时，这块皮肤一直被床单的一角遮住。新生儿黄疸指婴儿的皮肤因红细胞分解中释放的胆红素堆积而产生变黄的现象，通常无害，几天内就能消失，但可能会干扰婴儿睡眠和喂养。某些未经干预的婴儿黄疸最终可能导致大脑损伤。

护士观察到黄三角后的几周，住院医生理查德·克雷默巡视病房时注意到了另一个现象：其中一个正在接受换血治疗的黄疸婴儿的血样留置于窗台，经阳光直射后变成了绿色。检测发现变绿样本中的胆红素含量远低于预期值。治疗团队开始意识到，阳光中的某些物质可能对胆红素有直接影响。克雷默医生开始测试可见光对血液中胆红素水平的影响，他试验了不同光源，包括当地的一盏路灯。最终他发现，蓝光可分解胆红素分子，这样无须输血便可彻底治愈新生儿黄疸。高强度的蓝光可以将不溶性的胆红素转为可溶，从而使其轻易排出体外。如今，蓝光治愈新生儿黄疸被视为20世纪儿科最重要的发现之一，但当时许多医学界人士难以相信，简单晒晒太阳就能对某种特定病症产生革命性的治疗效果。[28]13年之后，美国佛蒙特大学杰罗德·卢塞博士的团队证实了克雷默医生的发现，从此以后光疗被确立为针对新生儿黄疸的标准疗法。[29]

光疗是意外发现彻底改变了医学实践的典型案例，帮助并拯救了无数生命。即便知道光疗这回事，第一次去新生儿病房时还是会感觉眼前景象颇有超现实主义之感：所有早产的小宝宝沐浴在深蓝光线之中，仿佛被飞碟投射的光柱牵引。目前，瑞士有研究团队正在为黄疸婴儿研制发光睡衣，希望婴儿在母亲怀里时也能接受这种短波光线的治疗。[30]

　　成人的某些皮肤病显然也能通过紫外线来改善，不过可见光波的效果如何呢？2016年，真人秀明星考特尼·卡戴珊在社交媒体上发布了一张照片，展示自己头戴发出深蓝色光芒的白色面具的样子，看上去有些吓人。她的3600万粉丝看到了这张照片，这迅速将LED（发光二极管）光疗带入了公众视野。LED光疗有一批支持者，从美容师到一大批好莱坞一线大咖，都宣称它可以解决所有皮肤问题，从痤疮、粉刺到皱纹一网打尽。从理论上讲，高能蓝光和紫光可以杀死痤疮丙酸杆菌，这种细菌是导致痤疮的原因之一。而"相对柔和"的红光和粉红光据信可加快疮口愈合速度，延缓衰老。可是目前看来，可见光疗法恐怕可以骗人，却没法救人。实验室里高强度的蓝光确实能杀死某些细菌，但没有证据表明它可以用来治疗痤疮。一项系统性研究综合统计了71种痤疮光疗法的测试结果，发现目前并没有可靠有力的证据表明蓝光或红光疗法有效。[31]这种情况未来有可能发生改变，但目前还有比光疗更有效、更便宜的治疗方法。可惜，一个令人尴尬的事实是，杂志报纸登载新型替代疗法成功的故事，往往是因为有公司靠这些新奇疗法赚取了数百万美元，根本不能与确凿的证据相提并论。没有什么比皮肤护理更能体现人间真实，人人皆有的外貌焦虑养活了价值数十亿美元的产业。

　　有一种痤疮治疗方式比LED光疗更先进一点儿，看起来也更具前景，这种治疗方式叫"光动力疗法"（PDT）。这种疗法会预先在皮肤上涂抹氨基乙酰丙酸之类的光敏剂，因痤疮堵塞和受损的毛孔会吸收这类化学物质，接下来开始光疗后就能杀死痤疮嗜酸杆菌。针对蓝光的研究也在揭示皮肤与阳光的关系，并不断带来惊喜。2018年，加拿大阿尔伯塔大学的一组科学家发现，太阳发出的可见蓝光可以解释人们冬季体重增加的原因。[32]高能紫外线B段会停留于表皮层产生损害，A段则深入真皮层。这项研究发现，太阳光中的可见蓝光能够穿透表皮层与真皮层，射入皮下脂肪细胞。蓝光照射到这些脂肪细胞时，脂质会缩小，所能储存的脂肪量也随之减少。结果，即使人们在圣诞节假期克制热量摄取，体重也还是会在短暂又阴冷的冬季里上浮。可以确定的是，人眼感知到的光线会影响到人体的昼夜节律和基础代谢，例如，早晨激素皮质醇分泌会增加，以提高血糖水平。当然，这也可能是因为皮肤会影响人体的季节节律。

行文至此，显而易见的是，阳光既能伤人，也能救人。在现代的讨论中，有关维生素D的困惑最能体现这种双重性。晒多了太阳会损伤皮肤，但也满足了人体大部分的维生素D需求，而过度遮阳又会导致维生素D缺乏。约旦是这个世界上日照最充足的国家之一，但当地妇女中有五分之四缺乏维生素D，因为她们着装遮住了皮肤，而缺乏维生素D的男性比例不到五分之一。[33]维生素D在基础营养素中独一无二，因为人体对维生素D的大部分需求是通过皮肤吸收而不是靠饮食摄入来满足的。更加令人困惑的是，维生素D的实际活性形式并不是维生素，而是一种激素，它在人体调节钙、磷酸盐和其他矿物质的过程中起到至关重要的作用。缺乏维生素D引起的疾病说明了它在支持骨矿化方面的重要性：成人表现为软骨病，儿童则会得佝偻病，这种病会让患者骨头变软、容易弯曲骨折，也会削弱肌肉力量。而且，影响并不仅限于骨骼和肌肉，因为人体的每个细胞几乎都有维生素D的受体。新证据显示，这种激素还可能影响免疫系统、癌症预防，甚至心理健康。避免缺乏维生素D当然重要，但它也并不是如同一些人宣称的那样包治百病。有关维生素D补剂对心脏病、糖尿病以及癌症的作用，现有证据存在明显争议。[34]

皮肤是维生素D的制造工厂。虽然紫外线B段犹如太阳光剑，会劈伤DNA、诱发癌症，但它也能通过两道工序制造维生素D。首先，紫外线将皮肤中名为7-脱氢胆固醇的前体分子分解为前维生素D_3，紧接着在热量的作用下进一步分解成维生素D_3。然后，维生素D_3进入肝脏和肾脏并转化为活性维生素D，开始在全身履行其重要职能。通过饮食也可获取维生素D，富含维生素D的食物有油性鱼类和强化乳制品，但仅靠饮食难以获得足够的维生素D。想不晒太阳就能每天都获取足量的维生素D，不靠药片补充几乎不可能。

如果觉得人为了吸收维生素D而采取双管齐下的方法有点儿奇怪，不如来看看宠物们的高招。它们也通过皮肤和饮食来获取这种阳光维生素，但方式却和人完全不同。猫和狗的皮肤都能分泌含胆固醇的油脂，进而沁润毛发。等接触到阳光时，油脂中的胆固醇化合物会转化为维生素D，但这部分维生素D只能通过口服的方式吸收，这也是宠物不停舔毛的原因之一。一些哺乳动物采取这种看似迂回的方式摄取维生素D，很可能是因为覆盖体表的厚实皮毛阻隔了阳光照射皮肤。

全世界有大量人口缺乏维生素D，与此同时患皮肤癌的人群数量正以前所未有的速度激增。要把握好满足人体对维生素D的需求和避免暴晒损伤皮肤之间的平衡，最重要的就是明确我们应该晒多长时间的太阳。一年中的大多数时间里，人体只需通过皮肤吸收即可满足自身对维生素D的需求，而且优点是不会过量，因为皮肤会清除多余的维生素D。[35]对北欧和美国北部各州居民来说，4月至9月的每天上午11点至下午3点，将前臂、手和腿暴露于阳光下10至30分钟（或者大约是皮肤晒红所需时间的一半），每周如此做2到3次就可以获取足够的维生素D。不过，这个建议有两点需要格外留意。首先，这个方案受制于许多变动因素，包括纬度高低、云层薄厚、空气污染程度、色素沉着快慢、穿着衣物多少、是否使用防晒霜，以及于人性而言，更需注重的是记性和自律。其次，即使暴晒时间很短也会损伤DNA，日积月累也可能导致皮肤癌。健康的小麦色肌肤本不存在，而与这个坏消息一样真实的是，晒太阳也没有什么公认的"安全"限度。

美国皮肤病学会建议人们"不要主动寻求日晒"，这一观点得到了世界各地众多医疗机构的支持。[36]饮食和保健品可以满足人体对维生素D的需求，在保证足够摄入量的同时又能避免皮肤癌风险，所以定期服用维生素D补剂合理可行。

美国医学研究所建议1岁以下婴儿每天补充400IU的维生素D，1岁至70岁的人每天应补充600IU，70岁以上每天应补充800IU。同时，英国科学咨询委员会也建议全年每天应从天然和强化食品以及保健补剂中摄取400IU的维生素D。关于如何权衡对维生素D的摄取和避免阳光损伤的难题，采取介于两者之间的方法可能是个合理回答，即我们应该综合通过食物、保健补剂以及有防护地晒太阳来获得足够的维生素D。人人都应每天安排一定的户外活动时间，让自己感受快乐，享受闲暇，参与锻炼，但没有必要通过刻意晒太阳来获取维生素D。避免晒黑、晒伤极其重要，膳食补充维生素安全又健康，对很多缺乏维生素D的人尤为必要。人体皮肤的诸多启示，与伊卡洛斯从父亲那里得到的告诫同理，都在提醒人们：若要向阳而生，过近过远皆不可取，当行中庸之道。

5

皮肤老化：皱纹与长生不老之战

时间抚平一切创伤。

——佚名

时间何曾饶过谁。

——多萝西·帕克

我只见过南希一次。当时正值我短期访问那家临终安养院，她躺在房间角落靠窗的一张床上，身体用两个枕头支撑着，前臂基本上是皮包骨，薄薄地覆盖着一层斑白发紫的皮肤，垂放在棉毯上。南希脸上的皮肤也很脆弱，双颊凹陷，沟壑纵横。那时我刚进医学院没几个星期，我抓住机会逃离课本，亲眼来见识"真正"的病人。即使当时还没接受任何医疗培训，眼前情景也让我察觉到南希病得很严重。我跟随的全科医生鼓励我主动上前检查南希。

"您好，伍德太太。让我听听您的心脏吧？"

"好，当然可以。"她一边喃喃地说，一边转过来呆呆地看向我，展露出浅淡笑意。

我俯身向前，努力去听南希缓慢而微弱的心跳，但靠近之后，另一种感觉击中了我：她身上的气味非常难闻。护士和医生决定仔细检查她的腹部和腿上的皮肤。轻轻将南希翻过身来，我们才明白了问题所在。南希背部的下方、尾椎骨的正上方，有一处小而圆的溃疡，边缘红肿发炎，中间有孔，似乎洞穿了多层组织，就好像有人在她的背上掏了个深深的大洞。少量脓液从破口处渗出，在床单上留下了一片潮湿黏稠的污渍。连日来基本上以同一姿势卧床不动的压力已经阻塞了向尾椎骨上方皮肤供血的血管。没有氧气和养分补给，南希又薄又脆弱的皮肤已经开始坏死。当她从床上坐起来，从床上转到轮椅上，再从轮椅上回转卧床时，连番的动作撕裂了溃疡边缘的这块皮肤，扩大了创口。

几周后再遇见那位全科医生时，我得知南希已经去世了。

"并不是溃疡加速了她的死亡，"在我以为是溃疡导致她过世时，医生解释说，"你这么想是由于'完形心理'①，你的直觉把感知和潜意识联结在一起，告诉你她是病危了。但其实在我们看到溃疡之前，线索早就明摆在她的皮肤上了。你看到她手臂上那些紫色大理石花纹一样的斑驳痕迹了吧？那是死亡的前兆，说明南希的血液循环系统正在瓦解。这不是什么确凿的科学依据，但通常都出现在死亡前一周。"

皮肤与身心一同老化，皮肤的状态昭示着人生经历的顺逆起伏。英国70%的老人患有某种皮肤病，从疥疮瘙痒、静脉湿疹到威胁生命的皮肤癌，不一而足。医学院学生常常认为南希所患的普通褥疮算不上疑难杂症，但多达30%的安养院病人都患有此症。这类溃疡极难治疗，病患因此承受着难以启齿的痛楚，引发的感染甚至会导致死亡。仅在英国，每年因褥疮产生的住院费、数不清的绷带成本，以及抗生素治疗的费用就超过了40亿英镑。[1]据报道，年长病患往往羞于坦露自己的皮肤疾病，于是这个医学问题虽不是顽疾难治，却又长期得不到重视。

看到"抗衰老"这个词时，人们通常不易联想到关节痛、痴呆或耳背的新疗法，想到的往往是我们的皮肤。我们的外表是我们生命的重要组成部分，人在乎外表甚于在乎死亡的风险。如第4章中所述，相比于提醒大众为降低患皮肤癌风险而涂抹防晒霜，如果告诉他们防晒霜可以延缓皮肤衰老反而更有可能让他们乖乖照做。奥尔德斯·赫胥黎在1931年创作出版小说《美丽新世界》

---

① "Gestalt"，德文词，意为"模式、形式"等。此处指兴起于20世纪初德国的心理学流派"格式塔派"，又名"完形心理学"。该派主张人脑运作属于整体，认为整体不等于部分之和，意识不等于感觉元素的集合，行为不等于反射弧的循环。——译者注

（*Brave New World*）中，设定世界国（World State）公民在人为手段的帮助下可以永葆青春，30 岁之后也不会显露变老的迹象。[2] 书中的琳达来自未开化的西方，刚到世界国时吓坏了所有公民：

> "房间里个个年轻又矫健，面容紧实又端正，而走进来的琳达身形臃肿，皮肤松弛，一副陌生又可怕的中年模样。她边走边卖弄风情地笑着，却不知在众人眼中这不成形的笑颜实在苍白黯淡。"

如今大众痴迷抗衰老，技术手段从面霜到整容手术也在持续进化，说明赫胥黎的反乌托邦预言至少实现了一部分。现代医学不断推延着"老年"的定义范围，但当人生进入秋收冬藏的老年时，现代西方社会抱持的恐惧却与日俱增，不再依循传统将年长与智慧和敬重联系起来。当然，还有些文化仍旧持此观念，只是，我们需反思，填平皱纹的同时是否也抹杀了老年的积极意义？

追求年轻是现代信仰，美妆产业价值更高达 4000 亿美元，二者联手助燃了一场处处可见的战斗，在数百万人的皮肤上与衰老对垒。无瑕肌肤充斥荧屏，连番轰炸冲击视觉。社交媒体从旁助战，鼓吹在不确定的世界里，控制好外貌便可掌控命运。批判抗衰老文化不健康，倡议接纳皱纹更是说起来容易做起来难。皮肤，自我栖居之皮囊。改变对待皮肤的方式，本质就是改变一部分自我。整个社会崇尚年轻，希望皮肤尽量保持年轻健康情有可原，要正视年老的积极意义并不容易。目前确实有经过科学证明可以延缓皮肤出现衰老迹象的各种方法，特别热衷抗老的人可以在本章收获一些抗老知识，当然你也可以选择完全不接受。

除了十来岁的青少年，人至少都会意识到自己皮肤上出现了不可避免的皱纹，很多人会采取积极措施来对抗这个过程。但是，皮肤如何变老，对这一过程我们究竟了解多少呢？

完全无法阻挡的衰老形式随着时间的推移而出现，我们一般称之为"内在老化"或"自然老化"。随着年龄的增长，人体皮肤会发生一系列变化。表皮替换更新皮肤细胞的时间变长，超出以往30到40天的平均天数；表皮与真皮的联结层开始变平，皮肤变薄。然而，最重要的变化发生在真皮深处。这里的成纤维细胞开始考虑从皮肤"建造者"的岗位上退休，并且放慢了一些成分的生产，包括赋予皮肤力量与丰满的胶原蛋白、确保皮肤拉伸后恢复原状的弹性蛋白以及可吸水并润肤的糖胺聚糖。一项统计数据格外发人深省，它指出，从20多岁开始，我们皮肤中的胶原蛋白每年流失大约1%，40岁以后流失速度还会加快。就像干旱地区中开采过度的油田一样，我们的汗腺与油脂腺也开始干涸。进入晚年，皮肤中的血管壁开始变薄，容易产生瘀伤。皮下脂肪逐渐流失，共同加剧皮肤的干瘪脱形、面部的松弛凹陷。总而言之，皮肤老化体现为从厚变薄，从饱满变干瘪，并且失去弹性和水分。

不同性别、不同种族甚至不同家族间的人们内在衰老的速度存在差异。人体皮肤有各种雌激素受体，促进生成胶原蛋白与透明质酸，从而帮助皮肤锁住水分。所以，到了更年期，性激素水平下降相当于在女性的衰老加速器上狠狠踩了一脚。就肤色而言，"黑皮不显老"这句老话说的是事实。[3]黑色皮肤往往有更多脂质和保护性黑色素，所以平均而言，黑色皮肤老化得最不明显，而白色高加索人种的皮肤最易显老。每个人的基因构成复杂多元，也影响着各自的衰老方式，很多细节尚不为人所知。同一个人的不同身体部位皮肤的内在老化过程甚至也存在差异，眼睑等皮肤较薄的部位最先开始衰老。岁数到了，内在老化大战中的最后一个敌人"重力"一定会稳赢，使皮肤变得松弛下垂。研究不断发现内在老化的新机制，希望找到减缓衰老速度的方法。美国加利福尼亚大学圣地亚哥分校2018年的一项研究发现，真皮层中的一些成纤维细胞可转化为脂肪细胞，从而帮助皮肤保持年轻饱满。[4]随着年龄增长，成纤维细胞的这种能力会逐渐衰减。更引人深入探究的是，阻碍成纤维细胞转化的蛋白质，即转化生长因子β（TGFβ）也会阻止成纤维细胞生成抗菌分子。这也许是老年人更容易出现皮肤感染的原因，同时说明，如果能找到某种治疗手段阻断转化生长因子β，我们便能同时满足美容和杀菌需求了。

在深入探讨如何应对年岁渐长留给面部的沟壑和褶皱之前，先从皱纹的命名法入手有助于理解。深邃的纹路始于"动态"，终于"静态"：因为青春年少时一笑起来，眼睛外围短暂出现线条，转瞬即逝，这是"动态"变化；动态日积月累，线条逐渐深刻，静止于眼周形成"鱼尾纹"，这是"静态"。这些细致的纹路也与皮肤不规则增厚及水分流失有关，这些又都与我们称为"外在"因素的影响有关。人体所有器官都会自然老化，几乎无法阻挡。不同的是，人体皮肤除了自然老化还承受着另一重打击，因为它覆盖于体表，直接暴露于外界环境之下。若要避免表皮产生皱纹就必须知道加剧老化的外在环境因素。

为了探索皮肤在一天当中承受的多重物理打击，让我们来梳理一下皱纹的一天。你一早起床，上卫生间洗漱，穿戴整齐，然后吃早饭。走出家门时，阳光——导致皮肤衰老的最关键因素，率先迎面而来。

我清楚记得自己还是青涩医科新人时在门诊见到的一对母女。面诊开始几分钟后，我问那位满脸皱纹斑点、皮肤看上去很粗糙的女士："所以，斯蒂芬妮是您的独生女吗？"令人迷惑的几秒沉默后，气氛紧接着变得尴尬起来，我突然意识到，是40岁出头的女儿看起来比她60岁的母亲老得多。原来，女儿在过去30年的大部分时间里都会使用日光浴床，一有时间就去西班牙海岸度假。母亲从不积极防晒，但向来也不主动晒太阳。坐诊时我遇到过很多看起来比实际年龄大的病人，通常他们都在阳光下待过很久，如园丁、工人和士兵等。还有的要么就是经常使用日光浴床，要么就是每逢度假必去海滩。20世纪七八十年代的日光浴爱好者还常常使用加强晒黑效果的日晒油，他们现在往往也拥有最深的皮肤褶子。

紫外线B段是导致晒伤、诱发皮肤癌的主要因素。不过，若论对皮肤老化的影响，需要注意的反而是紫外线A段，它虽然与B段形影不离，作用却总被低估。A段光波虽弱，却能比B段更深入皮肤，直达真皮层，撼动细胞外基质中最重要的支撑结构，而且通过引起发炎，刺激释放基质金属蛋白酶，破坏真皮层。[5]长此以往不仅会瓦解宝贵的胶原蛋白供应，在每年1%胶原蛋白的损失速度基础上雪上加霜，还会减缓成纤维细胞合成胶原蛋白的速度。此外，紫外线A段光波扩张和破坏真皮层血管，也常导致鼻子和脸颊处显现小小的"蛛网状静脉"。其他重要损害还包括破坏视黄酸受体，导致皮肤缺乏维生素A。紫外线A段在光老化过程中的厉害之处在于，在没有晒伤，甚至没有明显晒黑的情况下，它就已经能造成使人体皮肤衰老的损伤了。

紫外线A段光波还能穿透玻璃，而B段却不能。所以，即便隔着玻璃的阳光不大可能使你晒伤，但只要暴露在阳光下，皮肤依然会持续老化。开车穿越美国中西部的老卡车司机半边脸松弛下垂皱纹遍布，而另一边的脸看起来却年轻20岁，这样的情况并不少见。与内在老化不同，日晒老化使皮肤不均匀增厚，导致皮肤细胞过度增殖、变异，进而表现为各种常见的癌前病变（光化性角化症或日光性角化症）乃至皮肤癌，显然很多都与阳光直接相关。皮肤粗糙、皱纹变多、皮肤增厚，都是晒伤导致纤维化的结果，光老化的本质是极其缓慢的愈合反应，皱纹其实是老化加速留下的伤痕。

皮肤老化的预兆还有老年斑、肝斑。此类深棕色斑点往往是手部皮肤能泄露年龄的原因。不过，"老年斑"这个名称容易令人误解，这些斑点实际上与年龄无关，是日晒所致。人体经常暴露在紫外线之下的皮肤集中于面部和双手，这些部位的黑色素细胞加班加点，产生了大量过剩的黑色素，致使色素沉着，形成永久性斑点。

日晒无疑是皮肤老化的最主要原因，其他所有因素——包括时间本身——叠加起来的老化影响也不及阳光这一项。肌肤保持年轻的关键在于防晒，而最有效的抗老霜便是防晒霜。

设想你晒着太阳，到了公司，打开电脑。一天中的大部分时间里，人脸都面对着一个30厘米外的人造光源。现在有观点认为，普通阳光、电脑和智能手机的液晶显示屏都会发出高能可见光，可加速皱纹生成。这些人们如今已经完全无法摆脱的电子设备到底会不会让我们更显老呢？目前的防晒霜只能阻隔紫外线，对能使皮肤下垂的荧幕蓝光毫无作用。皮肤科医生仍在争论需不需要对高能可见光做防护，但至今尚无定论。[6]目前只有些微迹象表明，高能可见光可增加吞噬胶原蛋白的基质金属蛋白酶，但毫无疑问，没有理由认为使用电脑就会增加鱼尾纹，更不可能导致癌症。

现在到了午休时间，该下楼去食堂吃饭了。这里几乎没有自然光，能躲过皱纹了吧？别这么肯定哦。饮食中的糖类与蛋白质结合，形成高级糖基化终产物（AGE）。AGE附着于胶原蛋白，会使其质地变脆。有证据表明，AGE沉积会导致皮肤僵硬、失去弹性和色素沉着增加，而患上与血糖相关的某些疾病，如糖尿病，会导致病人体内AGE的沉积量特别高。[7]目前还不知道糖对皮肤老化的影响有多大，但有许多其他原因足以说明饮食应当限糖。西方人一味追求低脂食品，却对精制碳水化合物的威胁视而不见，这恰恰与皮肤所需完全相反。我们需要均衡饮食，充分摄入蛋白质来维护皮肤和头发。科学证据多次证明，蔬菜与水果，特别是颜色鲜艳多样的蔬果，对皮肤这一人体最大器官的健康有益，不仅能直接对抗氧化压力，阻止破坏组织的自由基积累，还能通过增强人体免疫系统等间接途径迂回而缓慢地促进皮肤健康。即便使用最贵的抗老霜、每周跑一趟皮肤科，吃得不对、不好，"后果"一定也会在皮肤上一目了然。

至此已到午后，你回到办公桌前。精神压力同样会影响皮肤外观，第7章将专门探讨这一点。或许，你正想着一会儿抽根烟休息一下？与晒伤一样，吸烟行为也是皮肤老化加速器，且其动力异乎寻常之强劲。无须吸烟多年，皱纹便会提早出现，皮肤也会变得暗沉无光。[8]在生活轨迹相对类似的条件下，吸烟与不吸烟的差别在不少双胞胎的照片上显而易见。吸烟吞吐的烟雾中含有4000种化学物质，有的会增加基质金属蛋白酶，摧残胶原蛋白和弹性蛋白，而尼古丁会导致皮肤血管变窄，减少皮肤的氧气和营养供应。哪怕说戒烟对健康的其他好处并不突出，或者说对你而言无关紧要，但戒了就能显年轻、显得更健康是不争的事实，并且，戒烟永远为时不晚。

吸烟时反复抿嘴会显老吗？小时候，我常常生闷气、使性子、摆臭脸，次数多到父母都嫌弃。我奶奶这时总是会说："别摆臭脸啊，风向变了，臭脸可就留下不走了！"根据某些原始实验，我当然发现这不是真的。不过，面部动作经年累月之后确实会逐渐固定、留下印记。那么，为了美容，我们应该多多克制或完全不做面部表情吗？时尚杂志上有很多文章推荐在悲、喜、惊、惑之时减少面部表情的方法。但是，单单为了延缓皱纹上脸，是否值得压抑喜怒哀乐、是否值得阻断皮肤向他人表情达意的精密蹊径？这也引出了一个关于皮肤老化的本质问题：活着却不能活出真我，于他人眼中永葆自我青春的意义何在？就事论事，想保持皮肤青春靓丽本身可以理解，但如果为了这个目的而刻意压抑正常人的情绪，那未免本末倒置。我们何妨诗意地看待皮肤上的岁月留痕，如吉米·巴菲特歌中所唱："皱纹来了，只因笑容曾经驻足。"[9]

现在一天的工作结束了，你冲出办公室，行走于街头。此时正值下班高峰，汽车喷吐尾气，颗粒物悬浮空中，成了半透明的雾霾。人的皮肤与肺一样还没有适应雾与毒共存的环境。目前还没有大量证据表明"城市皮肤"是个大问题，但一些科学资料显示，空气污染中的某些化合物，如二氧化氮（NO_2）的确会助长皱纹。[10]现在业已明确此类毒物可渗入皮肤，滋生自由基，并渐次挑动炎症反应。而且，这些污染物在环境中无处不在。举个例子，伦敦牛津街的二氧化氮浓度单在2017年的第一周内就突破了全年上限。[11]

终于到家了，你吃过晚饭，洗漱后准备睡觉。这一天的"皱纹故事"讲到这里应该不会再有后续了吧？错！实体压力一样会在皮肤上留下痕迹，而且随着年龄的增长，影响更加明显。皮肤科医生黛博拉·加里曼认为，总是侧躺、任由枕头挤压脸部会导致"睡纹"。[12]我接触过的一些美容师和皮肤科医生声称自己能够分辨出客户睡觉时习惯朝向哪边侧躺。睡觉压痕是暂时的，但如果一天内大部分时间里，无论他人还是自己都能看见这些痕迹，那就说明是永久性的了。如果真的在意睡纹，最好的解决办法是平躺在U形枕上睡觉，或使用专为减少睡纹而设计的枕头。许多人坚称丝绸质地的寝具最好。

"美容觉"的概念背后也有科学依据。2010年瑞典的一项研究表明，睡眠不足的人没有睡眠充足的人看起来那么健康、有魅力。[13]后来这个研究团队还发现，在他人眼中，睡眠不足的人的皮肤有显著变化，包括"有黑眼圈，皮肤变得更加苍白，皱纹、细纹更多了"等。[14]2015年一项研究专门分析了长期缺觉者的皮肤状况，也发现睡眠不足不但会削弱皮肤的屏障功能，还会增加各种自然衰老迹象。[15]睡眠不足危害人体的免疫、代谢和心理健康，势必加剧皮肤老化。

要减少皮肤的外廓承受的冲击，一个明智的做法就是从"外在"的环境因素入手，这些因素包括阳光、吸烟、饮食和睡眠，而其中最重要的是阳光的影响。不过，日常生活中我们能额外做些什么来平缓甚至逆转随年龄增长而涌起的皱纹浪潮呢？

先来看抗衰老面霜。商场、超市和电视上铺天盖地的广告互不相让，各显神通，种种产品都声称能"抗皱润泽"和"提拉紧致"肌肤，还有不明所以的"焕发青春光彩"也是商家最爱标榜的承诺。不仅如此，每3个月似乎就会换一位名流宣称发现了逆龄秘诀，从超低温冷疗舱到金·卡戴珊的"吸血鬼面部护理"，简直无奇不有。"吸血鬼面部护理"是指，先抽出自己的血液，使用离心机分离红细胞与血浆，再将血浆重新涂抹于预先用微针扎过的皮肤之上。短暂时兴的美容护理奇术由来已久，古罗马人曾用鳄鱼粪洗澡；据说15世纪的连环杀手伊丽莎白·巴托里通过杀害处女，取其鲜血沐浴来永葆青春……我个人最喜欢的美容达人是19世纪奥地利的伊丽莎白皇后。她喜欢使用西莱斯特面霜，这种面霜是由抹香鲸头部的鲸蜡、甜杏仁油和玫瑰水混合配制而成的。她还会在睡觉时用生小牛肉薄片或草莓泥敷脸，再戴上一张量身定做的皮革面具固定。

此类古怪的化妆品或惹人嗤笑，或令人恐惧甚至厌恶，然而，今人并不比古人高明多少，在某种程度上都一样易受美容业洗脑，认为护理方法越昂贵、越稀奇就越好、越有效。事实并非如此，一些研究表明，价格低廉的保湿霜与昂贵的"抗老"同类产品的效果完全相同。[16]价高且奢华的抗衰老面霜还利用了人类心理的一大盲点。设想你走进一家百货商店，看见抗皱面霜专柜上并排摆放着两瓶由不同公司生产的产品，其中一瓶包装略显平淡，但价格合理；而另一瓶看起来高端大气上档次，好像是实验室刚推出的新品，但价格却比前者高出5倍。人性使然，就算超出自己的预算，大家也往往都会买下昂贵的后者，因为它拿捏住了人们内心的不安。奢侈的化妆品传递着一种假象，打压我们的自尊心，令人盲信美丽有高低之分，只能借助昂贵的产品才能攀爬至更高一级，让我们感觉有必要抹平皮肤现状与理想皮肤之间的差距。总之，这类产品用令人自我感觉糟糕来驱使人们购买。现代化妆品行业奠基人之一查尔斯·雷文森曾坦率点明真相："工厂里我们制造化妆品，商店里我们贩售希望。"

于是，你选择了那瓶高端产品，但包装上宣传的效果真能实现吗？食品行业如果想宣称某种成分有益于健康，就必须有，也应当有一套科学依据支撑其合理性，但对护肤品却没有这样的规定，至少在英国是如此。英国广告标准管理局可以质疑明显具有误导作用的广告用语，但狡猾的化妆品公司在讲述信息时总会有所保留。比如，该款高端面霜包装上宣称"经临床证明可减少皱纹"。这可能是真的，但其中所谓的"临床"可能只是在显微镜下看到了变化，肉眼永远也看不到。但包装上还写着"经过了皮肤科的专业测试"呀？理论上，在一位受试者皮肤上试用几天就能算测试，而且这一位受试者说不定是该产品市场营销总监的老爹，才不关心能不能减少皱纹呢。如果这产品还列出了一份"活性成分"清单，有可能只是体外测试的结果，也就是说，效果可能仅限于实验室内，却从未显现于人类皮肤之上。

青春不老的灵药远在天边。虽然有些产品的成分确实具有减缓衰老的效果（如防晒霜和外用A酸），有些产品可以令使用者满意又自信，这的确物有所值，但花钱护肤或寻求真相时，适度怀疑才不会出错。

　　尽管现在有些抗老面霜的价格高得令人肝颤，但与埃及女王克莉奥帕特拉所用的驻颜术相比也会显得不足为奇。这位女王专门养了700头驴，产奶供其每日沐浴。虽然这听起来可能与伊丽莎白皇后的小牛肉面膜一样可笑，但埃及艳后殿下或许是发现了什么奥秘。驴奶中含有果酸（AHA），而果酸中包含的甘醇酸直到现在仍然是使用广泛的护肤成分。这些酸类成分可帮助皮肤去角质，促进表皮细胞更新，但是否能够渗透至真皮层并使其紧致就很难确定了。去角质即去除皮肤最外层的死皮细胞，皮肤科医生普遍认为，每周以轻柔力道擦搓皮肤1到2次就足够了。人体皮肤辛辛苦苦建立起有效的屏障来抵御外界的刺激和感染，可不能被我们搓没了。

　　受埃及艳后的养驴场启发，科学发现有一些分子可能真的有助于抗衰老。其中得到最多科学证据证明的成分是视黄酸，其实它也是许多皮肤科医生认为的唯一有证据证明具有抗老效果的成分。视黄酸是维生素A的分解产物，对皮肤与身体健康至关重要，来源于胡萝卜等彩色蔬菜中的β–胡萝卜素。视黄酸属于维生素A酸家族，此家族成员都是与维生素A相关的化合物。1960年，阿尔伯特·克里格曼发现全反式维A酸对治疗中重度痤疮非常有效，当时他将其命名为"Retin A"，即维A酸。[17]大约10年后，他发现维A酸还有另一种能带来巨大利润的潜力：它能促进胶原蛋白的合成，增厚真皮层，还能去除表皮角质，并显著抚平皱纹。然而，克里格曼发现第一代维A酸的方式不太合情合理，甚至促进形成了如今基于"同意"的法医法律体系。从20世纪50年代到70年代，他在美国费城霍姆斯堡监狱的囚犯身上开展了一系列功效性皮肤学实验。第一次踏足监狱时，克里格曼评论道："我的眼前只看到成片的皮肤……就像农民第一次看到沃野千里。"[18]其后，他的首次冒险是治疗囚犯中暴发的脚癣。囚犯们因克里格曼是医生而信任他，本身又处于弱势地位，结果却给了他可乘之机。克里格曼慢慢使囚犯们的皮肤受到感染，甚至还不顾专业限制，在囚犯身上试验精神类药物。

视黄酸会将皮肤外层削薄大约三分之一，也意味着会略微降低皮肤天然的防晒指数，使皮肤更容易晒伤。因此，一般建议在睡前、夜间皮肤开始自我修复之前使用类视黄醇。然而，有一种类视黄醇也引起了相当大的争议。许多防晒霜中包含棕榈酰视黄酯，因此防晒霜生产者声称其产品还有抗老功效。可惜棕榈酰视黄酯不仅是去皱效果最差的类视黄醇之一，而且与皮肤癌有关。美国国家毒理学计划开展的一些研究发现，被涂抹了棕榈酰视黄酯的小白鼠患皮肤癌的比例高于对照组。[19]2010年，非营利组织美国环境工作组建议消费者避免使用含有这一成分的防晒霜。[20]科学家与皮肤科医生针对相关研究结果进行了激烈争论，其中一些人员与化妆品公司之间还存在利益关系，导致争论结果更加难产。可以肯定的是，防晒霜绝对不会致癌，但白天应该避免使用含有棕榈酰视黄酯的防晒霜产品。皮肤科医生、类视黄醇专家莱斯利·鲍曼认为，不论这一争议成分是否会致癌，本就有其他更好的类视黄醇家族成员可用："我认为没有足够证据证明它能导致皮肤癌。但是话说回来，你能给我一个必须使用它的理由吗？"[21]

除了防晒霜，可以说视黄酸是唯一有充足证据证明其抗老功效的成分，但也不能用得太多，豌豆大小的用量就足以涂抹整个面部皮肤。而且，与跑步前先学会走路的运动规律类似，使用视黄酸类成分应该慢慢来，在头几天逐渐增加到建议用量。超过合理用量，皱纹也不会减少得更快，反而会导致皮肤灼热、刺痛和红肿。

抗老面霜的配方与制剂有上千种，不过大致能归为几类。很多人盛赞抗氧化剂，但只有一些有限的科学证据显示抗氧化剂可稍微减轻皮肤老化的症状。在抗老功效方面，得到最多证据支撑的成分有烟酰胺、维生素C、维生素E、硒和辅酶Q10。关键问题在于，上述许多维生素不稳定，功效短，我们也无法确定它们对皮肤的渗透性如何。较新的制剂可能正在解决这个问题，但目前还没有强有力的科学证据支持维生素可以抗衰老的说法。另一个有趣且发展迅速的领域是合成蛋白。这类成分包括棕榈酰五肽，其本质是带有脂肪酸的蛋白质。一些研究表明，棕榈酰五肽可穿透表皮，刺激胶原蛋白的生成。[22]抗氧化剂、多肽及其他化学物质相结合制成的霜剂很难分离出任何神奇的成分，但已被证明对减少皱纹有一定积极作用。曼彻斯特大学的克里斯·格里菲斯教授领导了一项临床试验，结果显示，相比使用安慰剂的参与者，70%使用了No7完美抗皱复合精华液的参与者1年后皱纹明显减少。[23]但无论化妆品巨头或时尚杂志如何鼓吹，目前还没有任何能让时光倒流的万能药。再加上环境因素与无法控制的遗传基因的影响，皮肤老化奥秘的复杂程度恐怕远超我们的想象。

1895年，传奇细菌学家罗伯特·科赫的学生艾米尔·范·埃门金博士受命前往比利时，调查一场葬礼上发生的可怕惨剧。[24]葬礼守灵已经足够令人难过了，没想到还有糟糕的事情发生：餐食吃到中途，大约30位客人开始无法做出任何面部表情。他们的眼皮开始下垂，有些人失去了视力，有些人无法再吞咽食物，倒在地板上呕吐，并感到窒息。有3人停止了呼吸，最终死亡，他们的胸肌完全衰竭。埃门金博士仔细调查了这场灾难后发现，罪魁祸首是潜伏在某些问题火腿中的细菌，后来这种细菌被命名为肉毒杆菌。这种微生物能产生一种神经毒素，使身体瘫痪，超过一定剂量时就会致命。

致命丧礼发生的100年后，加拿大的一对医生夫妇发现了肉毒杆菌的其他用途。妻子珍·卡拉瑟斯是眼科医生，丈夫阿利斯泰尔·卡拉瑟斯是皮肤科医生。两人发现，给面部痉挛患者注射小剂量肉毒杆菌毒素治疗眼睑抽搐时，病人因其副作用兴高采烈，因为他们似乎不会变老了，[25]好像连抬头纹都消失了。如今距离这个偶然发现又过了20多年，注射肉毒杆菌毒素已成为世界上最常见的美容手术。肉毒杆菌毒素可以麻痹面部肌肉，注射后可使因面部表情产生的各种皱纹、抬头纹消失不见。这与16世纪欧洲妇女所采取的策略基本相同，当时的妇女给脸部涂上由铅和醋混合而成的白色糊状物，最经典的例子就是伊丽莎白一世女王。任何面部动作都会令那样的妆容开裂、毁坏，所以上妆后的妇女们全都面无表情。肉毒杆菌愈加普及，其使用者也逐渐沦为笑柄。被戏称为"肉毒机器人"的演员和新闻主播易于识别，因为哪怕是最细微的面部表情，他们也都做不出来。然而，随着时间的推移，比面霜更能渗透进皮肤的医美方法正变得越来越安全，对延缓衰老的效果也越来越明显。仿佛承袭埃及艳后克莉奥帕特拉使用驴奶沐浴的传统，借助化学手段磨皮换肤，或使用微磨皮的机械方式去角质，对一些人而言是有效的。皮肤填充物通常由胶原蛋白或透明质酸组成，两者都是真皮层的基本成分，可以抚平细纹、填平深纹、舒缓老化皮肤，但功效持续时间有限。其他的治疗方法则是利用激光和电磁波来塑造和恢复皮肤的活力。射频紧肤通过加热真皮和皮下组织来刺激真皮层中胶原蛋白和弹性蛋白的生长，并借助治疗过程重塑表皮下的支撑结构。这种技术也被用来分解皮肤中的脂肪粒，即橘皮组织，为美容医学开辟了又一全新领域。

很多面霜似乎对某些人有奇效，却对另一些人毫无作用。这可能是因为，无论过去还是现在，名人能避免皱纹，都是减少阳光照射和个人基因共同作用的结果，也许"她天生丽质"这种说法确实有点儿道理。最基本的一点是，如果一款面霜（特别是营利性质的企业销售的面霜）听起来好得令人难以置信，那多半真是在吹牛。

人类对抗衰老，以皮肤为终极战场。现代科技的发展也许有朝一日能帮助我们"赢得"这场抗争。2016年，哈佛大学和麻省理工学院的科学家应用新技术设计制作了一种合成的、可穿戴的"第二皮肤"，可以显著且自然地去除皱纹和斑点。[26]在对抗皱纹的战争中，抗老疗程所用金额之巨，连美军都自惭不如。但是，如果我们赢了这场仗，能像赫胥黎小说中的世界国公民那样生活，哪怕内脏衰败，外表也能永远保持30岁的样子，届时我们要付出的代价难道只有金钱吗？认同赫胥黎反乌托邦观点的人们学会了憎恨年龄的增长，还假装自己能长生不老。是应该"抚平"皱纹，还是应该客观讨论该如何看待年龄？这个世界喜欢假装衰老和死亡不存在，而皮肤则点醒我们，让我们正视死亡。

6

第一感觉：触觉的机制与魔力

瞧，她用纤手托住了脸，那姿态是多么美妙！

啊，但愿我是那一只手上的手套，

好让我亲一亲她脸上的香泽！

——莎士比亚，《罗密欧与朱丽叶》

若有幸参观梵蒂冈的西斯廷大教堂，你一定会下意识地举目仰望其穹顶。教堂恢宏的天穹正中央是米开朗琪罗绘制的《创造亚当》，这毫无疑问是世界上最引人注目的视觉艺术作品之一。画中的上帝在天使的簇拥之下，将食指伸向躺在地球边缘的亚当，而后者也软弱无力地伸手予以回应。乍一看，上帝与亚当的手指似乎触碰到了彼此，可仔细一看，你就会醒悟这幅画如此著名的原因：亚当的手与上帝给予生命的触碰之间仍有微小空隙，这将碰未碰之间充满了电光石火的张力与期待。

探索皮肤的旅程从物理机体走向心理与社会层面时，必须通过一座"触觉"之桥。这座桥通过受体、神经和脑组织连接外部世界与人的所思所想，甚至自我之所在。触觉是人体最早发展的感觉，作用最受低估，却也可能是最了不起的感觉。在手指、手掌和脚底等光滑、无毛发覆盖的皮肤上布满了四种"机械感受器"（下文简称为"机械感受器或感受器"），它们都能对压力变化与皮肤变形产生反应。这些感受器如同机器一样，探查外界的运动，通过单个神经向大脑传递信息，从而指挥身体做出响应。四种感受器各有其功能，也各有优劣。[1]

四器联动，近乎奇迹的美好事情就会发生。为了充分欣赏、赞叹触觉之精妙，让我们从"走进家门"这桩日常"奇迹"开始，解构触觉的作用。

想象你把手伸进衣袋，寻找当天早上离开家时放进兜里的钥匙。无须视觉帮助，你就可以在薄荷糖包装纸、钢笔和零钱堆里摸到那把形状与众不同的房门钥匙。明明看不见，你怎么知道自己摸到的是钥匙呢？帮助我们探知钥匙齿痕凹凸和形状的受体叫作"默克尔细胞"。这些微小、毫不起眼的圆形细胞以德国解剖学家弗里德里希·默克尔的名字命名，这位科学家将它们称为"触摸细胞"。默克尔细胞位于表皮的基底层，比其他三种机械感受器细胞更接近皮肤表面，密布于手指指尖。它们能感知低频的微小振动，无论施加的压力微小得多么令人难以想象也能将其激活，哪怕仅1微米（0.001毫米）的位移也能被其察觉。[2]拉伸触摸细胞时，钠会从细胞外液进入细胞中，触发名为"动作电位"的电脉冲，使信号沿着神经传导。这不仅是空间上千分之一毫米的位移，更是时间上千分之一秒内的变化。默克尔细胞的作用常被描述为"缓慢适应"，意味着皮肤表面只要出现压力位移，它就会持续向大脑发送电脉冲信号，因而能够把触摸物体形状和边缘得来的详细信息不间断地提供给大脑。

现在你已经摸到了钥匙的边缘，你需要适当发力，从两边准确抓起钥匙。你既不希望钥匙从指尖滑落，也不想抓握得太过用力——再具体举例的话，这番小心谨慎可能在子女手捧母亲的昂贵瓷器时更为重要。要掌握这种力道的平衡靠的是名为"麦斯纳氏小体"的受体，又叫"触觉小体"。麦斯纳氏小体的位置比默克尔细胞的稍深，由结缔组织的被囊包裹，因此形状是更圆的球状。这些神经末梢能感知振动，但与默克尔细胞不同的是，它们"快速适应"，只记录皮肤的凹陷与回弹。所以我们穿衣服时能感受到衣服的存在，但之后穿着衣服的一整天里却几乎注意不到它。麦斯纳氏小体最令人印象深刻的特点是，我们每次失手让物品掉落，却又能牢牢抓住它时，全靠这类受体。手握钥匙时，钥匙每秒会有好几次从我们手中滑下千分之一毫米的距离。麦斯纳氏小体可以察觉到这种位置上的偏差，随即通过一系列快速反射收紧皮肤，避免物体掉落。整个过程都是我们在下意识中完成的。

你靠默克尔细胞成功找到了钥匙，靠快速适应的麦斯纳氏小体牢牢抓紧了钥匙，但现在，你需要使出"洪荒之力"将钥匙插入门锁中。此时不得不提起菲利波·帕西尼的大名。1831年，年仅19岁的意大利医学生菲利波·帕西尼正专心致志地解剖一只人手，格外关注各种细节的他发现皮肤里有些1毫米长的突起。我在佛罗伦萨大学的解剖学博物馆中看到了这类美丽的皮肤受体模型，现在它们被命名为"帕西尼氏小球"。这些多层结构位于皮肤的真皮层深处，形似洋葱。当人体皮肤感受到极为微弱的压力时，多层结构便会被挤压在一起，于是帕西尼氏小球变形，并传递信号给大脑。帕西尼氏小球可察觉到的压力和振动范围很广，甚至能定位到手指上任意区域发生的振动。事实上，它们不会错过手指抓握任何物体时产生的振动，毫无疑问，这对人类的触觉而言至关重要，所以我们手握工具时才能"感觉"到工具前端的动作，无论是外科医生的手术刀还是你当下正要插入锁眼的钥匙——因为帕西尼氏小球的存在，工具仿佛成了皮肤的延伸。

现在钥匙已经深入锁孔，你需要用拇指和食指转动钥匙，打开门，才能最终走进家门。这要依靠第四种，也是最后一种机械感受器——"鲁菲尼氏小体"才能实现。鲁菲尼氏小体状似纺锤，平行分布于皮肤表面，不怎么关注皮肤受压导致的凹陷，侧重感知水平方向的伸拉。这类机械感受器的数量少于前文介绍的三种机械感受器，而且关于大脑如何理解鲁菲尼氏小体传递的信息，我们还所知不多。但它很可能既负责识别皮肤伸拉，也负责在手的角度和关节位置发生变化时及时响应，这样才能让人知道在转动钥匙开门时该往哪边用力。[3]

上述四种皮肤上的机械感受器分别得名于19世纪的两位德国人和两位意大利人，不为大众熟知，却令人人得以施展操控物体的小小奇迹。人之所以异于动物及机器人，关键在于能灵活操控工具，让它们犹如自身皮肤的延伸，这至少在我撰写本文时仍是机器人无法企及的能力。

神奇的四大机械感受器以其非同寻常的反应生成触觉，但还无法解释大脑如何知晓人体被触摸的位置。外部世界的物理现实与大脑为感知同一事实而生成的画面实际上泾渭分明。早期的探险家与绘图师先是自己尝试透彻理解这个世界，然后尝试以让足不出户之人也一目了然的方式直观表现这个世界。同理，大脑也通过两张"地图"来理解触觉世界：一是借助皮肤本身；二是通过大脑中存在的"感观小人"。

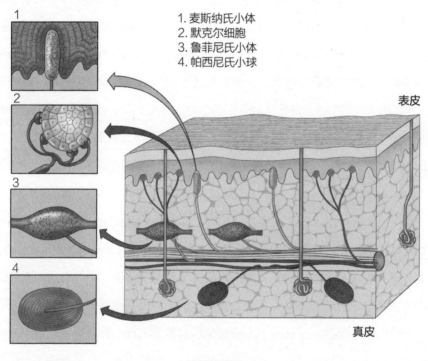

1.麦斯纳氏小体
2.默克尔细胞
3.鲁菲尼氏小体
4.帕西尼氏小球

表皮

真皮

机械感受器

20世纪50年代，加拿大杰出的神经外科医生怀尔德·潘菲尔德正忙于治疗顽固型癫痫患者。[4]许多患者在癫痫发作前常有发病预感。于是，潘菲尔德医生推测，如果能移开一块头骨，在病人完全清醒的情况下用电极触碰其大脑的某个区域来激发相同预感，那么就能找到导致癫痫发作的大脑区域。实验不算特别成功，但他却偶然收获了更了不起的发现：手术中刺激大脑表面的不同区域时，病人身体上不同部位的皮肤会有感觉。于是，潘菲尔德呕心沥血地记录了大脑区域与其承受刺激时产生感觉的皮肤部位的对应关系。有趣的是，大脑的"皮肤感觉地图"似乎杂乱无章，而且大脑的使用量与产生感觉的皮肤所覆盖的身体表面面积不成比例。例如，食指指尖的皮肤里密布感觉受体，那么指尖皮肤在大脑的"皮肤地图"中所占比例理应大于人体背部皮肤的面积。为了表达这一发现，潘菲尔德制作了一个小人模型，模型上的身体各部位或缩小，或放大，用以映照该部位在大脑中所占据的空间。"感官侏儒"应运而生，看起来瘦高又笨拙，比例失衡，潘菲尔德医生因此称之为"奇形怪状的生物"。在这个感官侏儒身上，所有机械感受器密布的部位，如手、脚和嘴唇等都被放大；机械感受器分布较少的身体部分，如躯干和手臂等都被缩小，显得细小纤弱。大脑中对应身体部位的"地图"自潘菲尔德医生建模后有了"感官侏儒"的大名。

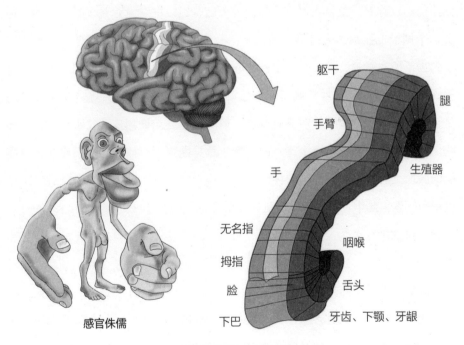

感官侏儒

大脑的"皮肤感觉地图"

一定面积皮肤内的神经末梢密度会影响感觉的准确性。这可以解释长久以来广为人知的一个事实，即女性的触觉似乎比男性灵敏。这就好比在琴酒等量的条件下，兑入的汤力水越少，调配出的开胃酒越够劲儿：机械感受器数量相同时，手指越纤细，触觉当然就越灵敏。由于触觉准确性与手指粗细和双手大小成反比，越瘦小的人，对自己触觉灵敏的信心理应越强。触觉差异不仅与性别和体形有关，也随年龄增长而变化。随着年龄增长，人体皮肤中的感受器开始减少，分布密度慢慢降低，这是老年人通常不太擅长处理精细手工活儿的部分原因。人们普遍认为感官功能衰退（如视力下降，平衡感变差）是老人容易跌倒的原因，但这与手脚皮肤中的感受器数量减少也逃脱不了关系。不过，触觉灵敏与否，不仅取决于感受器数量，也跟如何使用它们有关。研究证明，盲人的精细触觉优于常人，能以极高的灵敏度和速度解读点状盲文。[5]这是大脑具备"可塑性"的明证。换言之，如果失去某种感官，大脑会重塑自己、打通其他路径加以弥补。就盲人而言，他们的大脑是以皮肤触觉弥补了视觉缺陷。还有一个例子也显示出大脑可重塑自己：一位36岁的教授右脑中风，[6]左半身几乎失去了所有触觉，并出现"半侧空间忽略"的症状，再也看不到左眼视野内的任何事物，所以她常常撞到左手边的物体，如门口和路人等。令人庆幸的是，一年半之后这些症状明显改善了，但随后她开始使用皮肤"听"声音。某些声音，尤其是某位电台主持人的声音，总是能强烈刺痛她的左手皮肤。扫描她的脑部之后发现，其大脑的神经连接出现了解剖学上的重组。中风后的康复过程中，她大脑中负责倾听的听觉区和负责感觉的体感区之间形成了神经连接。这种奇怪的现象名为"声触联觉"。"联觉"，顾名思义，即"联合相通的多种感觉"。

但机械感受器和神经连接共同组成的"电脑界面"并不是人产生触觉的唯一方式。你有没有想过，为什么泡澡时指尖皮肤会起皱？对一个孩子来说，这可能是最令人费解的科学谜题，看起来好像是某种渗透效应将少量的水从皮肤中抽出来了一般。但是想一想，起皱现象只出现在手掌、指尖和双脚等没有毛发覆盖的皮肤上。20世纪30年代有外科医生还注意到，切断通往手指的神经，起皱现象就会消失。现在看来，皮肤在水中起皱，似乎是在帮助人体准备迎接并不寻常的触摸挑战，即抓握潮湿物体。2011年，神经生物学家马克·昌吉兹发现，手指泡水起皱的形态像排水网络，它们的作用也确实和轮胎表面纹路的作用相差无几。[7]昌吉兹的研究发现，皮肤泡水起皱时的动态景观像一座山脉，有"分水岭"来分散新的"河流"。一年后，英国纽卡斯尔大学的一支研究小组要求参与者把手放在温水中浸泡30分钟，之后让他们完成转移湿弹球的任务。[8]手指泡水起皱的参与者拿起和转移弹球的速度比没有泡水的参与者快得多，但换成干弹球时，起皱的双手不再拥有速度优势。然而，最近的研究结果与这一移动弹球的实验结果相互矛盾。[9]昌吉兹认为，触摸具备适应能力，可能并不是为了精准操控物体，而是为了人类在赤脚行走于湿地或攀爬潮湿树木与石头时便于运动并支撑体重。想知道事实是否果真如此，接下来的实验需要经历时间更久的风险评估。

精细触觉是通过令人难以想象的灵敏度，辨识周围环境的能力。这种能力近乎奇迹，本已是人体最为多样化的感觉，但细究起来，其实还有更多层面。很久以前人们就了解了机械性触觉辨识、传输信息的过程：无毛发覆盖的皮肤处密布机械感受器，并通过A-β神经纤维连接大脑；A-β神经纤维以每小时大约160英里（约257.5千米）的速度传递信号，相当于赛车全速前进。但是，科学家们刚刚明确，人体还有另一套触觉系统。除了用于精细触觉的感受器及其传输线路，人体另有一套同类部件，专门用于情感性触觉，可以察知玄妙的另一世界。[10]这套系统中的神经被称为"C-触觉纤维"，存在于人体有毛发覆盖的皮肤中。C-触觉纤维对轻微触摸十分敏感，但是它们传递信号的速度仿佛悠然漫步，大约为每小时2英里（约3.22千米）。[11]它们的存在不是为了让人知晓是什么东西在触摸我们，而是为了传达触摸所体现的情感。触摸速度为每秒2到10

厘米、温度为32℃时，激发C-触觉纤维的效果最好。所以，期待完美的肌肤接触时，可以从这些条件着手准备。[12]传输速度较慢的信号由大脑中主要关联情感的区域负责处理，如边缘系统。[13]最近也有研究显示，情感性触觉激发出的愉悦感受，可积极提升自我的身体归属感。[14]"橡胶手"错觉实验也已经证明了这一点。如果你碰巧拥有一个栩栩如生的塑料假肢，不妨试试这个令人印象深刻的小实验：将右手放在面前的桌子上，左手隐藏在一扇屏风后面，同时将一只橡胶手放在桌子上，代替真正的左手。然后，隐藏起来的真左手和替代橡胶手将同时得到抚摸。当体会到的是舒缓轻柔的情感性触觉时，受试者更有可能产生橡胶手就是自己的手这一错觉。[15]情感性触觉可强化自我意识。

可是，为什么爱人用手轻抚我们前臂的感觉，与体检时医生以同样力度轻轻触碰我们或我们在拥挤的火车上与陌生人擦肩而过的感觉如此不同？毕竟触发的感觉器也是完全一样的。别人抚摸我们的皮肤时，也是在抚摸我们的大脑，因为这两个器官一直在对话，试图明确是什么在抚摸我们、我们应该如何回应——谁要抚摸我们？我们正在被抚摸呢！这触碰友好吗？在视觉和听觉的帮助下，大脑开始搭建情景，判断发起触碰者是敌是友。对爱抚的期待会临时调适我们的皮肤，方便感受愉悦；相反，预见疼痛则会令皮肤的生理不适感更加糟糕。触觉一旦联通，与其相关的压力、速度和温度等无数信息都会被传输至大脑，为大脑构筑场景添砖加瓦，方便解读判断。皮肤表面也因此成了期待、幻想与现实碰撞交织的舞台，上演着人生的喜怒哀乐。

自己挠自己的胳肢窝不会觉得痒，即使模仿朋友做出同样的撩拨动作也不会让自己感觉痒，这个有趣的现象揭示出皮肤和大脑之间正在玩着预测和期望的游戏，令人兴趣盎然。无论是友好触碰还是潜在威胁，人人都能区分相同感觉到底是出自自己的动作还是源自"他人"。成就这种非凡能力的是小脑。小脑位于大脑底部，负责保持人体的平衡，把控人体动作。伦敦大学学院的莎拉-杰恩·布莱克摩尔教授及其团队发现，每当我们移动自己的手指和四肢时，小脑都会对应这些动作，产生精确的心理图像，并且向大脑相应的感受区发送"影子信号"，从而抑制皮肤上的相应感觉。[16]这样，当出现更重要的触碰（如遭遇其他潜在掠食生物的攻击）时，皮肤就能以始终分清主次的状态持续关注。

布莱克摩尔教授接着想探究是否可以利用"挠痒痒机器人"来欺骗大脑。这种机器人由一块旋转的泡沫棉组成，借助可调节、旋转的计时器来抚摸皮肤。抚摸间隔时间越长，人体就越觉得痒，因为机器人的动作似乎打破了大脑预测的应有感受与皮肤实际感受之间的关系。我遇到的唯一一位挠自己的胳肢窝会感觉痒的人患有严重的精神分裂症。这很可能是因为他的大脑无法辨识某些手指动作其实是由自己发出的。

自己挠自己的胳肢窝不会感觉痒，也表明大脑可以对身体的感觉施加一股我们自身无法控制的潜意识力量。那么，认为感官皮肤服从于大脑、身体受制于思想似乎是合乎逻辑的推论。为了证明事实并非如此，可以尝试简单做几个幻觉实验。首先，将左手放入一盆冰水中，右手则伸进热水，注意不是开水！2分钟后，将双手同时浸入第三盆温水里，水温大致与室温相当。此时，有那么一瞬间，身体对现实的感知会出现混乱：一只手会感觉第三盆水很热，而另一只则会感觉很冷，这样的差异令人不安。同类的实验还有用一只手摩擦表面光滑的塑料，另一只手摩擦表面毛糙的地毯，紧接着让两只手触摸墙面。结果是一只手感到墙面粗糙，另一只手则会感觉墙面光滑。即使两只手接触的温度相同、抚摸的墙面相同，却分别给大脑传递了不同的信息，而这也说明，大脑全盘接受了每只手传递的信息。大脑会适应皮肤的需要。

触觉精妙又敏感，牵动情绪，影响思考与自我意识，但同时又难以形容。我们的皮肤之旅经历了从感知到感觉、从形而下到形而上的探索，现在不可避免地要面对感官皮肤最扣人心弦的能力：制造欢乐与痛苦。

"彼此身体相触，便擦出爱的火花"，这是人们谈及两性接触时最常使用的形容。这种表达让这种接触既如魔法，又如超自然之力，如此才能彰显此中不可名状、胜却人间无数的奇妙感觉。可这一贯号称令人难以言喻的感觉却成就了无数诗歌，启迪了音乐与艺术的创作，丰富了各种人类文化，也引发了不计其数的战争。这种感觉之所以不同凡响，源于心情融入皮肤，欲望和期待与生理感受水乳交融。在期待通过两性肌肤相亲产生愉悦的过程中，不仅精细触觉与情感触觉两大系统同时启动，连皮肤这个人体最大的性器官也变了秉性。奔赴皮肤的血液令皮肤升温，流出更多汗水，皮肤上的毛发也一同支棱起来，所有这些反应又都进一步提高了人体对触摸的敏感度，这是大脑正在为皮肤做准备。触碰之下，反应迅速的机械感受器、反应舒缓的情感神经纤维以及敏感至极的"游离神经末梢"（密集分布于嘴唇、乳头和生殖器）全都被激活了。

　　游离神经末梢是负责觉察多种欢乐与痛苦刺激源的感受器，没有附着在任何特定细胞上，这与前文提及的四种机械感受器类似。要讨论游离神经末梢的分布，不妨将整个人体视为一枚独特的指纹：一些人身上的某些区域异常敏感，能从中获得巨大快感；另一些人则可能在触碰相同区域时完全无动于衷。为何出现这种天壤之别，我们仍然不得而知，可能还需要长时间努力才能揭示皮肤这一奥秘。游离神经末梢受到刺激时会释放令人沉醉的复合激素，包括负责快乐的内啡肽以及鼓励拥抱的缩宫素等。皮肤与大脑之间的这种对话通过触摸在伴侣之间传递。借由肌肤相亲，伴侣之间对彼此反应的感知会增强身体的生理感受。大卫·林登在其著作《触感引擎：手如何连接我们的心和脑》（Touch: The Science of Hand, Heart and Mind）中点明，性接触不只是"心灵交融，更是肌肤之亲"，这种说法再恰当不过。[17]皮肤面对着外部世界勾勒出"自我"，而令人陶醉、你情我愿的性触摸则是对"他人"的终极接纳。表面上看，我们很容易认为皮肤对触觉的作用仅仅是承载神经末梢的终端，但性接触证明了这样的想法大错特错。

　　如果生活没有痛苦，那岂不是美妙绝伦？不过，得问问巴基斯坦裔英国人阿姆贾德是否同意这个看似简单的观点，因为他患有一种罕见的遗传病，仅在少数家庭中代代相传，术语叫作"先天性无痛症"。[18]在阿姆贾德的讲述中，其先祖在巴基斯坦广为人知，以街头卖艺为生，吸引人群驻足的表演包括用缝衣针和剑扎入流血的皮肤、走在滚烫的煤炭上胜似闲庭信步，做这些时他连眼睛都不眨一下。虽然他们宣称这类表演展现的是意志战胜肉体，但实情是他们无法感受到任何生理疼痛。这些街头卖艺人大多没活到成年，这也是先天性无痛症罕见于人群的一大原因。阿姆贾德和其他同病相怜的患者形容无痛的生活犹如身处"人间地狱"，是遭受了"魔鬼的诅咒"，因为他们被迫一辈子小心翼翼，时刻检视自己的身体，确保没踩到玻璃或烫伤了手。他们不得不学会用视觉观察来替代疼痛的保护作用。疼痛令人难受，却是组织损伤时发出的重要警示信号，不可或缺。还有一些人是因患后天疾病才导致对皮肤疼痛不敏感。我曾遇到过一位麻风病患者，他的手指尖完全没有知觉，结果他因为总是察觉不到自身受伤而使身体出现畸形。他告诉我："一切感受，我都可以全盘接受，唯独不愿承受羞耻带来的痛楚。"从任何意义上来讲，疼痛都是生命的必需品。

以前人们认为过度激活皮肤中的机械感受器会引发疼痛，但现在我们已明确，皮肤有特定的疼痛接收器，名为"伤害感受器"。这个奇怪的词语来源于拉丁文的"nocere"，意思是伤害。先天性无痛症患者仍然保有其他感觉，能感受到轻微的抚摩和振动等。无痛的病因在于"SCN9A"基因发生了突变，这一基因编码对集中分布在痛觉神经中的特定钠离子通道（负责启动和传导神经信号的蛋白质）非常重要。大多数痛觉神经是皮肤中的游离神经末梢，看起来像植物的根系。每个末梢都是神经的一部分，连接着人体的脊髓，在脊髓中与另一条神经建立连接，形成突触，进而通向大脑。

伤害感受器有三种类型，分别是机械型、温度型和化学型。机械型伤害感受器负责察觉皮肤遭受的过度挤压或割伤。与快乐感受相同的是，人体也有两个疼痛感受系统，我付出了"惨痛"的代价才发现了这一点。那天我在威尔士海岸的卵石滩上散步，我的弟弟紧随着我，却一下子踩住了我穿的人字拖，使我一时失足，右脚的大脚趾直接撞上了石头。一股锐痛旋即击穿大脑，让我赶紧抽回脚。这第一波疼痛由快速反应的A-β神经纤维传导，警示我们皮肤已经变形了。紧接着不到1秒之后，又一波钝痛袭来，令我如遭酷刑一般痛苦地大叫起来。与情感触觉系统类似，第二波疼痛信息由速度较慢的C-触觉纤维传输。两个系统的联合行动至关重要，另一种名为"示痛不能"的罕见病就是明显例证。此症患者可以感到疼痛，例如，脚趾撞上威尔士海滩岩石时他们一样会"痛"，但是却感觉不到"苦"或任何难受的情绪。相反，他们体会到的是种奇怪得近乎可笑的振动感。这说明，在这类患者的体内，第一条"感觉到辨识"的通路完好无损，所以他们一样能察觉落在脚趾上的任何压力，第二条"动机到有效情绪"的通路或"痛苦因子"却不见踪影。

温度感受器负责感知令人疼痛的冷热温度。这类感受器中，最值得注意的是TRPV1，可检测超过43℃的温度，不过辣椒素也能触发这种感受器。辣椒素是辣椒中含有的活性成分，吃辣椒或接触辣椒时会在相应位置产生灼烧感。这种反应毫不稀奇，原因是人体应对灼烧的感受器一样能被辣椒素激发。与此相似，皮肤中感知"冷"的感受器TRPM8总在20℃或更低的温度下被触发，不过也能被薄荷中含有的薄荷醇触发。将温度计插入含有薄荷醇的牙膏、面霜或乳液中，读数结果一定是当时的室温，但涂抹这类牙膏、面霜或乳液到皮肤上时，一定能产生如降温般明显的凉意。

皮肤感知到的疼痛并不总是由外因触发的。学生时代每到考前一周，我总是在课本与比萨饼盒的环伺之下埋头苦读。有天总算得空洗澡，视线扫过镜子时，我发现背部右侧肩胛骨下方的一小块皮肤上突然冒出了小疙瘩，还有直径不到1厘米的水泡。原来是起了带状疱疹。病因究竟是考前压力大、饮食发生改变，还是别的什么，我可能永远都不会知道。不过，虽然有点儿痒，但出于医学生的本分，我很开心看到水痘带状疱疹病毒终于再次出现。自3岁出水痘以后，这种病毒就一直沉睡在我的皮肤神经里。

带状疱疹可直观展现神经在人体皮肤中的分布状态。由一条从脊柱出来的神经支配的皮肤区域叫"生皮节"，人体从头到脚共有30个生皮节，只有起带状疱疹的时候我们才能看出生皮节之间的无形边界。起水痘往往会影响大片皮肤，但致病的水痘带状疱疹病毒会退缩到从脊柱伸出的一条神经的根部。休眠数年后，这种病毒能沿着神经离开脊柱，重现于皮肤，导致身体一侧的皮肤上断断续续地暴发水痘，个中缘由目前还不甚明确，多半与免疫力一时下降有关。得了带状疱疹后，皮肤会起泡并且泛红，其实并没有给我造成太大困扰，但是这些可见症状消失后，过了大约1周，我患上了名为"疱疹后神经痛"的并发症。火烧火燎的锐痛跟随我完成了剩下的考试，考试结束后也仍然折磨着我的背部。这片发病区域不能承受丁点儿压力，令我难以入睡，也加剧了白天试图忘记剧痛的痛苦。疱疹后神经痛是"神经性"疼痛的范例，经常发生于皮肤。与专门辨识疼痛刺激源的伤害感受器不同，神经病理性疼痛的诱因是负责传送疼痛信号给大脑的神经末梢出现了损伤。

但是，"伤害感受"，或者说"伤害感知"，与"疼痛"并不是同义词。疼痛是种现象，是由神经脉冲、人的情绪和精神状态共同在大脑绘制出的一幅画。疼痛具有多维主体，异常复杂，但可以提炼为一个简单的比喻：我们可将人的意识比喻为一座城堡，肉体与情感的疼痛感受终将收录于此。这座城堡建有加强型的、起到防卫作用的大门，方便控制进入堡垒的疼痛信使。无论是机械型、温度型还是化学型刺激，一旦累积至临界值，大多数防卫大门都将开启。建造这些大门所用的砖块及其应对不同刺激时的武装强度，因性别、基因和文化的影响而各不相同。我上学的时候，如果大家非得在操场上打一架，那他们无论如何都会避开高大的红发苏格兰人邓肯。邓肯比我们这些人高出足足30厘米，还总是自夸自己拥有骇人之力是因为"苏格兰人感觉不到疼"。他的出拳也的确力量十足。有趣的是，近来的研究表明，红发人确实对某些类型的疼痛有着更强的耐受力，包括电击痛等，但对温度型疼痛更为敏感。[19]这很可能是由于他们体内产生红发色素的黑皮质素受体1（MCR-1）基因发生了突变，但其影响目前还很少有人深入探索。

让我们利用城堡比喻继续探讨。在某种程度上，城堡的那些防卫大门或开或关，可由我们自己掌控。非伤害性的感受器（如用来感受振动的感受器）受到物理刺激时，其实可以减轻疼痛。所以膝盖刚被撞伤时只要揉一揉就能缓解疼痛，至少有短暂的效果。许多情况下，掌控大门开关的并非肉体，而是精神。作为一名医生，给病人抽血、打针就跟刷牙一样自然。但是轮到我自己打针时，我并没有比儿时勇敢到哪儿去。这种疼痛预期从进医院就开始萌芽，然后在等待期间逐渐高涨，即便是不带任何感情的叫号"请莱曼医生到第三注射室"都能令我心跳加速，精神恍惚。在这样的复杂情感和过度思考中，本来打针只会留下一个大多数人都几乎注意不到的小针孔，但对我而言就像被在马背上比武的骑士手握长矛刺穿了身体一般严重。为什么我仍然如此害怕打针，那是另一回事，也许是因为我担心等下要给我打针的恰好是在医学院时成绩还不如我的同学吧。

而另一个极端，以号称"史上最英式的对话"为典例。1815年的滑铁卢战役中，英国贵族军官阿克斯布里奇伯爵与威灵顿公爵并辔对战法军。阿克斯布里奇伯爵刚刚率领骑兵向法军发动了多次冲锋，炮弹从他头顶呼啸而过，击中位于其两翼的士兵和八匹马。他精疲力竭，肾上腺素分泌到极限，除了眼前的作战任务，其余一切皆被他置之度外，过了一会儿他才注意到自己的右腿已经被一颗法国加农炮弹完全炸断了。他接下来的反应应当尽量以优雅的英式口音大声朗读出来："噢，老天爷！公爵大人，我失去了一条腿！"威灵顿公爵则回答："噢，老天爷！先生，的确如此！"[20]我曾在伯明翰一座世界一流的军事医院里与许多士兵深入交流。据士兵们反映，他们在激烈战斗中即使遭受最严重的伤害，也可能感觉不到疼痛。在古罗马哲学家卢克莱修的笔下，"镰刀战车夹裹着神鬼勿论的杀气，骤然砍断战士的肢体"时，男人"天性的热血"使他"无法感知疼痛"，并"不顾一切地继续投身于厮杀与战斗中"。[21]

有没有想过，为什么人能在感觉到灼痛之前放开烫手的盘子？身体反应先于思考，皮肤反应快如时光飞逝的速度。皮肤里的感受器察觉到盘子很热，并从手指发出神经冲动，沿着手臂通过感觉神经元传导，直达脊髓。在脊髓内，神经冲动通过微小的中继神经元连通到运动神经元，运动神经元发出的神经冲动传至肌肉并将其激活，促使手远离烫伤的危险。没有任何一个环节是在大脑内部完成的，这是真正无意识的活动。灼烧的疼痛大约在接触的1秒钟后方能被人体识别，因为慢速痛觉神经，即C-触觉纤维发出的神经冲动需要这1秒钟才能抵达大脑。

快乐转瞬即逝，痛苦却难以磨灭，现实如此令人诧异。疼痛会在皮肤上留下印记，有的甚至与人相伴终生。皮肤受损后，在一段时间内会持续变化，好提醒人们莫重蹈覆辙。皮肤晒伤时，即便是无意间轻抚，也会让人疼得像重重挨了一耳光，连洗个温水澡也会灼痛得犹如浸泡在沸腾的岩浆中。在正常情况下无害的感觉也会引发疼痛，这种现象的术语名称为"痛觉超敏"。起初的任何损伤，无论是晒伤还是割伤，都会导致多种分子，包括名为"细胞因子"的蛋白质以及名为"前列腺素"的脂质等出现炎症反应，会导致伤害性感受器的临界值降低，使皮肤里的神经末梢在一段时间内异常敏感。前文提出，这是跨越神经的双向对话。神经末梢应对疼痛也会释放炎症反应分子，进一步拉低皮肤整体的疼痛阈值。于是，人体整块皮肤也为了应对疼痛而改变，敦促我们保护受损组织，并吸取教训。

但这无法解释为什么在机体损伤的痕迹无影无踪后，皮肤上的慢性疼痛还能经年累月地持续。皮肤中的神经末梢受到的刺激和损害会对存在于脊髓中的另一端产生长远影响。神经连接之间发送信号的变化，以及增加新的神经连接，都可以在脊柱中形成永久的"疼痛记忆"。所以，即使受损皮肤已修复如初，这些记忆仍会持续不断地将疼痛信号传递给大脑。新的研究表明，疼痛和神经损伤可以在神经系统中产生"表观遗传"的变化，意味着细胞构成自此以后无法恢复旧观，而是被打上了初始疼痛的烙印。[22]有意思的是，突触传递的变化与大脑生成新记忆的方式相似。经历疼痛后，除了产生认知记忆和情感记忆之外，大脑还会产生疼痛记忆。

到访一座位于印度偏远地区的医院时，我遇到了一位病人，即使皮肤早就不存在了，他的大脑仍然能够体会到皮肤上的疼痛。这位病人名叫阿曼，10年前他驾驶着自己那辆色彩鲜艳的卡车从印度东北部平原出发，历经10小时驶入喜马拉雅山山麓。那里丛林密布，靠近印缅边境。即便天气晴好，陡峭蜿蜒的山间公路也一样泥泞不堪，接下来发生的事我这辈子都不忍心再讲第二次：当时正值雨季，暴风雨席卷当地，阿曼想赶紧上山。车开到半路，上方的山坡突然坍塌，泥石流倾泻而下，裹挟着他的橘黄色卡车冲下山坡。万幸，车子撞上了下方几米的悬崖边缘伸出的一丛茂密树木，否则肯定会车毁人亡。但是，坠落的全部重力压在了阿曼的右臂上，他的右前臂与手肘因此支离破碎。长时间抢救后，当地医生决定在医院对他进行肩部以下的截肢手术，最终手术成功了。不过当阿曼与我交谈时，他的脸上时而闪过痛楚的神情。他解释说，每天总有好几次感觉整条右臂还在原位，还觉得自己已经失去的手指像被开水烫伤了似的。超过半数的截肢病人都经历过类似的"幻肢疼痛"。长期以来，我一直认为这种奇怪症状的成因是残肢中的神经末梢受损，向大脑发送了异常疼痛信号。然而，相关文献表明，即使进一步截掉了残肢，以移除剩余的神经末梢，疼痛也不会停止，反而会雪上加霜。有意思的是，外科医生发现，对截肢周边部位使用局部麻醉，或者采用全身麻醉时，幻肢疼痛的发生率会显著下降。这说明身体在截肢过程中形成了"疼痛记忆"，与大脑中生成记忆的方式类似。对阿曼来说，这种记忆表现为在不存在的皮肤上时不时浮现的灼痛感。

许多人说皮肤上有一种感觉比疼痛更可怕，那就是痒。痒既可以来自最温柔的抚触，也可以成为最恶毒的折磨。在前往北非利比亚沙漠的旅行中，一位专门研究第二次世界大战的历史学家告诉我，当地苍蝇细小的腿脚会引发奇痒，导致许多士兵陷入了法国人所说的"le cafard"状态，即沙漠癫狂症。这些苍蝇在空中飞舞，引发的瘙痒说来就来，看不见也摸不着，还没完没了，甚至逼得一名英国士兵试图用左轮手枪射杀这些飞虫。

但是讨厌的外在侵扰并不是导致瘙痒的唯一原因，有时还因为皮肤的内在因素。我记得曾有一位病人为了缓解瘙痒，抓破了自己的脚踝皮肤，结果不仅没止痒，还差点儿因为感染失去右脚。一些疾病也可以是瘙痒的诱因，比如，缺铁、贫血和肝病等。目前已知的最奇怪的一大瘙痒症叫"水源性瘙痒症"，症状表现为皮肤接触水之后便会莫名产生强烈的痒意。

痒，这种令人懊恼无措的感受有多种成因，其中最广为人知的也许是组胺分子的作用。发炎时，皮肤的肥大细胞会释放组胺，导致过敏性皮炎或是类似蚊虫叮咬后的瘙痒感。瘙痒令人难以抵挡，关键在于纾解痒意的急不可耐。语言和文化中的"痒"，如"手痒想打架"（itching for a fight）、"七年之痒"（the seven-year itch），都表明这种皮肤特有的感觉充分展现了肉体存在不可抑制的冲动。同样不足为奇的是，痒就要抓、要挠，这总是与极致的欢愉有关，同时伴随着罪恶感和内疚感。法国哲学家蒙田说过："挠痒是大自然最美好的一大恩赐，随时唾手可得，但令人心烦的懊恼紧随其后。"[23]

传统上人们曾认为痒是轻微的疼痛感，原因显而易见：两者都令人不适，都能令人体立刻产生防御性反应。举例而言，疼痛提醒我们将手抽离滚烫的盘子，瘙痒则警示我们远离毒蝎或携带病菌的苍蝇。此外，痒和疼痛都可由认知和情感调节。然而，到1987年，"痒为轻微痛"的观念被德国科学家汉德威克颠覆了。他发现痒和疼痛之间存在着不寻常的差别。[24]如果痒是"轻微疼痛"，那么越来越"痒"应该会累积成真正的疼痛。可是，当汉德威克的团队不断增加给受试者注射的组胺剂量时，他们只觉得痒意越发强烈，却完全没有疼痛感。现在人们知道瘙痒是完全独立于疼痛的一套感觉系统，信号传输沿着完全不同的路径通向大脑。一根瘙痒的神经纤维可以感知大面积皮肤上的感受，单位以平方厘米计算，而感知疼痛的神经纤维负责的皮肤面积只能以平方毫米计算。不过，瘙痒的神经冲动的传输速度要比疼痛慢得多，所以痒意会不断减弱。

最近有项研究还发现，一种叫作脑钠肽的分子能将瘙痒感从皮肤传递到大脑，同时不会引发任何疼痛感，这有可能成为全新止痒疗法的先驱。[25]痒与疼痛之间还存在着一个特别有趣的差异。大多数人如果想到手被炉子烫伤，或者观看一部充满暴力的好莱坞战争片，都不会引起自身的疼痛感。但痒意不同，光是说起虱子，都能令人发痒。[26]一位德国教授讲课时，头几张幻灯片放的是虫子和人挠痒痒的图像，后半段展示的则是婴儿"柔嫩"肌肤的图像。与此同时，一台隐藏的摄像头拍下了学生们观看这些图像时的反应。结果是，观看前半部分时，学生不由自主地挠痒的情况明显多于观看后半部分时的。[27]读者看到这里，说不定皮肤也正有痒意袭来呢。

看到昆虫的图片，或者看到别人发痒、抓挠时，人人都会禁不住想挠挠自己，但目前还不知道是什么原因导致我们有此倾向。一种理论认为，这种反应是为了清除皮肤上的寄生虫，因为寄生虫容易在社区近邻间游走传播。以前的观点认为，这种同社群内传播开来的痒意，是因为人类对群体中的其他伙伴感同身受，旁观他人后会觉得自己也很痒，于是开始抓挠，这样也能减少自身被寄生虫感染的概率。可惜，实际上这种情况有可能不是出于同情，而是冲动使然。2017年，美国圣路易斯华盛顿大学医学院的陈宙峰博士发现，将一只小白鼠与另一只患有慢性瘙痒的小白鼠同放一笼后，原本不痒的小白鼠也可能开始抓挠自己。[28]社群间感染的瘙痒有可能是大脑天生的反应。当小白鼠看到同笼鼠友抓挠身体时，鼠脑会立即释放胃泌素释放肽，促使它开始抓挠。如果阻断这种成分，小白鼠则不会抓挠自己；但如果仍然接触到组胺等诱发瘙痒的刺激源，抓挠仍将发生。这些独立存在的发痒机制可为研究打哈欠之类的社群间传播行为提供一点儿线索。

疼痛与瘙痒分立的复杂世界说明，皮肤和大脑之间存在数百万条独立的沟通路径，始于各类感受器，沿着神经攀缘而上，进入大脑中各个未经探索的区域。一路上这一段又一段信息在情绪、记忆和认知的潮流推动之下奔赴不同方向。然而，皮肤和大脑之间存在的实体距离也具有哲学意义。人们总是认为自己是直接看到和感受到了这个世界，但是大脑构建的世界中的大部分图景其实是必不可少的幻觉。人人都体会过本不存在的痒意，就算在肉体上感觉真实，其实也是大脑生成的幻觉。在阿曼感受到幻肢疼痛这个案例中，他的肢体和相应部位的皮肤已不存在，但他的大脑仍然保留着它们的印记。其他感觉也一样，都存在需要幻觉来处理现实的原因。别人拍手时，我们看到这个动作的同时能听到动作发出的声音，但我们的大脑其实正在处理以不同速度传输过来的两条独立信息，所以头脑里看到的比实际发生的时间大约晚半秒。这是因为到达大脑视觉区的神经纤维中只有20%来自眼睛，其余都来自大脑的记忆区。我们所谓的现实，是借助各种感觉在头脑中构建出的世界图像，收到的感觉信号有限，大脑就无意识地填补欠缺。皮肤接收信号，发挥着至关重要的桥梁作用（尽管有时这座桥梁很长），桥一头连着真实的外部物理世界，另一头连着我们在脑海中创造的世界。就这个意义而言，皮肤的确是大脑的延伸。

触觉非比寻常，成就皮肤化身灵敏仪器，在生命旅程中一路探察，为人体保驾护航。不过，皮肤与皮肤接触的时候，会发生看似神秘、近乎魔法的力量转移。20世纪60年代，加拿大心理学家西德尼·朱拉德博士开启了令大多数学者梦寐以求的研究。为了观察人，他周游世界，专挑便利又时髦的地方蹲点。比如，他会坐在咖啡馆的角落里，记录当地人在1小时内的肢体接触次数。波多黎各以每小时180次触碰高居榜首，巴黎以110次名列前茅，但在我的家乡伦敦，每小时的人际触碰次数寒碜到只有0次，完全印证了英国人保守拘谨、不喜触碰的刻板印象。[29]尽管人们很少会思考握手或拍肩膀到底有什么作用，但研究显示日常触碰对社交判断具有深刻影响。

想象一下，你正坐在巴黎某家虚构咖啡馆角落里的一张桌子边，模仿朱拉德博士紧盯着周遭人等昙花一现的触碰。你观察到的一切触碰效用，都已获得心理学研究的印证。[30]你左手边的桌子旁坐着一对恋人，正在争论是否要花大价钱度假。男人的手指犹豫不决地徘徊在手机浏览器的"支付"按钮上，这时女人伸出手来，从手背上钩握住爱人的另一只手，以示安慰。于是，他完成预订，两人手拉手一起离开了咖啡馆。女人的触摸可激励男人承担更多风险，但耐人寻味的是，反之则不然。[31]牵手也是认定存在社交纽带的"标志物"，宣示伴侣之间的专属关系。此时你的右手边有一位女服务员正与另一位顾客热烈地交谈，她把账单放在桌上时俏皮地碰了碰那位顾客的手臂。这触碰一闪而过，是潜意识的社交行为，却有可能促使这位顾客多给小费，效果好的话能多给20%。在咖啡馆另一边远离窗户的角落里，一位应聘餐厅工作的年轻厨师正在紧张地面试，面试她的厨师长手拿沉甸甸的写字夹板。实验表明，面试官的夹板或文件夹越重，面试者获得录用的可能性就越大。[32]这给我们的启示是，触觉对重量的感知会影响我们对他人智力或做事能力的判断，重量带来的扎实感会被移情于他人。

咖啡馆门边的小桌子旁有一位销售代表与客户面对面坐着。虽然是第一次会面，但客户手中咖啡的暖意让她觉得销售代表看上去也很温暖人心，柔软的坐垫也增加了她同意达成交易的可能性。两人起身离开时简短地握了握手，销售代表安抚似的碰了碰客户的前臂，然后两人微笑着离开了。这个场景中，销售代表的触碰巧妙自然，毫不刻意，为自己争取到了后续洽谈的机会。这时，一位男士刚走进咖啡馆，就被大学老同学热情洋溢地一把抱住。拥抱释放出强效的"幸福分子"混剂，成分包含缩宫素和内啡肽，加强了两人的关系。吧台后面，穿着围裙的咖啡师和服务员忙到飞起，正埋头处理着客户订单，连说话的时间都没有，只能时不时地拍拍对方的肩膀，玩闹似的以手肘碰碰彼此——这些触碰都有助于吧台团队增强凝聚力，优化工作氛围。针对篮球队的一些研究表明，无论是击掌还是击拳，在球场上成员身体接触更多的队伍胜算更大。[33]至于网球双打搭档相互击拳是否有相同效果，如果对此观察对比一下应该也很有趣。

加州大学伯克利分校开展过一项研究。他们将两个陌生人用一堵薄墙隔开，[34]其中一人将手臂伸过墙上的一个洞，另一人必须通过短短1秒钟的触碰来传达某种情绪。令人出乎意料的是，接受触碰的参与者基本都能从这短暂的触碰中辨识出同情、感激、关爱、愤怒、恐惧和厌恶等情绪。

触觉不仅利于沟通，还具有治愈作用。13世纪初，神圣罗马帝国皇帝腓特烈二世做了一项在现代肯定不为伦理认可的实验。他起意探索人类的原始语言，所以在他的实验设计中，婴儿一出生便会立刻与母亲分开，充当护士养育他们的研究人员也被禁止在婴儿面前说话，甚至禁止触碰他们。中世纪意大利编年史作家萨林贝内最早记录了这件事，而且还点明腓特烈二世从未听到这些婴儿开口说话，因为"婴儿没有抚触就无法生存"。[35]实验中这些婴儿虽得到喂养，但都在能说话之前夭折了。可惜这个诡异的实验在真实的历史中反复上演，到现在还有数以千计的罗马尼亚人带着被剥夺受抚触权利的创伤活着。20世纪下半叶，尼古拉·齐奥塞斯库为了增加罗马尼亚的人口，在职工严重不足的孤儿院里养育了一批孩子。结果，这群孩子罹患糖尿病、精神分裂症等各种身心疾病的比例远高于该国其他人群。[36]虽然缺少语言交流等其他因素也对这批罗马尼亚孩子的成长历程产生了不利影响，但很明显，身体接触对身心健康发展不可或缺，是表达爱与同情的另一种语言，对人类的发展至关重要。[37]

令人唏嘘的是，我们对触觉在人类生存和发展过程中起到的重要作用的了解，大部分来自类似的关怀危机。1978年，哥伦比亚波哥大母婴研究所的新生儿重症监护室人手不足，又缺少保温箱，陷入运营困境。最令人揪心的是，那里的新生儿死亡率高达70%。埃德加·雷伊·萨纳布里亚医生决定大胆采取不同于以往的做法。他要求早产儿母亲将孩子以与自己肌肤相亲的方式贴放于胸前，保证了婴儿取暖，有效取代了保温箱，他还鼓励母乳喂养。结果，婴儿的死亡率出乎意料地迅速下降至10%。[38]显而易见，接触母亲的皮肤对婴儿来说具有明显的疗愈作用。其后的数十年间，"袋鼠式照护"在全球越来越流行。越来越多的研究也证实，母亲或保育人员的皮肤具有非同凡响的力量。[39]2016年的一项研究发现，袋鼠式照护可改善心跳和呼吸频率等关键体征，也有助于睡眠及增加体重。[40]另一项研究发现，在发展中国家，得到袋鼠式照护的婴儿出生后1个月内的死亡率降低了51%。[41]肌肤相触的作用是双向的，同样有益父母的心理健康，而且接触婴儿皮肤的好处连爸爸也一样能享有，对他们而言，这样既可减轻焦虑，又能增强育儿信心。

触碰的治愈作用并不限于早产儿。我还是医学生时跟诊过一位家庭医生，她主张用握手安抚病人，并拍拍他们的后背以示友好。但我当时很怀疑她说的"爱可以借助皮肤传播"这句话，我认为这个观点并不具备临床依据。然而，不久之后我读到了一项研究，这项研究发现当患者需要做核磁共振，并被告知将接受电击时，如果有爱人牵手，他们的压力水平会大大降低。[42]在另一项研究中，参试伴侣会先学习如何以满怀感情的方式触摸，再付诸实践，长时间之后与对照组相比，他们的压力更小，血压也更低。[43]研究还证明，皮肤接触和身体拥抱会刺激神经，释放内啡肽和缩宫素，并激活大脑中负责奖励和同情的区域。由此产生的短暂幸福感可能无法治愈感染或预防癌症，但确实能减轻压力，有益于心理健康，最终还会加强人体的免疫系统。这些效果也不仅仅是短期的化学变化，充满母爱的抚触如同动物之间互相梳理毛发的行为一样，可以带给后代持久的"表观遗传"变化。关爱留下的印记会伴随孩子一生，呵护健康，减轻压力。再看老年人的情况，研究发现，抚触可帮助阿尔茨海默症患者与他人建立更好的情感联系，并减轻这种可怕疾病的症状。

十几岁时，我为了进入英国铁人三项队花了很长时间跟游泳池底部的黑线为伍，在泥泞的田野里奔跑，在英国的阴雨中狂蹬自行车。这意味着我也接受过好几百个小时的运动按摩。肌肉理疗的好处似乎显而易见，但我从未想过皮肤与皮肤的接触是否也对健康有积极影响。美国迈阿密大学蒂芙尼·菲尔德教授的团队发现，按摩对健康具有许多好处。[44]看望老年患者时给他们按摩可改善他们的认知和情感功能，远比普通的社交方式效果好。特意融入感情的按摩比不带感情的按摩更有益，而后者又比按摩椅上的按摩更有益。从前人们总认为自闭症患者不喜欢任何形式的肢体接触，但实践证明，对许多自闭症患者而言，按摩也可起到极大的安抚作用。

按手具有治愈的力量，这一认知由来已有数千年之久，但我们才刚刚开始了解其中的机制是如何起效的。触觉带有无法忽视的情感特性，在生理与认知双方面都能令人感到被爱和放松，而这进一步又会减轻压力。大脑和肉体通过触觉对话产生的放松效果在许多生理体征上均有体现，包括血压降低、免疫力提高等。触觉的治愈力量的确能影响身心，随着研究的深入，人类触觉蕴含的力量肯定会带来更多惊喜。

无论是从字面意义还是象征意义来看，皮肤的感觉能力既促进了文明的发展，也帮助人类走向自然界的主导地位。英文的"Technology"，即"技术"一词源于古希腊语的"techne"和"logía"，可以大致翻译为"对手工艺的研究"。人们借助手指创造和控制信息，进而构建社会，逐步完成了从操纵工具到刻画象形文字、从每分钟打100个字到操作智能手机触摸屏的进化。当你在"电阻式"触摸屏上按压屏幕时，屏幕会感应到玻璃的弯曲，随即向设备的计算中心发送电子信号，而最近的"电容式"智能手机触摸屏则利用了人体皮肤鲜为人知的一大特性。电容式触摸屏玻璃的正下方有类似纽约市街道规划的设置：从上到下不断运行的是非常细小的导电金属线，称为"驱动线"，可提供恒定的电

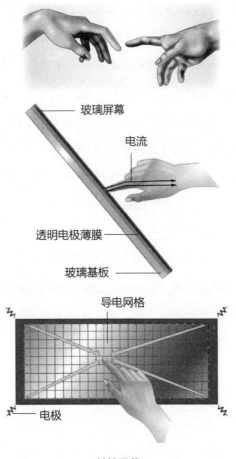

玻璃屏幕

电流

透明电极薄膜

玻璃基板

导电网格

电极

触控屏幕

流；从左到右的则是检测电流的"感应线"。手指触碰屏幕时就会吸引电流，产生电压降。于是，屏幕上因电线纵横交错而产生的静电场被扭曲，随即向手机的计算中心传输触摸位置、力量大小以及触控方向等信息，详细得令人难以置信。[45]人的指尖可能没有宙斯那样操纵雷电的神力，但人的皮肤是导电材质，不管非导电材质施加多少压力，都不能触控导电的触摸屏，所以我们戴上手套就不能操作触摸屏了。下次玩手机、刷社交媒体时，请务必赞叹皮肤竟然也成了电子产品的一部分。

相反，皮肤中极为敏感的零部件也可以与人工技术相联系，以便接收信息。一位杰出的法国人在19世纪初就发现了这一点。路易·布莱叶的父亲是巴黎东部手艺最好的马具制造工匠。路易自小就希望继承父业，他常在皮革作坊里流连忘返，试图学习父亲的高超技艺。路易3岁时的一个清晨，他的父亲走出作坊与一位顾客交谈了几分钟。路易拿起一把锋利的金属锥子，试图在一张皮革上打个洞。锥子从他手中滑落，刺入了他的左眼。由此引起的感染后来扩散至右眼，结果到5岁时，路易就已经永久失明了。当时大多数盲人不得不乞讨谋生，路易当然很幸运地避免遭此噩运，因为父母为他制作了一根木制手杖，鼓励他用双手摸索着生活。10岁时，路易到了巴黎，进入瓦伦丁·阿维创建的盲人学校学习。当时可供盲人阅读的书籍很少，而既有的盲人书籍使用的是阿维发明的方法，即在铅块上浮雕字母，然后再凸印在超大的书页上，可是这样制作出来的大书重得难以想象。布莱叶自己的思考速度远远快过阅读这些大书的速度，其间的迟滞令他难以忍受。后来，布莱叶偶然间了解到查尔斯·巴比尔的发明。巴比尔是一名法军上尉，发明了"夜书"，即以12个点组合而成的军事密码。虽然比起阿维的阅读系统，夜书有所改进，但仍然很麻烦，还特别不易理解。而布莱叶的天才之处在于，他将这套密码系统简化为两列6个凸起的小点，只需用一根手指触摸就能识别每个字母。[46]在这套简单又巧妙的技术的基础上，布莱叶发明了一套盲文系统，使成百上千万的视障人士通过触摸就可以实现阅读。

在研究如何通过触摸接收信息的过程中，现代的一大飞跃出现在触觉技术领域。这一领域着眼于利用振动和运动形式传输信息给用户。我记得少年时代，当玩具赛车偏离轨道，或被敌人的炮火击中时，电子游戏控制器就会振动个不停，还发出"嗡嗡"声。自那以后，科技突飞猛进，在触控通信领域中，虚拟现实（以下简称"VR"）已是最前沿的发明。戴上VR头盔，模仿视觉和听觉刺激非常容易，但如果没有触觉就不可能获得完全的沉浸感。美国宾夕法尼亚大学的凯瑟琳·库琴贝克曾说:"少了触摸,虚拟现实就难以令人信以为真了。"[47]她的团队协助开发了一种数字顶针控制器,原理是借助不同的振动频率来重现触摸多种物体的感觉。[48]这种控制器还可以探知手指在空间中的位置,并计算出一种名为"动态触觉波"的波力,可以使人在手指改变方向时感受到不同的虚拟物体。将振动、运动以及其他视觉和听觉等感官输入相结合,就能让大脑认为我们正握着某种实物,而实际上我们握着的只是一团空气。这项技术的应用场景很多,比如,网购衣服之前感受面料质地;帮助实习外科医生在有资格对真正的病人做手术之前"感受"设备牵动人体器官的作用力等。

我们在将机器人制作得更像真人这方面也取得了巨大进展。机器人可以制造汽车,可以完成极其精准的手术,可以对话,甚至发展自己的语言。机器人下棋时能胜过人类,诊断疾病时胜过医生。一部由机器人创作的小说甚至入围了日本文学奖。针对机器人模仿人类触觉的研究相当多,参与者都希望开发出栩栩如生的假肢。最近,我很喜欢请教一位在机器人研究所工作的朋友,咨询机器人的未来以及这类技术将如何改变世界。我首先问了两个常见问题:"机器人会抢走我的工作吗?""机器人会统治世界吗?"我确信此前没人问过他这两个问题。之后我又问,是否可以制造出表面材质等同复制版人皮的机器人,从而模拟出人类复杂的触觉。他的回答很在理:"难点在于,涉及触觉时,我们容易认为皮肤只是神经末梢的终端。让机器人拿起一串钥匙已经很难了,要让它们能感觉,那更是难上加难。"可以想象,有一天人类可以为机器人开发出一种仿生皮肤,完全模仿"神奇四大感受器",让它们具备感知滑动、控制力道等能力。[49, 50]事实上,2017年就有研究人员开发出了一种机器人皮肤,既可拉伸,也能粗略感受到剪力与振动的变化。[51]但是,皮肤传达、传输和接收情感的能力及其以异乎寻常的复杂方式统合物理实体与社交功能的方法,就目前而言似乎超出了工程学的能力范畴。也许,触觉正是皮肤成为最具人性特点的器官的关键所在。

近期触摸技术和机器人触摸功能的发展颇具讽刺意味。社会正面临着人人"失去触摸"的危险。手指与智能手机屏幕的互动更受人青睐,逐渐取代了安抚人心的拥抱和拍肩膀。触觉,这种人体最古老的感觉历来神秘,有时简直让人难以言喻,而我们决不能忘记触觉对促进情感交流、维系社交纽带、呵护健康乃至保护生命的巨大作用。触觉令皮肤同时具有物性、感性和灵性。意大利艺术家在西斯廷教堂的天花板上画出了超越自然的神性一触,他必定是对这一点了然于心,所以才会说:"一触之力可赋予生命。"

7

心灵肌肤：心理与皮肤如何塑造彼此

为了遮掩，智计百出；可自我反省却无休无止。

——约翰·厄普代克[1]

马赛族小屋位于村庄边缘，而村庄本就孤零零地坐落在一片大草原上，紧邻坦桑尼亚的塞伦盖蒂国家公园。我盘腿坐在地上，对面是雷米，他邀请我和当地医生阿尔伯特过来听他分享自己丰富渊博的马赛族草药知识。我们讨论了热带草原植物对人和牛的药用价值，不过对当地人而言，牛更重要。

我们谈了一会儿后，雷米叫来了一个14岁的男孩。这个男孩患有一种皮肤疾病，村里人和他的家人都认为是"不治之症"。男孩的额头和脸颊上长出了一块块紫罗兰色的皮疹，还伴有水泡，但身体其余部位未受影响。眼皮周围紧绷的水泡让他每次睁开眼睛时都会蹙额皱眉。这些症状几个月前就出现了，并且一直在恶化。阿尔伯特请我诊断病情，但我对这个男孩脸上奇怪的病症感到困惑。我瞥了一眼阿尔伯特，他看起来一样疑惑不解。我问了几个问题之后发现，这个男孩很快就要成为一名"moran"，即马赛族的战士。成为战士需要接受考验，比如，远离家乡，徒步旅行数月。传统的考验方式是用长矛射杀狮子，现今的做法显然也轻松不到哪里去。男孩的生活历程逐渐明朗，我们慢慢明白，原来他正偷偷用一种特殊的草原植物叶子擦脸，本地人都知道那种植物的化学

---

① 出自其著作《自我意识》（*Self-Consciousness*）中"我的皮肤大战"一章，主题是作者因银屑病而经历的身心与社交方面的挣扎。——原注

物质会导致人对阳光过敏、皮肤起泡。他刻意模仿（实际上是人为制造）身患皮肤病的表象，而且也成功了，这样他就能留在家里，躲过那考验战士的仪式。他这种情况，即有意损害皮肤以引发疾病，被称为"人为皮炎"，属于心理问题，表现为生理问题。除了装病，很多心理问题也会导致人为皮炎，如遭受虐待或创伤后想要引人关注。孟乔森综合征患者总是渴望得到医疗救治。[1]阿尔伯特开玩笑说这个男孩得的是"星期一综合征"，因为常有儿童不想上学，身体就会出现各种病症。皮肤病，尤其是显而易见的皮肤病，都是兼具生理和心理问题的表现。

大陆的海角仿佛是将海洋一分为二的界线，如果人之心灵与肉体也如汪洋，那么皮肤就是两边相接之处、充作模糊界线的那个海角。心理皮肤学是相对新兴的领域，要探索的正是这条不可见与可见之间的模糊界线。[2]有趣的是，大脑和皮肤是由胚胎中的同一层细胞，即外胚层发育形成的，这两个老朋友似乎在生命其后的不同时间节点上还会多次重逢。皮肤和心理之间的动态关系曾经是让人充满疑惑的神秘领域，但现在正不断得到科学发展的佐证。

皮肤与心理之间的互动极为常见，但明显没有得到足够重视。它们的互动类型可分为三种，不过需要注意的是，两两之间并非毫无关联。

1. **心理影响皮肤**：心理状态影响皮肤的生理状态，如心理压力会加重银屑病。

2. **皮肤影响心灵**：明显的皮肤病会对患者产生各种情绪和心理上的影响。例如，痤疮经常会引发抑郁。

3. **表现在皮肤上的精神疾病**：皮肤抓搔症和马赛族男孩的人为皮炎均属此类，比前两种类型少见且特殊，但危险程度高。

想象一下，你也坐在村子里这几位眉开眼笑的老人身边。男孩长水泡的疑难杂症终于解决了，大家感到如释重负，等待我们的是漫长的归途。于是，我们告别村民，登上汽车。开出村子的围墙时，景色尽收眼底。太阳开始落山，塞伦盖蒂沐浴在落日的金色余晖中。平顶的金合欢树投下长而柔和的阴影。美景让人觉得必须拍下最后一张照片，所以你离开同行的伙伴，去找最佳的摄影地点。5分钟后，你独自站在尘土飞扬的山冈上，透过相机镜头捕捉风景。

这时，前景中出现某种东西，吸引了你的目光。

距离你不到50米的地方，一丛热带黄草中藏着一头肌肉发达的母狮，正在盯着你看。

你整个人都敏锐起来。起初短暂呆滞，之后你感觉胸膛里心跳加快，肺部扩张。你清楚地感知到身上存在着的每一块肌肉，它们都已做好准备迎接迅捷激烈的行动。当下唯一要紧的，是决定究竟应该战还是应该逃。你的膀胱和肠子准备排空，心脏收缩跳动得更快、更猛烈，方便向肌肉输送氧气，为奋战做好准备。血液离开脸部，被大量汗水取代。毛发直立，蓄势待发，每个毛囊似乎都在跟着身体做同样的准备。

这是压力的表现和感受。压力当然非常重要。"战逃"反应，是由统称为"交感神经系统"的特定神经无意识触发形成的，能使常人瞬间变超人。几千年来，这种反应一直是人类生存中不可或缺的关键能力。统计数据表明，不是人人都曾与狮子生死对峙，但想想每当面临重要工作面试或当众演讲时，几乎人人都会出现类似状况。出现这种反应的几秒钟或几分钟内皮肤发挥的作用十分重要，出汗为奋战的身体降温，血液离开脸部是为了优先供应肌肉。不仅如此，在之后的几小时或几天内这种效用仍会持续。"战逃"反应出现之后的一段时间内，皮肤的整个免疫系统构成都会发生变化。心理压力会导致皮肤的炎症反应持续好几天，这也可能是为皮肤能做好准备，好应对狮子咬伤造成的感染。[3]不过，"战逃"反应肯定不是心理压力影响皮肤的唯一表现。

承受压力时，大脑中叫作"下丘脑"的一小块区域会释放促肾上腺皮质激素（以下简称"CRH"），而CRH会刺激同样位于头骨内的垂体分泌促肾上腺皮质激素（以下简称"ACTH"），ACTH则作用于肾脏顶部的肾上腺，促使其产生皮质醇。皮质醇和CRH对皮肤炎症具有极大影响，但令人困惑的是，在某些条件下，它们既可能减轻也可能加重炎症反应。皮质醇能增强免疫力、加重炎症反应，但高浓度的皮质醇又能抑制炎症反应，能抑制湿疹炎症反应的类固醇药膏便是个典型例证。这些药膏含有高浓度皮质醇，可用于减少身体的自然免疫反应。心理压力影响皮肤的另一种表现通常被称为"神经性炎症"，即由神经系统引起的炎症。皮肤中的神经末梢含有一些炎症反应物质，其中最广为人知的是"P物质"。[4]神经末梢在压力下释放此类炎症反应物质，促发紊乱。肾上腺素和CRH等激素以及P物质等神经递质分子，会导致皮肤中的"地雷"肥大细胞释放强大的炎症分子，进而扩张皮肤血管的直径并加剧其渗透性，帮助人体免疫系统的细胞尽快赶赴现场，但它们也会刺激神经末梢，导致瘙痒，并进一步刺激释放炎症反应物质。于是，人体便逐渐深陷炎症反应的旋涡之中。

心神压力甚至会改变皮肤免疫系统的特性。辅助性T细胞是皮肤中关键的免疫细胞，可分为若干亚型，每个亚型各有不同"个性"。人体内一型辅助性T细胞（以下简称"T_h1"）和二型辅助性T细胞（以下简称"T_h2"）通常处于健康的平衡状态：T_h1负责对抗细胞内的病毒和细菌；T_h2侧重攻击细胞外的细菌和寄生虫。心理压力会导致两者失衡，向T_h2占优势的环境发展，引发湿疹中常见的红肿瘙痒的炎症反应。[5]即便是像手机铃音反复响起这种适度压力也已被证明能完全改变皮肤的免疫特性。短期内心理压力骤然增加时，免疫反应也会加剧：不仅生活在皮肤中的免疫细胞（如肥大细胞）会被激活，其他免疫"战士"也会通过血液离开身体其他部位，齐聚于皮肤上。炎症反应为防备母狮咬伤的感染做好准备，同时发挥相当于"助剂"的作用。这意味着压力会刺激人体的免疫系统，帮助其更好地识别可能从皮肤破损处入侵身体的新微生物。2017年的一项研究还发现，皮肤中的干细胞实际上可以"记住"炎症，提升未来同一部位伤口愈合和炎症消散的速度。[6]短期出现炎症反应是为了保护人体，但也是皮肤病患者出现银屑病或痤疮暴发的原因。

慢性压力长期存在，持续几天到几个月，有时甚至更久，于人而言危害犹如另一种野兽。慢性压力可加重炎症，削弱免疫反应，两者均于人体不利。从本质上讲，慢性压力致使皮肤失衡，导致疾病恶化。对湿疹患者而言，长期压力会打破T_h1与T_h2之间的平衡，助长偏向T_h2，加重病情。慢性压力还会加速皮肤及其延伸部位的老化。巴拉克·奥巴马在其8年美国总统任期内的一系列照片几乎可以做成一套灰色系色谱。担任总统的压力在奥巴马脸部的皮肤上清晰地刻画出了很多线条和皱纹，出现的速度比正常同龄人快得多。荷兰摄影师克莱尔·菲利西在短短1年时间里就见证了压力加速老化的过程。她拍摄照片的时间从荷兰海军进驻阿富汗之前开始，覆盖整个驻军期，一直到撤军回国之后。从鲜明震撼的照片里可以看出压力对老化微妙而又显著的影响。[7]

银屑病是与压力关系最密切的一大疾病。针对美国人和欧洲人的调查发现，情绪压力是银屑病发作的首要因素。[8]因此，2008年金融危机期间，银屑病与湿疹患者人数刷新历史纪录也就不足为奇了。[9]对许多人来说，得了银屑病就等于开启了恶性循环，有时甚至会恶化到失控。银屑病的斑块表征不仅令身体不适，更加剧了社交焦虑，而身心的不适和焦虑又会进一步导致病情恶化，使病状扩散到更明显的表皮部位，导致压力更大，排斥社交，忧郁与焦虑更甚。

还有一些强有力的证据表明，长期压力会削弱和阻碍皮肤免疫细胞的防卫功能，这种防卫功能的术语名称为"免疫抑制"。压力大导致嘴角开裂，或皮肤上出现带状疱疹，这样的情况或许你也经历过。这两种症状的成因分别是单纯疱疹病毒和水痘带状疱疹病毒，都是疱疹病毒家族的邪恶成员。这些病原体的独特之处在于它们具有"潜伏性"，这意味着它们一旦感染了人类宿主，就会一直默默相伴，于神经末梢处潜伏，伺机等待东山再起。有关此类病毒重出江湖的原因，有种理论主张是长期压力抑制了皮肤的免疫系统，让这些沉睡的病毒抓住时机，溜过了人体皮肤的防线，从而复出作祟。[10]大量个人逸事虽不能采信为可靠数据，但我在第6章中提到的，我总在紧张的考试前起带状疱疹的情况可能并非偶然。皮肤科同行可能会说，这是随机出现的情况，或者认为是复习期间我改变饮食习惯、只吃比萨，营养太单一导致的。但是，根据目前关于心理压力对皮肤影响的了解，心理问题能令疾病寻隙而入，这已不足为奇。

如果现在这些信息给你带来了心理压力，别担心，许多该领域的科学家同样对此感到困惑。如果任何人或任何只想带货的企业试图断言大脑和皮肤之间的关系，请务必保持怀疑心态。大脑和皮肤并不是一开一关就能简单操纵的机器，它们各自形成了复杂多变、起伏波动的生理环境。唯一能够确信的是，心理压力肯定会影响皮肤。如果已经患有湿疹、银屑病、痤疮、脱发和瘙痒症等皮肤问题，心理压力会加重病况，同时会令一些微生物有机可乘。这说明在某些时候，皮肤当然也能感受到生活的重压与紧张。

当然，寻求医疗帮助，从生理层面治疗皮肤病非常重要，不过皮肤病的发作也可能是针对精神状态发出的警示，提醒人们压力过大，情绪和心理压力累积过多。我们生活在一个以绩效目标为衡量标准的世界里，杂志上的模特无不精修，社交媒体上的生活无不"完美"。种种现象令人感觉深陷追赶游戏之中，不能落后，永无休止。无论在职场中还是家里，人人必须随时随地努力提升自我、优化躯体。压力及其表现因人而异，治疗方式也应因人而异。有些可能只需要在前进的道路上后退一步，在一周内留出一定时间休息和冥想，尝试认知行为疗法或适合个人的其他放松方法，或与医生交谈就足以解压。一项研究追踪调查了一些需要接受光疗的银屑病患者，发现同时接受冥想等认知疗法的患者完全治愈需要的光疗时间减少了40%。[11]通常与催眠相结合的意象疗法也很有效。我记得一位湿疹干痒病症颇为严重的病人曾说，发病时她就想象自己在英国一个湿漉漉、下着小雨的下午被一辆过路汽车溅到了一身水。想象中的图景唤起了湿润和清凉的感受，慢慢开始缓解湿疹的干痒，加快了治愈过程。心理压力可以通过各种形式影响并导致生理疾病。药膏和药物虽然可以立即见效，但真正的治疗需根除病因。减少长期压力是保持舒适与快乐的宝贵要义，对人体拥有健康皮肤的作用也毋庸置疑。以疗愈心灵来疗愈皮肤，在某些情况下十分必要。

对许多人来说，压力对皮肤的影响缓慢且微妙。但是，有某种深藏于内的心理活动瞬间浮现于体表的体验几乎人人皆有，这种体验就是脸红。我们都很熟悉这类场景。比如，你在会议中提了个问题，但问了才意识到答案其实很明显，而且会议上早已讨论过，这一下让你尴尬至极，于是你的双颊开始感到火辣辣的，好像现场所有目光都落在自己脸上。这时如果有人再火上浇油地说一句"你脸红了！"，那你的脸一定红得更厉害。

每当感觉到尴尬，人体就会释放肾上腺素（战逃反应释放的化学物中的一种），它会导致血管扩张，将血液引向面部、耳朵与脖子。脸红通常局限于这些部位，这与"潮红"不同。潮红可能影响身体其他部位的皮肤，如躯干、手脚等，通常由药物、酒精或潜在疾病引起。参与脸红过程的可能还有许多其他成分与感受器，但令人惊讶的是，人们对其背后的科学原理知之甚少。部分原因在于脸红难以量化。各种肤色的人都会脸红，但浅肤色的人当然更明显。一位黑人朋友说："我的姐妹和母亲远远地就能看出我脸红了，但不认识我的人就很难发现。这好比森林里倒了一棵树，但四下里没人听到，还能算发出过声音吗？"她的话充分说明脸红的关键在于是否被其他人发现。虽然我们可能不喜欢他人的关注，但被别人发现脸红其实具有重要意义，因为这表明皮肤正在交流。

为什么人类天生具有脸红的能力？这是一大不解之谜。科学家、心理学家、社会学家都觉得脸红现象耐人寻味。达尔文在《人和动物的感情表达》（*The Expression of the Emotions in Man and Animals*）中写道：

"脸红是所有表情中最独特、最具人类特性的……我们挠痒痒引人发笑，攻击人导致对方皱眉或哭泣，因害怕疼痛而身体战栗，种种表现，不一而足。但我们不能通过任何物理手段，或者说通过对身体做些什么动作来引发脸红。引发脸红的必须是心灵。而且脸红不由自主，越想克制，自己反而越放不下，越容易脸红。"

达尔文认为脸红是人类独有的特点，是在社交环境下因尴尬和自我意识引起的不自主的生理反应。独处时即使感到尴尬、难堪或羞愧也不会脸红。这么一说，脸红好像是由于我们在意他人看法引起的。研究已经证实，仅仅是听到别人说"你脸红了"这四个字，我们就会脸红。[12]我们觉得别人好像可以透过皮肤看穿自己的内心。人有时会不由自主地满脸通红，恨不能马上消失，但即便如此，心理学家仍然认为脸红实际上具有积极的社交意义。脸红是对他人发出的信号，表明我们意识到自己打破了某种社会规范，是在为自己的出格失态道歉。也许这样一时没面子反而有利于加强群体的长期凝聚力。有趣的是，如果有人在犯下社交错误后脸红，别人对他的看法会比对不脸红的人更正面一些。[13]

如果你和许多人一样，有脸红恐惧症——顾名思义是指害怕脸红，那也别担心，脸红具有积极意义。而且，脸红通常既不像自己想象的那么明显，也不会总有人记着。研究表明，害怕脸红的人往往高估了脸红的代价。[14]但是，如果真的脸红了，可以试试以下几个简单技巧。首先要放松面部，微笑是最好的方法，不仅已被证明可以减少脸红，还可以缓和几乎所有社交场合中的气氛。另一个方法是有意识地转移自己的注意力，不再关注自己的脸红。深呼吸，集中精力将空气深深吸入肺部，再轻轻呼出。说起来容易做起来难，但在实践中特别有效。有些人发现，从心理层面给自己的脸部"降温"也有效果。具体做法可以是对自己说"冷静下来"、想象有桶冰水浇在了自己身上，或集中意念把脸上的热量转移到紧握的拳头上。多喝水也至关重要，可以减少脸红频率和程度，还有个额外的好处是有益皮肤和身体的健康。这一点在第3章已有论述。

尴尬不是唯一一种会引起皮肤变红的情绪。我的第一位数学老师斯特林先生是个缺乏耐心的人。我以前一直想不通像他那样讨厌孩子的人为何会以教书为业，而且也纳闷脾气惯常火暴的他是如何保住饭碗的。课堂开始的头5分钟，他不是在讲课，而是面朝白板、背对学生，自顾自地写出一道难到令人发指的数学题。写完他仍旧一言不发，转过胖墩墩的身子面对全班同学。接着，他颤巍巍地举起手臂，拿着白板记号笔，玩起"点指兵兵"的游戏。他的目光扫视全班后会随机停驻于班里的某个同学身上，有一次他直接指向了我。

"你，上来解题！"

我死盯着那一堆艰涩难懂的符号和数字，深知解出题目毫无希望。我呆若木鸡，喃喃自语了片刻，但感觉漫长得如同过了好几个月。感觉到全班20多双眼睛都在盯着我看，热辣辣的感觉从脖颈处向上蔓延开来。我脸红了。但这些与斯特林先生的情绪表现比起来简直不值一提。他因愤怒和不耐烦而颤抖，光头开始因汗水而闪耀，太阳穴上的青筋似乎在膨胀。然后，闸门猛然打开了，他的面部瞬间戏剧性地泛起鲜艳的红色，像个即将爆裂的脓包。

"不解题，我就把你赶出去！"

有些人因愤怒而"面红耳赤"，这时供应头部和颈部的颈动脉会扩张并迅速增加面部的血流量。这可能是在起到安全阀的作用，以纾解怒气正盛时血压飙升的危险。另一个原因可能是，和战逃反应出现时身体本能地认为血液应当流向肌肉一个道理，面部泛红是在借助红色这种代表危险的颜色发出警示信号，相当于皮肤在高喊"别过来！"。当然，远离斯特林先生确实是个好主意。

心理活动也常以汗水的形式不请自来地显现在皮肤上。紧张、不适、尴尬的时候，人们会冒"冷汗"，而且与脸红一样，你越是关注着出汗这事儿，你出的汗就越多。战逃反应激活了交感神经系统，进而唤醒皮肤上的汗腺。

不过，有时候出汗太多（或称多汗症）根本不是心理问题。有些快速解决方法可以打破出汗的恶性循环，并且缓解伴随出汗而来且会加剧出汗的担忧。方法包括选择宽松且颜色为黑白、可遮掩出汗的衣服款式；避免摄入咖啡因饮料之类的刺激物；每天使用止汗剂，而不仅仅是除臭剂等。普通的止汗剂如果不起作用，推荐选用铝化合物含量较高的止汗剂，因为铝化合物可以堵住汗腺。此类产品通常是滚珠式的，在夜间涂抹即可。使用后常见的副作用是刺激皮肤，但这个代价很小。

21世纪初，有谣言说止汗剂中的防腐剂会提高乳腺癌发病风险。[15]这类谣言的源头可追溯至垃圾邮件。综合一些证据来看，止汗剂，无论是否含铝，与乳腺癌发病没有因果关系。[16]铝的短期毒性很难衡量，因为很难评估有多少铝能穿过皮肤屏障。然而，科学界普遍认为，使用推荐剂量的止汗剂是安全的。强力止汗剂或吸汗垫的好处是，即使它们只能稍微减少出汗量，那也可以减轻使用者苦于出汗的烦恼，有助于进一步改善过度出汗的状况。

就像压力会引发皮肤炎症一样，如果脸红和出汗也带来了许多问题，那寻求医疗帮助并不丢人。心理疗法与放松技巧可缓解焦虑，而焦虑经常是脸红、出汗等问题的根本原因。在极端情况下，即其他治疗手段都不起效时，我们还可以选择专门的外科手术来有效治疗脸红和出汗带来的不适。不过，绝大多数情况都可借助较为保守的干预手段加以解决。如果问题深埋于皮肤屏障之下，而且皮肤似乎不再听从大脑指挥，那么最简单、最有效的策略之一就是找专业医生或者朋友聊一聊。

从某种程度上讲，脸红与出汗是未宣之于口的想法换个方式显现于皮肤表面。所以，人类想要利用这些功能也许并不奇怪。人们早就知道，皮肤中有持续变化的电活动，皮肤的导电能力能帮助人类触控智能手机的触摸屏即是明证。1878年，瑞士科学家赫尔曼和吕赫辛格发现，电活动变化在手掌处最为强烈，由此他们进一步发现含有水和电解质的汗水是电信号增强的最大因素。[17]不久后，科学家们意识到，"皮肤电活动"微小且难以察觉的变化可能与潜意识中的兴奋情绪直接相关。瑞士著名精神分析学家卡尔·荣格看到人们内心深处的想法可显现于皮肤时，曾感叹："啊哈！这真是映照无意识世界的镜子！"[18]

汗水能泄露内心的秘密，这一发现迅速促成了测谎仪的开发。这种极具争议的设备影响到了世界范围内成千上万人的生活。20世纪30年代，列奥纳多·基勒（取了与博学家列奥纳多·达·芬奇相同的名）在测量血压和心率的新兴机器中增加了测量皮肤电活动的功能，尝试以此辨别谎言。[19]1935年，美国法庭首次将基勒测谎仪的结果引为证据。当测谎仪左右了威斯康星州一个陪审团的决定后，基勒宣称"测谎仪的结果在法庭上与指纹证据一样可信"。[20]如果测谎仪的测试结果百分之百准确，那可以说是正义和科学的胜利，可惜事与愿违。测谎仪能测出人体处于兴奋状态，但不能区分到底是内疚、愤怒还是其他哪种情绪激起了兴奋。湿度、温度和药物等许多因素都可以改变皮肤电活动，影响测谎仪的结果。欺骗测谎仪完全可能，某些具有反社会性质人格障碍的人，或者俗称患有"精神变态"的人在审讯时不会闪现出任何情绪上的兴奋。虽然现在美国和大多数欧洲国家已禁止将测谎仪测出的结果引为法庭证据，但历史上用这种争议机器取代陪审团的做法已经造成了可怕的后果。2006年，杰弗里·德斯科维奇在入狱16年后终获清白与自由，因为基因证据证明法庭认定他奸杀了一名15岁女孩是误判。这桩误判几乎完全是因为不能测出实情的测谎仪测出的结果被当作实据引证，导致他被迫认罪。[21]

也有稍微正面一些的信息：现代研究发现，测量皮肤电活动可用于对抗压力。"Pip"是种手持型压力管理设备，每秒可测量皮肤电活动8次，并将信息同步到智能手机或电脑上。这种设备测出的数据相对准确，可供人知晓自己当前的压力状态，还借用电子游戏的得分机制，通过让人在皮肤电活动减少时获得奖励得分来正向强化，从而有效降低压力。这种生物反馈疗法可平复心情，安抚身体，具有改善心脏病和偏头痛等疾病表征、加速痊愈的潜力。

皮肤电活动也可用于研究"震颤"这种不同寻常又充满谜团的皮肤现象。听到一段振奋人心的古典音乐的高潮段落或是一首能勾起特定回忆的流行歌曲时，你可能会感到一股让人温暖愉悦的波涌沿着脊柱处的皮肤向上蹿升，让你的脖子、脸部和手臂都起了一片鸡皮疙瘩。三分之二的人群可感受到震颤，或称"审美战栗"，曾有同感的你亦属同类。当心理完全掌控皮肤时，看到电影中的动人情节、欣赏到特别美丽的画卷，都可引来席卷全身的审美战栗，而音乐最能引发这种战栗。[22]我本来认为是"多愁善感"的人在听音乐时会更容易出现震颤，但研究表明，引发震颤的关键在于对音乐的认知投入。作曲家如果想让听众的皮肤兴奋起来，所谱之曲务求有趣。得益于音乐科学家的研究，我们现在知道，当我们的预期被打破，进而又以积极正面的方式再次树立认知时，震颤就会产生。美国康涅狄格州维思大学的神经科学研究员卢赛琪也是小提琴家和钢琴家，她对震颤等感受产生了浓厚的兴趣。浏览相关证据之后，她发现旋律和音高的变化，以及刹那反转的轻微不和谐之音，都是在利用人的预期极尽玩味之能事。[23]在人的发育过程中，大脑会针对歌曲创作树立起某些规则，尤其是会受到文化背景的影响预设形成一定的音乐范式。所以，如果一段音乐过于接近大脑中的这套范式，那么听起来就会很乏味；如果偏离太大，就又成了刺耳噪声。旋律富有张力又耐人寻味时，不仅人的大脑会深受吸引，皮肤也会有同感。[24]

2009年与家人同看电视节目时，我第一次体会到了震颤是预期与颠覆预期这场游戏中的一环。当时正值《英国达人秀》海选，苏珊·鲍尔出现在电视观众面前。采访不到1分钟后，观众们知道了这个46岁的苏格兰妇女没工作、没结婚、与猫咪相依为命、从没得到过爱人的亲吻。这样的她走上舞台，迎来的是现场观众的嘲讽嘘声。苏珊的形象是女歌手应有面貌的糟糕反例，所以给观众的预设印象自然也不可能好。可当音乐响起，她娓娓动人地唱出《悲惨世界》

（*Les Misérables*）中的歌曲《我曾有梦》（*I Dreamed a Dream*）时，全场观众先是震惊失声，继而爆发出热烈的掌声。我的家人也没有一个人不为之震颤。

然而，震颤并不只是惊喜。对于这一感受，我们逐渐习以为常，习惯听人们说起在最喜欢又富含意义的歌曲进行到某个特定片段时就会起鸡皮疙瘩的事情。在让人满心欢喜的听觉体验之中，皮肤上感受到的快乐始于大脑：音乐触发人体功能，释放出阿片类物质和多巴胺（大脑奖励机制中的关键分子），而音乐释放这两种成分的通路与性爱、食物等激发愉悦的通路相同。纳洛酮是一种阿片类药物抑制剂，可用于解除海洛因过量引发的毒性作用，人如果服用纳洛酮就无法感觉到震颤了。阿片类物质与多巴胺等化学物质会使人对由此激发的皮肤感觉上瘾，这种幸福快乐的感觉也是与朋友共同倾听美好音乐可增进感情、加深同情与利他心态的一部分原因。

心理影响皮肤，皮肤也直接影响心理。皮肤像一本书，是人体唯一暴露于外部世界的部位。无论好坏，皮肤是自我给予他人第一印象的重要组成元素。我们可以认为自我既因皮肤而成为自我，又因皮肤而受限。认为他人如何看待自身皮肤的想法会对自我内心产生短期和长期影响。美妆产业市值高达数十亿美元，这证明了皮肤对身份具有重要意义，但那些皮肤病症状明显的人往往感触最深。美国小说家约翰·厄普代克在所著回忆录《自我意识》中用了一整章的篇幅详述了自己与银屑病在肉体、精神以及社会各层面的对战。皮肤科是少数需要为患者制定"生活质量指数"的医学专科之一。[25]生活质量指数使用的问卷调查了伴随着我们的某种皮肤疾病会给我们造成的情感、社交、性爱以及生理上的负担。

最近有研究发现，美国和英国每5个痤疮患者中就有1个曾考虑过自杀，这个皮肤病影响心理的例子令人震惊，却常常得不到应有的重视。[26]慢性痤疮相当常见，总在儿童向成人过渡时期因体内激素水平变化而暴发。这段时期正值进入大学或步入职场之时，是友谊、爱情、社交第一印象正式形成的阶段。无论是否遭遇霸凌，不认真对待痤疮这一皮肤问题都会严重影响自信心、社交发展和心理健康。[27]痤疮也会因压力而加剧，将患者拖入病症与压力交替加重的恶性循环，一方面压力导致面部暴痘，另一方面暴痘又进一步加剧抑郁和焦虑。斯坦福大学的一项研究发现，大学生在考试前更容易暴发痤疮。[28]在情绪和心理压力之下，皮质醇和睾酮的分泌量增加，刺激皮肤分泌更多皮脂，加快了痤疮的暴发速度。雪上加霜的因素还有忍不住就想挤痘痘、挠脸，这可能导致瘢痕永久不褪，令患者的余生陷入绝望的旋涡。我记得以前有位26岁的患者，肌肤光洁白净地过了10年，突然在婚礼前几周暴发了丘疹和脓疱。病症产生的羞耻感迫使她将婚礼延期到痤疮痊愈之后。从许多方面来看，痤疮更像是一种心理疾病，而不是生理疾病。痤疮冒出的粉刺脓包常被误认为是不注意清洁导致的，因此常导致患者在青春期被霸凌，这不利于青少年社交和心理的健康发展。即使对那些没有留下痘印、瘢痕的青少年而言，青春期的社交发展障碍也会留下一生都无法消失的情感和心理伤痕。痤疮常常被认为是种常见的小病，冒几个痘痘微不足道，但社会和医学界应该更加认真地对待这个病症，因为医生常能看到有人的生活因痤疮而改变。

某个闷热的夏日午后，我在一所皮肤科诊所里坐诊，该诊所坐落于伯明翰的多种族聚居区域里。一位年长的爱尔兰妇人叙述着自己的病史，她说自己曾多次想过自杀，因为酒渣鼻让她的脸"红彤彤、疙瘩遍布、看起来吓人"，她以前可是模特。下一位病人是巴基斯坦裔年轻女性，患有白癜风，她的左脸皮肤上出现了不对称的白色斑块。她也有严重的临床抑郁症，认定因为这样的外表自己一辈子都会嫁不出去。通过查阅医学文献，我发现酒渣鼻和白癜风这两种疾病的患者群体中都有将近一半被确诊为抑郁症。[29, 30]我的一位外科医生朋友总是看不起皮肤病学，鄙夷地认为皮肤科治疗的病症都不会造成什么危及生命的风险，但我对此持不同观点。多数皮肤病，特别是症状显而易见的疾病，都有可能毁掉人的一生。

心理在皮肤上最显著的表现体现在精神疾病患者身上。与牛津大学一位即
将退休的皮肤科医生交流时，我初次了解到精神疾病与皮肤之间的关联。这位
医生给我讲了一个故事。当时她还年轻，刚走上医生岗位不久，遇到了一位名
叫杰克的病人。他瘦弱憔悴，身着松松垮垮、沾满颜料的灰色连体工服，在当
天的看诊名单上排第一个。

当他进入诊室时，医生问杰克："请坐。哪里不舒服？"

"嗯，你看，我身上有虫子。我觉得很痒，不，我感觉这些虫子是在我的皮
肤下爬来爬去。我以前是干园艺工作的，所以是不是某种虫子钻进我的皮肤了，
还在里边繁殖。我的整条胳膊都是……还有这儿……"杰克指了指自己胸前和
腹部的各个部位。"我不行了，睡不着，工作时没法儿集中注意力。我在一座漂
亮的花园里工作，但是有奇怪的外来虫子钻进我的皮肤了，正在产卵——你现
在就能看见有小黑虫在我皮肤底下爬呢。"

皮肤科医生仔细地察看了杰克所指的那块皮肤，看起来光滑又白净，没看
见他说的虫子。没等医生问其他问题，杰克从工作服的松散口袋里摸索出一个
装果酱的那种小玻璃罐，罐里似乎装满了奶酪。他"咣"的一下，把小玻璃罐
甩在医生的桌子上，仿佛掷出来的是牌桌上无敌的皇家同花顺。

"这个可以证明，医生！我给第一个医生看过，但他不听我的！"

仔细一看，罐子里装满了棕中带绿的奶酪状小薄片。

"这是我的皮肤！你拿去给实验室化验一下吧，会证明我被感染了。我希望
你们不要再忽视我了！"

困惑不解的医生检查了杰克的皮肤，除了瘙痒造成的抓痕外没发现任何问
题。她安慰这个病人，将样本带到实验室，检测结果显示根本没有任何感染迹
象。玻璃罐中装的是陈旧皮屑，有异味，但其他方面都很正常。她很快明白，

杰克患有"寄生虫妄想症"这种精神疾病。症状表现为即使面对大量相反的证据，患者仍然笃信自己的皮肤上感染了寄生虫。他们普遍感觉皮肤下似有物体在爬行，术语为"蚁走感"。许多病人对此深信不疑，往往会携带装着皮屑标本的容器来就诊，非要证明寄生虫的存在，这种行为被称为"火柴盒症"。

就杰克这个病例而言，寄生虫妄想病是种纯粹源于精神问题的独立疾病，但也可能出现在患有糖尿病和癌症等疾病的病人身上，发病原因还可能是服用了某些药物或毒品，尤以可卡因为代表。这种疾病更正确的术语名称为"感染妄想"，因为近来现代科技世界的产物有逐渐取代寄生虫成为妄想对象的趋势，越来越多的患者深信有纳米管、超细纤维甚至跟踪设备嵌入自己的皮肤之下。

研究感染妄想症的一种方法是第6章中介绍过的橡胶手错觉试验。[31]受试者双手放在桌子上，左手隐于屏风后方，一只逼真的橡胶手置于左手附近，但是

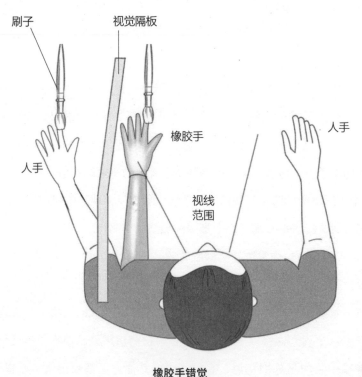

橡胶手错觉

完全在受试者的视线范围之内。然后，研究人员开始触摸橡胶手的食指，同时触摸受试者隐藏的左手食指。大约1分钟后，约有三分之二的受试者大脑会产生错觉，误认为假手才是自己的真手。人的视觉和触觉"自下而上"建构感知，而大脑"自上而下"辨识橡胶手不属于自己的躯体——这个实验在这两者之间制造了奇怪的对抗。感染妄想症患者对这种实验反应强烈，很容易相信被抚摸的橡胶手是自己的真手。这表明，这类患者在"自下而上"接收不同感官输入时，其识别和解读"现实"的能力可能存在错误。同理，其"自上而下"的认知功能也可能与常人不同，所以才会出现谈话中提及虫子时，患者的痒意会明显加重的情况。这种症状初看是皮肤疾病，进而却帮我们打开了前所未有的视角，令人得以一窥人类大脑的特殊运作方式。此外，妄想症本身又是一种精神疾病，需要得到精神疾病专家或心理皮肤学专家的精心治疗。

罕见又奇异的精神疾病令人吃惊，但实际上，看起来寻常无害的精神疾病可能反而危害最大。强迫症就很容易为人忽视。举个例子，可能有人会这样说："迈克尔有严重的强迫症！只有在确认办公室里的所有消防通道都畅通无阻后他才能开始工作！"但对那些已确诊患有严重或持久性强迫症的患者来说，这种疾病好似一扇窗户，打开便能看到人类疾病中最微妙、最复杂、最黑暗的角落。

强迫意念是具有侵入性的想法，想避免也无济于事，而强迫行为是指一个人认定自己必须遵照某种固定仪式行动。强迫行为总是带有破坏性，而且很多都表现在了皮肤上。事实上，在皮肤科诊所发现临床强迫症患者的概率是在大街上偶遇此类患者的10倍。[32]强迫症通常看似无休无止，强迫性想法（比如，总觉得手很脏，感觉沾染了脏东西）会带来痛苦，强迫行为（洗手）可以暂时缓解这种痛苦，有时这种用强迫行为缓解强迫意念的过程一天之内能重复上百次。

强迫症展现在皮肤上的一些其他形式是以古希腊语命名的，例如，

"tillomania"，意为拔除、拉扯；"phagia"，意为"啃咬"。强迫性地拉扯毛发被称为"trichotillomania"，即拔毛癖；强迫性地啃咬指甲被称为"onychophagia"，即咬甲癖；还有食皮癖（dermatophagia），即强迫性地吃掉或咀嚼皮肤，比咬甲癖更加罕见，但在强迫症、冲动控制障碍和自闭症人群中，这种强迫癖的发病率却急剧上升。最常被咀嚼的部位是指甲周围，以及指关节和嘴唇内侧。这种心理疾病带来的伤害不仅会让患者逃避社交，还会对身体产生很大影响。啃咬皮肤会破坏表皮屏障，使身体容易受到感染；强迫性地吃指甲或毛发对胃肠道健康的威胁极大。强迫性吞食毛发可能产生一种极端的后果，即所谓"长发公主综合征"，患者吃掉的毛发在胃中集聚成球，坠入肠道，可能引发致命性肠梗阻。2017年，一名16岁的英国女孩因毛球穿透胃部而死于此症。

拔毛癖经常被医学生和医生忽视，但希波克拉底是描述此症的第一人，也是他建议医生定期观察病人是否有拔毛行为。希波克拉底曾遇到一位悲痛欲绝的女人，名叫萨索斯，据说她"四处抠摸，不停抓挠和拉扯自己的头发"。可能与你的预想不同，其实薅头发不是极端情绪压力下产生的反应，多数患者都是在日常活动中习惯性地慢慢拔掉自己的头发。

躯体变形障碍（以下简称"BDD"）也归属于强迫症。[33]这种障碍的表现是，别人眼里皮肤上的一个小疙瘩，被照镜子的患者看在眼里却像维苏威火山那么大。这种疾病与虚荣心不同：虚荣心是希望自己看起来更美丽；而BDD患者的执念是要求自己的外表必须达到某种标准。虽然这种疾病可能针对外表的任意一面，但73%BDD患者的执念都与皮肤有关。相比其他类型的强迫症，BDD患者患上抑郁症、逃避社交以及自杀的概率也更高。有很多方法可以治疗强迫症，包括转移注意力的技术和疗法等，这些方法的目的都是让患者慢慢接触强迫症的触发因素，逐渐令其脱敏。但是，强迫意念与强迫行为从本质上来看就是难以停止的，患有严重强迫症的人是整个精神病学领域中最难治疗的群体。

无论是在家庭医生的日常咨询中，还是在精神病学家高度专业的会诊中，皮肤往往是医学领域最为复杂、最难攻克的一大前线战场，因为总有无法解释的生理症状。我曾经遇见的一位男性患者抱怨自己两条腿的皮肤都有刺痛和麻木感，并伴有上半身皮肤瘙痒。双腿出现的症状可能是在警示他的脊柱或许存在损伤或疾病，但一系列的扫描结果显示事实并非如此。进一步了解后，谜底才逐渐显现。原来这位男士做着三份收入微薄的工作，同时还要照顾癌症晚期的妻子，努力抚养两个孩子。如此重负令他的焦虑累积如高山，心理上的苦闷转化成了皮肤上的生理症状。此种心理挣扎显现于躯体的现象被称为"躯体化"。此外，这位患者所处的文化背景认为患上精神疾病是一种极度的耻辱，世俗观念要求他"做个男子汉"，这可能加剧了他的躯体化障碍。最终，通过心理治疗，这位患者皮肤上的生理症状完全得到缓解。他接受了一个疗程的认知行为疗法，成功地找出了压力与心理问题的根源，生理症状自然也随之消失。在这里，皮肤好比一座展现人体的舞台，认知、行为、情绪、感知都像一个个让人捉摸不透的演员连续不断地登台表演。

　　2013年，美国加利福尼亚州的一个皮肤科医生团队发表了一份不同寻常的病例报告。[34] 报告中的病患是51岁的女性贾妮丝，她突然出现了身体右侧肌肉无力、失忆的症状，并且丧失了正常的表达能力，所以被送进了急诊室。如果这时针对她所患的疾病打赌，可能大家都会说是中风。但医生诊断贾妮丝的病情时注意到了她面部有痤疮，还有一些已经愈合的瘢痕。通常这些都不是急诊医生首先会注意到的状况，但他们的目光被盖住贾妮丝前额发际线处结痂的一块小纱布吸引了。团队中的一位医生试探性地揭开纱布——可以想象，就因为当时这么一下，病因揭晓了，这让医生们有多惊讶：原来贾妮丝一直在用缝衣针反复戳刺额头上的皮肤，已经戳出了一块长4厘米、宽2厘米的可怕溃疡。尽管她明知这是自残，但她无法抵抗戳刺自己的冲动。连续数月的戳刺慢慢贯穿皮肤、结缔组织和肌肉，直至在头骨上钻出了一个小洞，导致大脑受损，最终发展表现为神经系统的病症。

这个案例是疾病穿透皮肤传播到大脑的典型例子。贾妮丝用纱布遮盖了连接皮肤与大脑这两个器官的实体通道。对其他许多人来说，两者之间的通道并不是肉眼可见的，但感觉一样真实，出了问题一样可能演变为抑郁、社会孤立和压力间的恶性循环。心理与皮肤交织依存，身心健康也相辅相成，两者缺一不可。

8

社交皮肤：皮肤标记的意义

Taia o moko, hei hoa matenga mou.

（意为：刺青于身，余生有伴）

——毛利谚语

拉塞尔镇位于新西兰北岛的东北部，在这座海港小镇的海滩上可远望岛屿湾的海岬，即1840年毛利酋长与英国代表签署《怀唐伊条约》的地点。[1]此后，大英帝国凭借条约将新西兰收入版图，但两种不同的文明也开始摩擦碰撞。如今的拉塞尔镇波澜不兴，在静谧的科罗拉雷卡湾（Kororāreka Bay，可译为"企鹅之甜美"）的环抱之下掩藏着暴力的历史。拉塞尔镇是当年欧洲进驻新西兰的第一个定居地，其后海盗、走私犯和妓女越来越放肆，因此该地得名"太平洋之地狱"。19世纪40年代中期，英国殖民者与本地原住民开战，史称"第一次毛利战争"，拉塞尔镇成了战争前线，一根曾经高挂英联邦旗帜的旗杆如今仍然矗立于附近山头。其实，这是矗立于此处的第五根旗杆，因为自条约签订后的几年里，村镇持续经历浩劫，毛利族战士多次砍倒旗杆。

大约200年前，我祖先的5岁儿子在拉塞尔海滩的浅水区与当地的一个毛利男孩玩耍。童真使然，两个孩子成了彼此最好的朋友，全然无视当时殖民者与原住民之间正酣的文化之战。他们撒欢戏水，互相掷沙取乐，可海水突然波涛汹涌，一下将那个毛利男孩卷入水中。我祖先的儿子发疯一般冲向大海，试图救起好友。可两人都不会游泳，结果都被淹死了。他们被安葬在新西兰最古老的圣公会基督教堂墓地里。我游历拉塞尔镇时，发现当地学校以这两个男孩的名字命名了一个游泳奖项。这令我异常感动，因为我痴迷于在开放水域游泳。

我们都喜欢探究家族历史，觉得能从中了解到一些关于自己的事情。所以，线上追宗溯祖网站的人气呈指数级增长；许多名人在英国广播公司（BBC）纪录片节目《客从何处来》（*Who Do you Think You Are?*）中发现家族过往；基因检测也越来越容易实现。我的家族源于欧洲，几百年来一代代的故事基本都有文字记载，只不过其中经常出现令人存疑的语法和前后拼写不一致的名字。不同的是，毛利人的家族史写在毛利人的皮肤上。

无论到哪家文身工作室刺青肯定都不可能完全无痛，但可怜一下那些做过塔莫克文身（Tāmoko），即按照毛利传统方式在脸上刺青的毛利人吧。过去毛利人刺青可不是用针将墨水注入皮肤，而是用信天翁骨头制作的凿子划开皮肤，然后将真菌与草木灰混成的颜料放入伤口，再让伤口保持开放状态慢慢愈合。如此刺青之后，人脸常常肿得厉害，其后数天不得不依靠漏斗进食。刺青后的余生，毛利男人的整张脸将逐渐被刺青覆盖，而毛利女人通常在嘴唇和下巴周围文上代表个人特征的图样。1769年，当满船毫无文身的欧洲人乘坐"奋进号"抵达此地，并首次与原住民接触时，詹姆斯·库克船长很快发现，当地人的塔莫克文身中那些复杂又精细的线条将美感、意义及个性融为一体。

> 塔莫克文身的图样通常呈螺旋状，非常精美，甚至堪称优雅。图案左右对称，躯干上刺出的印记类似于古老雕饰中的叶状纹样，也类似于丝织品上的卷曲纹路，但这些式样其实异常丰富，上百个乍看起来整齐划一的图案，在细看之下就会发现它们两两皆不相同。[2]

没有书籍和纸张，毛利人就在皮肤上记载自己的经历。在罗托鲁瓦，我和一位毛利族酋长探讨他身上每一行纹路的含义。过去几十年来，他一直积极复兴毛利的塔莫克文身。"如果你懂得文身蕴含的语言，你就可以像看书那样通过解读文身来了解我。"他笑着告诉我。这位酋长的笑容使其面部皮肤上错综复杂的旋涡纹路变得生动起来，旋涡紧紧环绕着他的嘴唇和脸颊的轮廓。"一般来说，地位足够高才配有塔莫克面纹，代表等级的图案文在额头和眼睛周围，出身标记文在上下颚周围，拥有的土地和财富集中文在下巴上。你们英国人肯定讨厌这样，因为这等于暴露了自己是贵族还是暴发户！鼻子上面的纹路显示教育背景。组合到一起就成了每个人独一无二的标志。"他指着自己上唇和鼻子之间的图案说，"图案不完整是种耻辱的象征，表示这个人都没勇气忍住切割的疼。"

毛利人的文身就像把家谱、履历、银行存款全写在脸上了。他们的文身诉说着最精彩的故事，将美丽与勇敢、功能与形式结合起来。塔莫克文身可以美化脸部和颧骨，将他人的注意力引向眼睛和嘴唇。本是为了震慑，但实际上颇具吸引力。面部文身如指纹一般独具个人特征，所以在毛利酋长与英国人签订的许多条约中，他都在文件上刻画了自己的塔莫克图案来代替签名。

塔莫克文身代表了一个人的人生及其家族的故事，因此自然而然具有神圣意义。毛利族战士死后，带着文面的头颅（mokomokai）需先经烟熏，再经日晒风干以保存其纹样。这样的传统习俗让毛利人留存了众多先祖的皮肤。即使在战时，获胜的部落也会遵照习俗将敌人的头颅归还其家族，因此交换亡者的文面头颅是和平协议里的常备条款。19世纪英国人殖民新西兰后，塔莫克文身逐渐消亡，因为基督教反对文身。亡者的文面头颅变成稀有之宝，很快沦为贪得无厌的欧洲收藏家争相竞购的奇货。到19世纪20年代，在收藏需求高涨之下，一些毛利人为牟利不惜残杀同胞。

这段令人毛骨悚然的历史至今仍有迹可循，对我所就读的其中两所大学也产生了影响。伯明翰大学医学院位列英国历史最悠久、规模最大的医学院之一，在18、19世纪得到了富裕的校友和各色捐赠者馈赠的数千件从大英帝国各地收集而来的历史文物和解剖学珍品。2013年，新西兰蒂帕帕国家博物馆自惠灵顿派出代表团前往伯明翰，取回了一些亡者文面头颅，毛利人仍将这些归来的头颅视为圣物。我的两位老师乔纳森·雷纳兹教授和朱妮·琼斯医生在大学里筹办了一场仪式，以纪念这些即将踏上归途的文物。随后，新西兰方面也为此举办了葬礼。2017年，牛津大学的皮特里弗斯博物馆也举办了类似的归还仪式，因为在其大英帝国时代的部落珍藏中也有毛利人的亡者文面头颅。[3]如今，毛利人文身的神圣性也适用于在世的传承者，所以许多新西兰人对歌星蕾哈娜、拳王泰森等非毛利血统的人肆意文刻并炫耀这些神圣图案的行为感到非常愤怒。

无论你身在何处，无论你追溯多久远的历史记载，人类文身的行为都自古已有。事实上，人类以身体上的永久标记与他人交流的能力独一无二。为了制作身体标记并永久留存，我们利用了皮肤美丽但鲜为人知的精妙性，皮肤的生理意义和社交意义有时是无法分割的。

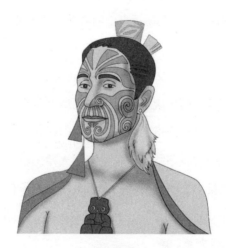

毛利文身

假设翻开这页书时，纸张单薄锐利的边缘擦过你的食指，在皮肤上割开一道深深的裂口，血液开始渗出。虽然不过是纸张划开的伤口，却异乎寻常地疼痛，但你可能因此羞于承认。你有没有想过自己的身体面对这种外物袭击是如何反应的？皮肤会立即行动起来，组织演奏一曲交响乐，包含四个乐章。身体的第一要务是终止血液继续外流，简言之，首先要止血。当纸张边缘割破真皮层的毛细血管时，皮肤中的局部伤害性感受器会使这些血管痉挛并收缩，以便减少涌往皮肤裂口处的血流量。几分钟内，血小板开始提供紧急服务。这些圆盘状的细胞比红细胞、白细胞的个头小得多，通常在血液中低调地漂流沉浮。血小板到达任一伤口部位时都会粘住真皮层里的胶原蛋白，也会牢牢贴靠住受损的血管内壁开始工作。首先血小板会立即变成不规则的形状，方便相互连接并紧密凝结成肿块。然后，它们会释放出分子混合物，进一步加强局部血管的收缩，吸引更多血小板汇聚于肿块，使之继续变大。如此形成的血小板栓继而启动凝血过程，名为凝血因子的蛋白质与其合作，推进复杂的连锁反应，而名为纤维蛋白的厚网会覆盖住血小板，从而在几分钟之内完成"止血"篇章。

现在血已止住，进入第二阶段，即"发炎"篇章。这一篇章开启后，人体的免疫细胞大军应召前来，成员包括伤口部位的本地驻军及其他部位的"特种部队"。这些细胞聚集至伤口需要发挥两大作用：第一，"军事"上必须杀死突破皮肤防御漏洞、侵入体内的细菌；第二，通过清除残片和摧毁坏死细胞来完成救灾善后工作。接下来的几天里，发炎阶段会过渡到"增殖"阶段，皮肤的建设者，即成纤维细胞开始工作，通过生成新胶原蛋白及其他多种蛋白质来重建受损组织，促进愈合。

当伤口比纸张划出的口子更宽、更深、更严重时，皮肤会招来一个由特别强壮的建设者组成的非凡团队，即肌成纤维细胞团队。这些细胞会聚集到伤口边缘并收缩，以每天近1毫米的速度弥合伤口。必要时，在伤口周围释放的分子还能够将成纤维细胞升级转化为肌成纤维细胞，让它们共同投身于缝合伤口的工作。在此期间，新的血管也开始生长到新结缔组织中，填充伤口部位。新细胞和血管混成一体，被称为"肉芽组织"，尽管无序又杂乱，但这一组织是重建表皮的关键支架。

皮肤干细胞的基底层不断填充、更新人体屏障。在伤口重建过程中，来自基底层的角质细胞会从伤口边缘慢慢爬过新生的肉芽组织，开始迎来第四个，也是交响乐的最后一个篇章——"成熟"阶段。混乱无序的肉芽组织仍将持续不断地重新排列，以便匹配皮肤的正常张力线。所有不再被需要的细胞或血管都会走向程序性细胞死亡，短则几天，长则几周。伤口愈合过程美好又复杂，可惜常遭忽视，这个过程会再生被纸张划伤的所有皮肤层，所以很快，当你再低头看那根受伤的食指时，你永远不会知道愈合过程早已开始了。不过，如果伤口开裂情况比纸张划伤的口子严重，通常会留下明显的瘢痕，由胶原蛋白聚集形成。瘢痕虽然不能发挥皮肤的所有不同功能，但至少会形成永久性屏障。

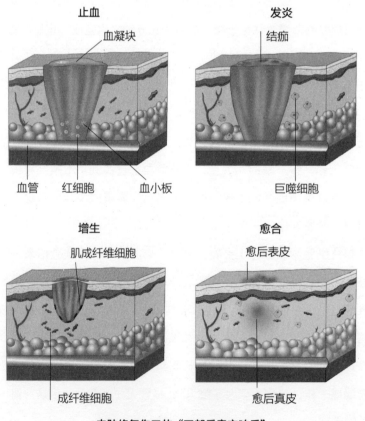

皮肤修复伤口的"四部乐章交响乐"

伤口愈合常常在皮肤上留下永久的痕迹。皮肤是具有社交功能的器官，有个最基本的例子可以说明：人类会刻意将皮肤受伤转变为对话交流。

一个小男孩在一群公牛的背上跑过。如果成功到达牛群的另一边而不坠地，男孩从此以后就变成了男人。这种成年仪式为埃塞俄比亚南部的哈马尔部落所特有。哈马尔人是定居奥莫河流域的部落之一，一直沿袭古老的习俗，直到最近几年才受到现代社会的影响。男孩跑过牛背，牛群略受惊吓，而男孩的姐妹们正在经受一场战斗的洗礼。她们开始嘲弄村里的男人，声言绝不会放走自己的兄弟，男人们回以藤条抽打。年轻女人们此时遭受鞭挞却一声不吭，这样的仪式将她们的背打得皮开肉绽，鲜血直流，滴落于非洲的尘土之中。这个过程看似惊悚，但于他们而言，将来女人背上留下的大量瘢痕代表着归属感，此后一生她们都会炫耀这些让自己无比自豪的标记。瘢痕纵横交错，代表着背负者对其家庭、对其族属表现出的力量和勇气、表现出高度忠诚的故事。这种残忍的标记也意味着那个刚成年的年轻男子欠了姐妹的人情债，从此以后他需要担负起支持和照顾姐妹的职责。

在巴布亚新几内亚的偏远内陆地区，卡宁加拉人将制造瘢痕的方式提升到了新高度。每隔5年左右，村里的年轻人都会经历一场严酷的成年仪式，就连仪式过后参与者能否活下来都不好说。首先年轻人需要在神灵之屋居住两个月，家人会齐聚屋外低声述说其祖先的经历，而神屋内的族老们要履行羞辱这些男孩的仪式。等男孩们昏昏沉沉、憔悴不堪地重见天日时，他们就终于迎来了刻画鳄鱼纹饰的这一关。卡宁加拉人居住的河边常有鳄鱼出没，他们相信本族人是鳄鱼这种河中神兽的后代。仪式不用任何麻醉，一位长者手执一根削尖的竹子，要在年轻人的胸、背、臀重重划出几百道伤口。然后，用河泥涂抹正在流血的伤口，这样会放慢愈合过程，结果身体从此布满瘢痕，坚硬突起仿佛皮肤上耸立着道道山梁。瘢痕如此明显，原因在于延长愈合过程会不断刺激真皮层的成纤维细胞生成过量胶原蛋白，最终导致瘢痕组织过度生长。仪式后那些没有死于休克或感染的青年都会为自身皮肤从此粗糙不平如鳄鱼而骄傲，因为他们相信自己获得了力量的恩赐，获得了可怕的爬行动物祖先代代相传的祝福。

永久性的皮肤标记，不管是瘢痕还是用染料绘制的图案，这些标记本身及其制作方式都可以说是在人的躯体上画画。考虑到部落文身总是会带来极尽折磨的疼痛，文身在成年仪式中具有神圣意义也就不奇怪了。如果一位青年男子能够承受文身的痛苦，代表他已经准备好接受战斗的磨难；而如果是女人，则代表她已经足够强健，可以生育孩子了。印记刺在身体上，记录的是文身者承受的痛苦，既有让他们预先体验成年人生的用意，也肯定了他们已经具备成为战士或母亲的能力。

19世纪晚期，西方人逐渐接受了永久性皮肤标记。到如今，英、美两国26岁到40岁的群体中大约三分之一的人至少有一处文身。19世纪70年代，英国第一个有确凿记录的文身师在港口城市利物浦营业。最开始时，人们觉得文身新奇又充满异国风情，可价格高昂，所以只得到了上层阶级和皇室成员（包括英王乔治五世和俄国沙皇尼古拉斯二世等）的追捧，直到一位极具创意的美国人以低价提供文身服务后，文身才逐渐在大众中普及。1891年，在纽约且林广场的一家小店里，塞缪尔·奥雷利为世界上第一台文身机申请了专利。[4]这台文身机几乎完全是基于托马斯·爱迪生的旋转电笔而设计的。爱迪生设计电笔的初衷是为了复制手写文件，结果却变成了广泛用于雕刻人体皮肤的工具。后来爱迪生自己也文身了，刻了个五点梅花形图案，类似骰子上的五个点那种布局方式。现代文身机以旋转装置或电磁铁为基础，将刺青这一世间最古老的书写交流形式产业化。

工作特别繁忙、在病房里快步穿梭时，我会用圆珠笔在手背上潦草记录备忘事宜，皮肤这时就成了忙碌者的便利贴。这种记录想法和点子的方式本来就很低效，对医生而言更是不方便，因为洗几次手后所有的油墨痕迹就都消失了。那么，为什么我手上的记录几个小时就能消失，而有5000年历史的木乃伊却还能保留着文身？人体每天都有100万个皮肤细胞脱落于无形，为什么文身不会跟着脱落？这个问题的答案出乎意料：原因在于皮肤非凡的免疫系统。

想象一下，你坐在文身椅上，文身师即将在你的左肩刺出代表英文词组"无悔"（No Regrets）的首字母"N"。文身针饱含黑色墨水，穿透表皮，刺入真皮。我用圆珠笔做临时标记时只会触及表皮。文身针头以大约每秒100次的速度扎入皮肤，刻意制造无数微小伤口，向身体发出受损警报。墨水不是被注射进去的，而是被真皮层的毛细作用吸进去的，墨水颗粒等待着免疫细胞赶到受损区域。巨噬细胞就像其英文术语"macrophage"的古希腊词源"大胃王"（makros phagein）一样，一旦检测到色素颗粒是外来户，它便会试图将其吞噬。可惜巨噬细胞"眼馋肚饱"，吃得太多排不出去，就把色素堵在里面了。皮肤表面会一直自我更新，但真皮层里那些吞噬了墨水颗粒的细胞余生就原地不动了，像洞穴岩壁上原样封存的精美化石。所以，刺青的本质是人为制造的无数次感染。下次展示文身时，别忘了那些为你战斗过的细胞小伙伴，它们本以为自己是与感染奋战，代价却是将余生奉献给了你身上的皮肤艺术。

2017年，一名30岁的澳大利亚妇女因双腋长有肿块去看医生。[5]医生进一步扫描后发现她的胸部还有更多不寻常的肿块，看起来像淋巴瘤，即一种血癌。但让医生惊讶的是，这位女士无发烧、盗汗、体重减轻等其他症状。对其中一个肿块进行了活检后，也并没有在其中发现癌细胞，反而检出了墨水。原来这些肿块是发炎的淋巴结。15年前她在背部刻画了文身，留下了微小颜料颗粒，免疫系统一直与之搏斗，战火升级导致淋巴结发炎。人体表皮与身体的其他部位有着错综复杂的关联，显然文身墨水也会沿着隐藏的关联路径在人体内旅行，不仅在体表也在体内着色。然而，这未必全是坏事。一些科学家正试图利用免疫系统吞噬墨水颗粒的本能嗜好。2016年，休斯敦莱斯大学实验室的一项"概念验证"研究表明，文在皮肤上的纳米颗粒可以被免疫细胞吸收，使其失去活性。[6]这可用于治疗多发性硬化症等自体免疫疾病，方便控制患者的免疫系统自我反应。

文身会破坏皮肤屏障，将金属盐和有机染料带入体内，少数人（大约有10%）因这种人体艺术产生不良反应，主要是因为他们的身体受到感染，并且对色素过敏。[7]我曾要求一位病人做核磁共振，但他拒绝了，告诉我他之前做过一次，结果导致他胸前的黑翼文身起了水泡，还出现了灼伤。这种情况很罕见，但并非绝无仅有。核磁共振成像中的磁铁吸引了大型黑色文身染料中以氧化铁为代表的金属颗粒，造成了从刺痛到二级烧伤不等的后果。[8]

不过，如果人体内永久留存染料，是否会对健康产生长期影响？2017年法国和德国的一项研究显示，特殊的X光技术检测到，文身会导致微小的金属"纳米颗粒"，包括二氧化钛，沉积于皮肤之内。[9]有些金属颗粒是致癌物，可能对肝脏等器官产生毒性影响，尽管目前还没有太多证据证实文身致癌。[10]如果担心文身对健康有影响，明智之选不是完全回避，而是要三思而后"文"。[11]文身人气旺盛，但将含有金属颗粒的染料注入皮肤确实存在风险，而且其中一些风险可能我们还不是非常了解。

现在想象一下，你文完身后，在镜子前欣赏杰作。可惜你惊恐地发现文身师不是"语言大师"，竟然搞错了单词拼写顺序。你原本要文"无悔"，结果体会到了最新出炉的后悔。无论文身师是否在刺青时犯错，大约七分之一的文身者都会感到后悔，许多人甚至要专门去除文身。[12]观看英格兰足球比赛时，我的一位印度同学注意到大卫·贝克汉姆的文身存在明显错误：他的左前臂上有一块面积很大的文身，设计意在用优美的印度婆罗米系文字刺上妻子之名，但我肯定贝克汉姆太太名字的拼写可不是"Vihctoria"。文身是永久性的，一旦上身，特别难以去除。过去有人借助酸和盐类磨蚀文身，也有人不惜做手术切除，整个过程痛苦又漫长。然而，近几十年来，激光技术已经大大降低了祛除文身的难度。激光去除文身利用的就是试图吞噬大型色素颗粒的免疫细胞，其物理学原理不同寻常：激光脉冲穿透皮肤后会被色素颗粒吸收，整个过程只需几纳秒的时间。1纳秒等于1秒的0.0000000001%，短得令人难以想象。激光能量崩解成冲击波之前，会将色素表面加热到数千度，从而实现分解色素却不烧伤周围皮肤的目的。为了保证效果，激光会被设定为锁定某个特定色素的频率。黑色和深蓝色最易去除，黄色和白色则最难，是可去除文身发射光谱的极限。色素颗粒一经分解，巨噬细胞就能继续吃掉它们，之后只需几天时间便可将这些颗粒从皮肤表面移除了。

想尝试文身但又担心中途后悔？革命性的解决方案来了，现在出现了全新的刺青技术。2018年，纽约大学的一群毕业生开创了一家名为"瞬息刺青"（Ephemeral Tattoos）的公司。[13]他们的技术也是利用人体自身的免疫系统攻击色素颗粒，这点与传统方法相同，但微妙的区别在于，新技术使用的文身墨水液滴比传统的小很多，传统文身的墨水液滴被包裹在由半透明生物材料制成的较大球体中，巨噬细胞无法吞噬或移除这些球体，但经过具体一段时间，如1年后，球体分解，液滴释出，并且是以可以被巨噬细胞吞掉的大小。这时你就可以决定是永久保留文身、加以调整，还是任其消逝了。

不过，新的文身技术并没有获得文身师的普遍青睐。我在伦敦遇到了一位初出茅庐的文身师，但她开始担心自己的工作前景，因为她听说一群法国学生给3D打印机编好程序，并成功在志愿者的前臂上画出了一个完美的圆。她说，文身一直是，并且以后也应该是艺术家们创造性表达的方式，不应该变成从互联网上下载、让机器人复刻出千篇一律的记号。我倒不确定新技术会立刻引发什么样的改变。如同巴布亚新几内亚卡宁加拉人复杂的成年礼一般，允许他人在自己的皮肤上刻下有意义的标记，即便只是在左肩刺上"无悔"这样简单的字眼，也是一种神圣的、人性化的交易。

现在有种发展迹象非常令人兴奋，当然也可能令人恐惧，看法因人而异。得益于材料技术领域的发展，人体皮肤极有可能能够收集或存储大量信息。可持续监测体温和血液中酒精含量的文身，以及可保存个人信息，还可像二维码那样被扫描读取的文身都已问世。[14]此外还有含碳电极的文身，它可以通过探测面部肌肉的电信号来解读个人情绪。[15]这些"皮肤计算机"甚至可以由生物电池驱动，以汗液中的乳酸为电力来源。[16]2017年，麻省理工学院的研究人员开发出的文身墨水甚至是由基因编程的细菌细胞构成的。[17]他们用来实验的文身是树形图案，借助3D打印技术印在皮肤上，每根树枝受体温、酸碱度、外来化学物质、污染物等各种不同的因素刺激都会呈现出不同的颜色。

科技一往无前地变化、发展，让皮肤数字化看起来已不再遥不可及。如果我们将皮肤视为保守人体秘密的看门人，那么将个人信息绑定于皮肤上的新技术势必会引发对极权主义滥用监控的担忧。问题其实不在于人机协同的技术方式，关键是当新技术无可阻挡地问世后，人们应该如何善用手中的利器？

自古以来，文身一直是一种传达信息的方式，其疗愈作用也同样源远流长。1991年9月19日，两名德国旅行者在奥地利与意大利交界的奥茨塔尔阿尔卑斯山脉徒步前进。他们走到两个山口之间的路段时，偶然发现了一具全身赤裸、僵硬趴卧于地的人体。他们以为是个受伤的徒步旅行者，急忙跑去查看。近看才发现，人体下半身已完全冻结，包裹在冰川里，显然在此地的时间已经不短了。科学家和考古学家最终将这具冰冻的尸体从山坡上取出并加以分析后，测定其生存年代约为公元前3300年，并称其为"冰人奥茨"，这是欧洲最古老的木乃伊，也可能是有史以来经历科学分析最多的人体。他像是一只无价的时间胶囊，承载着欧洲有历史记录之前的时代。奥茨显然过着狂野的生活，关于他为何在45岁左右死于荒野，众说纷纭。科学家从奥茨身上找到了许多新石器时代留存下来的信息，接下来分析解读的过程好比上演了一集新石器时代版的《犯罪现场调查》。X光显示奥茨的头部受过重击，肩膀上还插着一个燧石箭头。另外，耐人寻味的是，他显然没有不战而败，因为他的遗物上沾有四个人的血迹：一处在奥茨的外套上，第二处在他的匕首上。更令人难以置信的是，箭头上还发现了另外两人的血迹。据DNA分析显示，奥茨患心脏病的风险很高，有乳糖不耐受症，体内还有名为鞭虫的寄生虫。

但是，最令人惊讶的一大发现是，奥茨的身体上布满了小文身。2015年，多光谱成像分析显示，其全身总共有61处文身，主要由一系列横线、竖线以及小"十"字组成，很可能是以木炭擦拭被刺破的皮肤"文"成的。[18]这些纹路显然是刻意为之，除了美观之外，看起来更像是要表达某种意图。文身所在的身体部位也表明其不只是简单地为了好看或表达文化含义，因为大多文身都集中在奥茨的脚踝、手腕、膝关节和下背部，全都是能患上关节炎的地方。其他部位的文身布局似乎与针灸的经络吻合，其中80%与中国传统的针灸穴位重叠。由此看来，世界上最古老的文身可能具有医疗作用。

冰人奥兹遭遇不幸的5000多年后，世界上仍有一些团体将文身用于医疗。拉尔斯·科鲁塔克是一位杰出的美国文身人类学家，他曾前往阿拉斯加外海的圣劳伦斯岛居住，研究那里的尤皮盖特族妇女。当地有种习俗叫"缝合皮肤"，光看名称就能想象出这种文身形式有多疼。科鲁塔克将其称为"表皮刺绣"，由八九十岁的妇女执针，将带有染料的针穿过皮肤，目的是关闭邪灵进入人体的潜在通道。[19, 20]婆罗洲的克耶族人也有与奥茨相似的文身。婆罗洲是东南亚的一大岛屿，我儿时在那里居住过几年。无论男女，克耶族人骨折或扭伤时都会在关节处文上一个小圆点。[21]有些部落居民的脚踝处有许多小点，因为治疗会一再重复，直至伤处痊愈。奥兹身体的同一部位上可能也有好几处文身。皮肤是内在疾病与外来威胁的交汇之处，也难怪在许多文化中，文身都被用来治疗内在疾病，抵御外来的邪恶力量。

哥本哈根的文身师科林·戴尔有个客户患有关节炎、哮喘和复发性头痛。在针灸师的帮助下，他决定在这位客户的身体上文上小圆点，位置效仿冰人奥兹。虽然这并没有完全治愈上述疾病，但所有症状却都得到了显著改善，而且效果持续了1年之久。目前没有有力证据表明在体表刺青可治疗内在疾病，但人类历来有医疗刺青、针灸之举，这实在引人深思。目前的证据表明，针灸可在短期内缓解疼痛，但这种效果并不取决于针刺入的位置。而且起效究竟是因为刺破皮肤引起了炎症反应、刺激了神经，还是仅仅发挥了安慰剂的作用，目前还不明了。

大脑因为安慰剂效应影响身体时，治疗方式越显眼，安慰剂效果越明显。如果病人向医生问诊的同时服用了安慰剂糖丸，那可能会比单独服用安慰剂的感觉更好。同理，安慰剂药片越大，效果越好，而打点滴的效果又比服用药片的效果更好。以此类推，针灸师给患者施针时产生的侵入感、亲近感以及治疗时间长等特性都有益于心理，甚至惠及身体，也就不足为奇了。而且，认为文身具有类似效果也不离谱。文身的过程虽然十分痛苦，但会释放肾上腺素和内啡肽。还有证据表明，文身有助于塑造积极的自我形象，树立自信心，这种效果确实可以持续数周，有些情况下甚至会持续一生。

美国阿拉巴马大学的研究发现，在皮肤上刺刻文身引发的炎症、疼痛和压力会暂时降低人体免疫力，使人易患感冒。[22]但耐人寻味的是，研究还发现，反复文身实际上会强化免疫系统，令人更擅长抵抗普通感染。这就好比成为健身房会员的第一天，你去举最重的杠铃会给身体带来巨大压力，但反复训练后，你越练感觉杠铃越轻，自己也越来越强壮。文身强化免疫能力的道理也是如此。文身用的针还有另一作用，它对免疫系统的刺激也被证明具有强大的"佐剂"功效。佐剂是用来提高免疫反应的分子，向手臂注射的疫苗就含有佐剂。德国海德堡大学开展的研究发现，文身对 DNA 疫苗产生的免疫反应比常规佐剂分子更有效。[23]

说到永久性的健康益处，细腻的文身也可改善肉眼可见的皮肤问题。文身可以永久掩盖瘢痕和白癜风的标志性白斑，也可以为脱发者制造脱发处长着短发的错觉。文身可产生变革力量，乳腺癌患者经历乳房切除术后文上的医疗文身将这一点体现得淋漓尽致。这种文身类型多样，可文出替代性乳晕，或帮助乳房呈现正常外观等，甚至有人在切除乳房后的瘢痕上直接文饰图案大胆、积极向上的文身标记。但是，也不是每一种文身都受人喜爱，令人想起疾病与死亡的文身尤其受人抵触。一些接受乳腺癌放射治疗的女性在皮肤上文了一些圆点，作为放疗光束照射的目标，但许多患者讨厌看到这些令其想到癌症的圆点。不过，伦敦皇家马斯登医院的一个研究团队发现了一种帮助妇女控制医疗色素沉着的巧妙方法。[24]他们开展了一项试验，其中一半接受放疗的受试女性以传统文身来引导光束，另一半受试者则被文上荧光文身。荧光文身源于20世纪90年代的锐舞文化，这种文身采用特殊的荧光墨水，正常情况下不可见，被紫外线照射时就会发光。试验结果显示，采用"隐形文身"的小组明显增强了对自己身体状况的信心。她们说，相比于传统文身，新型标记令她们感觉自己对身体的控制力增强了。

皮肤具有社交意义，以"医疗警报"文身的方式让医学与信息传递得以交汇。我见过一些糖尿病患者在前臂或手腕上刻画标记，以防陷入昏迷时无法以语言回应人们的提问。虽然医疗警报文身可能有帮助，但需要谨慎使用。冷战期间，美国政府曾考虑在公民身上文上血型，方便核打击期间随时献血。[25]这项计划并未落地，只在犹他州和印第安纳州短暂地做了两次试验，因为医生不相信文身能代为表达生死攸关的决定。2017年，迈阿密大学医院的医生正在检查一名70岁患者的情况。患者陷入昏迷，他的血液酒精浓度超标，病情迅速恶化。[26]当医务人员解开这名男子的衬衫，准备放置心电图导联时，他们看见他的胸前赫然刺着"请勿抢救"的绿色字样，其下还有一个模糊褪色的签名。当时既无法联系到这名患者的亲属，也找不到任何正式文档证明，医生们陷入了道德困境，但最终他们决定尊重文身表达的意愿。当夜，该患者就去世了。文身虽然看起来能够明确又长久地表达意愿，但改变心意可比改变皮肤快。所以，万一这个人其实希望得到抢救，只不过实在没时间、精力或财力去经历去除文身的艰难过程呢？万一文的字句只是玩笑或只是醉酒的赌注呢？正因如此，英国等国家坚持认为，患者只能通过签署一份有证人副署的书面表格来确认自己决定放弃心肺复苏术（Do Not Attempt Resuscitation，缩写为"DNAR"）。与人类交流的其他全部方式一样，借由皮肤交流也会造成误传和怀疑。

文身也被用来迎接生命的终点。当欧洲十字军在中世纪启航，前往圣地耶路撒冷时，有些人会在胸前文上大十字架。这样，万一他们不幸战死，刺青可帮助辨识其身份，让他们能以基督徒的方式下葬。已故的文身艺术家杰西·梅斯在美国北卡罗来纳州的海军陆战队基地列尊营附近开过一间工作室，来延续十字军刺青的这个传统。在伊拉克与阿富汗战争期间，不同军衔的军人都来找梅斯文身，他们在自己胸膛上方的皮肤上留下永久性的身份证明，刻明自己的姓名、宗教信仰、血型以及有没有糖尿病之类的病史等。

据说，还有人将逝者的骨灰做成颜料文在身上，仿佛所爱之人仍以某种实体形式继续活着。这种精神文身可以令生者珍重生机，坦然向死而生。

人类为什么要文身？一方面，有不同文明将文身制度化，太平洋上的毛利人和埃塞俄比亚的哈马尔部落都将文身作为定规，目的是增强集体凝聚力和促进成员间的沟通。另一方面，现代的"西式"文身象征着个性与叛逆。詹姆斯·库克带领船队驾驶着"奋进号"于1769年抵达新西兰以后，有关皮肤的不同观念在太平洋的海滩上初次碰撞。我们可以看到，人类通过皮肤彼此交流的原因比初次结识文身时的原因更为近似了。

"奋进号"从英国的普利茅斯起航，踏上了科学发现之旅。船队的成员包括鲜为人知的自然学家兼植物学家约瑟夫·班克斯。这位贵气张扬的伊顿毕业生本是要去研究植物，但他留下来的引人入胜的日记（虽然字迹潦草）记述的都是探险途中所遇之人。当"奋进号"停靠于塔希提岛时，班克斯记录了许多新鲜事物，其中包括有关冲浪的首次书面描述。还有一段日记描述了他充满惊奇地目睹文身的全过程，而且首次出现了"tattowing"一词。当你说出这个源自波利尼西亚语的拟声词时，你会感觉文身师正在用木梳敲击岛民的皮肤，这种梳子上通常带有鲨鱼牙齿。班克斯也注意到，虽然所有岛民都有文身，但这种做法既是一个从众行为，也是为了彰显个性。

> "人人身上都有文身，但根据性格和生活境遇的不同，文身的部位也各不相同。"[27]

没过多久，好奇的欧洲水手们也想如法炮制。文身很快发展出了新的象征意义，个人成就和经历被自豪地刻绘在了表皮之上。例如，锚代表在大西洋上航行；乌龟代表横跨赤道；燕子代表完成了总计5000海里的航行。不久后，欧洲人也很快接受了表皮文身所包含的精神和迷信观念。例如，一只脚上文一头猪，另一只脚上文一只公鸡，便可避免溺亡；双手指关节处文上"紧抓"（HOLD FAST），便可帮助你在暴风雨中牢牢抓紧牵拉风帆的绳索。几个世纪后，英国已成了世界刺青大国，伯明翰则成了英国刺青最多的城市，我在伯明翰的诊所里自然也碰到了一位亲身践行现代文身艺术的患者。他是名中年社工，身上文着一个船锚和一只燕子，肩膀上是彩色的狮子图案，心脏上方刺着女儿的名字，其余的大面积皮肤也都五花八门地文着凯尔特十字架和中文汉字。乍一看，现代文身似乎完全出于自由选择，从某种意义上来说也的确如此。但研究也表明，西方文身虽然往往被视为独特个性的象征，但人们选择文身图样时却是基于流行而不是个性，证明了文身其实是从众行为。约翰尼·德普说："身体是我的日记，文身是我的故事。"这与毛利人的塔莫克文身艺术遥相呼应，文身颂扬个人成就与经历，但也是一种对部落与祖先的纪念。文身讲述的是我们个人的故事，但我们也渴望他人看见这些故事，并能参与其中。

皮肤作为最人性化的器官，因其最具个性所以也最具社交特征，将矛盾融于一体。人类有意识地以肉身为实体背景，展现各式符号和观念，这实在是独树一帜。我们将意义永远地刻写在皮肤上时，令人难以置信的力量油然而生，文身可以表明我们的身份以及我们想成为怎样的人。在印度东北部，我曾遇到的一位那迦族"老虎战士"认为，文身是他唯一真正的财产，因为那是他创造的唯一可以与他共同进入来世的东西。文身以何为终，自我以何为始？用文身改变外观，是人在尝试以某种方式挣脱自然属性的躯壳。同质化的世界里，仅凭服装与化妆难以脱颖而出。文身是一种将我们理想的内在展现于外的方式。

9

皮肤分裂：社交器官阴险的一面——疾病、种族和性别

我宁愿看不见，也不愿别人看见我是这副样子。

——一名患有盘尾丝虫病的南苏丹男子

盘尾丝虫病俗称"河盲症"，会损害皮肤和眼睛。

诊室里的风扇坏了。坦桑尼亚的这座医院里热浪蒸腾，我却不能脱下不合身的白大褂。对喜欢凉爽环境的我而言，可以说，刚来非洲第一天就遇到了最糟糕的情况。小小诊室空空荡荡，只有一块软木记事板突兀地贴挂着药物图表和艾滋病科普传单。一同出诊的本地医生阿尔伯特既是我的老师，也是翻译。桌子对面坐着今天最后一位病人达尼，他低着头，眼睛紧盯着鞋子。他的身材和面部符合坦桑尼亚年轻男子的普遍特征，但显而易见，他得了白化病。达尼的白皙皮肤看起来很细腻，近乎半透明，头发呈现稻草一般的颜色。白化病由基因突变引起，突变致使皮肤失去了生成黑色素的能力，而坦桑尼亚是世界上白化病发病率最高的国家。少了这一屏障保护功能，每个白化病患者只好一辈子躲着阳光，始终处于皮肤癌复发的风险之中。我拿起皮肤镜，扫视达尼雪白的皮肤，寻找癌症的蛛丝马迹。倘若有所发现，就可以用液氮进行冷冻治疗，也可以让他去做手术。我询问达尼以前的病情，可他越来越没兴趣认真回答。问诊还没结束，我逐渐意识到达尼的病反而是他最不操心的事。随着他的生活经历逐一浮出水面，我发现尽管阳光于他而言是折磨，但可怕程度与达尼的同

胞比起来还得屈居次席。

达尼还是个孩子时，他的叔叔曾试图绑架、杀害他。获救之后，他就一直在一所与世隔绝、高墙环绕的学校里生活。设立这所学校就是为了保护白化病儿童免受其亲人迫害。现在，达尼离开了相对安全的学校环境，几乎毫无准备地踏入了满是恶意的世界里。

有多残忍就有多讽刺，白化病患者因缺乏黑色素，其预期寿命本就短暂。达尼告诉我，女性白化病患者的境遇更为艰难，因为坦桑尼亚的一些农村人相信，与白化病患者发生性关系可以治愈艾滋病。现在达尼正年轻，他说自己不再担心生命威胁，但他全然一副听天由命、与世疏离的表情。东非白化病患者的困境并不是历史，而是当下寂然无声却日益严重的人道主义危机。据粗略估计，自2000年以来，遭绑架甚至杀害的白化病患者少说也有数百人之多。与我在白化病专科中心共事的一位非洲医生确信，实际人数比这个估值更多，因为残杀常隐匿于门内，发生于家族内部。

皮肤是一种物质，与心脏、肝脏一样真实，但同时又独具社交属性。单单一个基因突变，仅仅影响到皮肤的黑色素生成功能，却能毁掉一个人的人生，甚至导致其生命惨遭他人剥夺。东非的白化病问题令人恐惧又清晰地看到，即便考虑到文化和种族因素，皮肤的外观也很容易成为定义他人为"异类"的工具，方便散播恐惧、满足贪欲。回头看我自己的老家，人们以肤色区别对待、孤立某个人，都不需要他/她太黑或太白，只要皮肤与别人有点儿不同就行。我记得我的患者中有个年轻女孩子是巴基斯坦裔的伯明翰本地人，她的脸部有白癜风的典型斑块。谈及以往看诊治疗的情况时，没说几分钟，她就突然哭了，抽抽噎噎地说自己永远嫁不出去了。几个月后，我遇到了一位同样绝望的印度妇女，她的脸因为黄褐斑而暗沉发黑，深棕色的斑点在脸颊两侧对称分布。皮肤变黑是由雌激素和孕激素刺激黑色素细胞排出黑色素引起的。一般怀孕期间，人体会大量分泌雌激素和孕激素，所以黄褐斑也被冠以"妊娠面具"之名，不过这位印度患者并未怀孕。据推测，怀孕期间，人体试图保护皮肤中的叶酸免受阳光损伤，所以会大量分泌上述两种激素来促进黑色素的生成，也正因如此，一般女性在怀孕期间肤色最深。前述两名患者先天的肤色均为浅棕色，因所患疾病不同，前者肤色变浅，后者肤色变深，但她们所承受的社交后果却毫无二致。

影响色素沉着的疾病导致个人受社会排斥，不过，还是先天的肤色差异在整个人类历史上造成了最广泛、最严重的分裂。表皮只有1毫米厚，黑色素浓度那么微不足道，为什么能造成那么多痛苦与折磨？如本书第3章所述，肤色主要由皮肤中黑色素的类型和浓度决定，这是因为皮肤兼具堡垒和工厂的作用。像章鱼一样的黑色素细胞分泌黑色素，保护人体免受紫外线的伤害。可是，人体皮肤也平展如案板，渴望紫外线把维生素D前体切分成活性维生素D。当人类开始走出非洲、中东等充满阳光的炎热地区时，皮肤一路上都如走钢丝一般战战兢兢地保持平衡，因为在阳光有限的地区，黑色素分泌过多会导致维生素D缺乏；在阳光充足的地区，黑色素分泌不足会导致阳光破坏皮肤中的DNA，还会降低人体内的叶酸水平，而叶酸是产生健康后代的必要条件。[1]经过数千年的迁移和进化，在距离赤道更远、紫外线更弱的地区定居下来的人类族群开始发展出浅色皮肤。在世界地图上标示出人类皮肤色素沉着的分布，结果几乎与美国宇航局发布的地球各处紫外线照射强度卫星图完全吻合。有些例外很明显，但实际上更强有力地印证了上述理论：因纽特人生活在远离赤道的地方却有深色皮肤，原因很可能是他们的饮食以鱼类和鲸鱼脂肪为主，其中维生素D的含量非常高，解决了皮肤摄入维生素D不足的问题；也有可能是因为深色皮肤可以保护他们，避免在夏季的几个月里，极长时间照射经雪地强化后的紫外线而受到伤害。

在人类迁徙的过程中，皮肤对黑色素水平的微调，使人类各族群拥有了各种美好、独特的肤色。人类皮肤颜色如此多种多样，是许多不同基因调节不同类型黑色素的结果。浅色皮肤的人可能产生更多呈现红黄色的"棕黑色素"，嘴唇、乳头和红发呈现出的颜色也取决于这一黑色素类型。深色皮肤的人则产生更多呈现棕黑色的"真黑色素"，这是目前人类皮肤中含量最多的色素类型。黑色素细胞覆盖着微小的分子，其术语名为"黑素皮质素受体1"（以下简称"MC1R"）。这些受体被激活时会减少细胞生产的棕黑色素，代之以真黑色素。大多数红头发、白皮肤、长雀斑的人身体里的MC1R基因都发生了突变，不再发挥作用。这一基因突变有利于迁移到北欧的人类，因为北欧的紫外线强度低。而且，这种突变在今天仍然非常普遍，以凯尔特血统的人群最为突出。

不过，皮肤的适应能力如此之强，也没能跟得上全球化的速度。现在人类几个小时内就可以走完皮肤需要几千年才能适应的距离。在近代历史中，移居到紫外线照射强烈的地区（如澳大利亚）或经常前往阳光充足的国家的浅肤色欧洲人患皮肤癌的风险显著增加。相反，迁往高纬度地区的深色皮肤移民很可能因缺乏维生素D而患上骨质疏松症、肌无力和抑郁症。此类迁徙中，最为知名的案例大概就是因跨大西洋奴隶贸易而被迫移居北美的1200万非洲人。作为人体最具社会属性的器官，皮肤可展示出人性最为黑暗的一面，刻画着历史的伤痕。皮肤犹如一道围栏，将内心与外在隔开，定义了自我，隔绝了他者。同时，作为人体最显而易见的器官，皮肤成了一种社交武器，在人类追寻身份和渴望权力的苦旅中任其驱策利用。

我是谁？我人生的意义是什么？这世界何处能让我适得其所？确认自我的确存在的一大基本途径是感知其他事物、其他人，以及理解这些事物与人如何回应自我。定义"自我"即定义"他者"。黑格尔、胡塞尔等德国哲学家毕生致力于理解并试图解释自我意识与自我对外部世界看法之间的关系。他们的方法催生了"他者化"（othering）的概念，指在发展自我意识的进程中将他人定义为与自我相异的过程，同理也适用于群体。处理单独类别的信息比控制现实的复杂性要容易得多。所以，我们形成了"自我"的意识，却也很容易以玩笑和侮辱的方式从负面定义"他人"。

波兰社会学家齐格蒙特·鲍曼认为，这些群体身份也形成了二元对立的类别，例如，动物与人类、外国人与本国人、他们与我们。鲍曼得出这一结论，几乎可以肯定是因为他的犹太家庭经历了纳粹种族灭绝事件。[2]不同部落、国家视彼此为仇敌是人类交往的一大特征，自古以来便有犹太人与外邦人疏远、希腊人与野蛮人对抗等种种事例，史不绝书。但"肤色主义"，即以肤色为核心的种族歧视，在16、17世纪迅速膨胀。在欧洲的探索时代，亦即地理大发现时代，欧洲国家建立的势力范围遍及全球各地的新兴帝国，奴隶贸易也随之兴起，这些发展都得到了伪科学与分类学的支持，而伪科学与分类学也趁势为种族主义谋求正当之名。所谓面相学，英文词源意为"评判本质"，在那个时代宣扬可凭借查看某人生理特征来揭示其内在性格，如今已完全失信。具有讽刺意味的是，肤色遗传学领域的现代研究成果证实了科学与人类学领域的共识，即所有人在生物学上同属一个种族。[3]2017年的一项研究发现，许多可以改变肤色深浅的基因变体（该研究测量了其中的8种）分布在世界各地，并且在祖先不同的各个群体之间分布不均，所以非洲的不同族裔之间才存在那么大的肤色差异。[4]人类的来回迁徙令这些有关肤色的基因更为混杂，共同生活在一定地理区域和族群内部的人肤色也会大相径庭，因此实在不适合依靠肤色追溯列祖列宗，更不用说听信毫无依据的所谓"生物种族"①概念了。1994年，南非废除种族隔离制度（apartheid，字面意思相当于"apart-hood"，意为"分隔的状态"），同年还举行了第一次民主选举，德斯蒙德·图图②因此将结束"黑白分明"状态的南非描述为"彩虹之国"。人体皮肤的生物现实属性会影响它的社交属性，这也呼应了图

---

① 生物种族主义是"科学种族主义"（scientific racism）的别称，是试图证明种族主义正当性、论证种族优越或卑劣的伪科学。——译者注
② 反种族隔离运动著名推动人，南非首位黑人大主教，诺贝尔和平奖获得者，于2021年12月6日逝世。——译者注

图这位南非大主教倡导的观点：我们应在认清人类同属一族的同时，庆幸个体之间存在基因差异。

皮肤的分化威力远不止以色素沉着区隔人群。在中世纪的欧洲，至贵至贱的阶级中任谁得了皮肤病都一样会遭到嘲弄：笑话穷人得病是营养不良；讽刺贵族精英是纵欲过度、皮肤粗糙潮红。18世纪后期，新兴工业城市蓬勃发展，皮肤很快变成中产阶级的战场，成为健康与社会地位的标志。医学历史学家理查德·巴奈特认为，工业革命期间，"高领和长裙隐藏的不仅仅是资产阶级的谦虚"，也隐藏了可能暴露内部缺陷的外部迹象。"痒"很可能是因为疥疮，这种疾病在18世纪的英国随处可见，被视为贫穷与道德沦丧的标志，[5]这种观念时至今日仍未过时。我记得曾诊断一位中产阶级中年女性得了疥疮，当时她的反应是："太丢人了，我不应该得这种病啊。"

以皮肤打底勾勒一幅全新的阶级图景，是相对较新的社会发展倾向，在西方约有300年的历史。但皮肤一直都具有一种助长"传染病恐惧"的原始力量，"天花"这一人类最古老的敌人最能证明这股令人心生恐惧的力量。天花由名为"天花"（Variola）的病毒引起，这种病毒成砖形，貌不惊人却造成了人类历史上难以想象的死亡规模。发病之初，患者舌头上会出现微小的红点，伴有发烧、剧烈头痛和恶心；24小时内，红色斑疹会覆盖全身，从原本扁平逐渐变为充满液体的脓包疹，中间有典型的"脐状"凹陷。在天花发病到脓包疹结痂的1周时间里，只要患者触碰他人，就可能导致他人感染病毒而死。

西班牙殖民者将天花从欧洲带入了毫无准备的新大陆，致使美洲某些地区90%的原住民消失，死亡人数远超饥荒和战争致死人数之总和。许多感染天花但幸存下来的人都因凹陷形的脓包疹而留下了无法复原的瘢痕。天花病毒不歧视任何人种，至少看起来一视同仁。1796年，天花猖狂肆虐于欧洲各个角落。出色又特立独行的爱德华·詹纳医生在英国格洛斯特郡乡间行医时注意到了一个有趣又不同寻常的现象。乡间普遍传说挤奶女工的肤色白皙无瑕。詹纳沿着乡间小路漫步，走过农场、田地和村庄时，他发现的确只有挤奶女工的皮肤上没有天花留下的痘疮，这样的皮肤使挤奶女工明显有别于他人。深思熟虑之后，詹纳假设女工们感染了牛痘，而感染了这种症状轻微的"牛天花"之后，人体可产生天花免疫力。[6]为了验证自己的推论，他从患有牛痘的挤奶女工莎拉·内尔姆斯处收集了脓液，接着将脓液种入当地男孩詹姆斯·菲普斯的手臂切口处。几天后，詹纳又给男孩注射了天花患者的结痂提取物，结果什么都没发生。这神来一笔的尝试始于乡间传说的"白皙皮肤"，最终成就了世界上第一种疫苗的诞生。要知道，英文中"疫苗"一词"vaccine"源于拉丁语中表示"牛"的"vaccus"。[7]单凭这一个发现，可以说詹纳挽救的生命超过了历史上其他任何一位科学家。不过，到完全制服天花这只专爱留下痘疮的怪物还需要时间。据估计，仅在20世纪，因天花死亡的人数就有可能高达4亿。最后一位受害者是1978年的医学摄影师珍妮特·帕克。她在伯明翰医学院的解剖学系工作（顺便说一句，我还是学生的时候也在那里上过解剖学课）。当时楼下的实验室正在培养和研究天花病毒，珍妮特意外接触到了病毒。她的意外感染令全球各地开始销毁所有库存的天花病毒，如今仅在美国和俄罗斯各有一家实验室保有留存。毫不奇怪，危险的瘟疫余孽仍存放在瓶子里，也助长了有关生物战的谣言与恐惧。

天花之所以可怕，是因为它具有传染性，而且往往致命。但是其他许多皮肤病引起恐惧，不是因为致命，而是因为能够毁容。2011年南苏丹实现独立，可两年后又陷入内战和种族暴力。在东非，我遇到了一位名叫伊利亚的年轻医生，他逃离了南苏丹这个世界上最新成立的国家，成了难民。他与我讨论了一种在农村地区肆虐的可怕传染性皮肤病。"如果说种族斗争撕裂了村庄，"他说，"那么盘尾丝虫病则会撕裂家庭。"

盘尾丝虫病，又名"河盲症"。如本书第2章所述，盘尾丝虫病由黑蝇唾液中的寄生虫引发。寄生于人身后，除了导致可预防的失明外，还会引发强烈瘙痒，致使皮肤损毁。伊利亚说，他的病人经常感觉皮肤的症状比失明还要糟糕。他曾无意中听到一位患者说："我宁愿看不见，也不愿别人看见我是这副样子。"盘尾丝虫病引发的瘙痒剧烈到难以形容，患者难忍痒意，会不断刮擦皮肤，直到身体变化毁去其外观。此外，严重的脱色斑点区域会被当地人称为"豹皮"；萎缩、松弛的皮肤被称为"蜥蜴皮"；增厚的皮肤被称为"大象皮"，这些名号并非无关痛痒。在偏远地区，具有这种动物般的外表是种诅咒，个人可能因此被逐出家庭和族群。将动物的特点用于形容人类，是为"拟物法"，但当涉及剥夺人性的行为时，用"兽形化"描述可能更合适。历史上以皮肤为借口剥夺人性、灭绝某个群体的例子屡见不鲜。

从古至今，许多社会都为男性和女性设定了差异分明的理想状态，而用来界定两性时，皮肤的作用不容小觑，却往往被忽视。许多文化认为女性皮肤应当光洁细腻，具有清透感，看上去就开放、纯洁、真诚。另一方面，人们对男性皮肤的预设则是黝黑深沉，犹如坚不可摧的盔甲。尽管这些差异显然是社会价值观投射于皮肤的结果，但有趣的问题是，生物学是不是这些差异的灵感来源？在任意一个种族中，女性的皮肤通常都比较浅，这是因为女性可能需要更多的维生素D和钙来满足生育期间的需求。由于睾丸激素水平较高，男性皮肤比女性的厚25%，而表皮最上层的厚度的确使其看上去更为粗糙。男性真皮中的胶原蛋白密度也往往更高，随着年龄增长，胶原蛋白的流失速度也比女性慢。这就引出了一个问题：为什么男性皮肤的老化速度似乎没有比女性慢？虽然还没有明确答案，但统计显示，平均来看，男性一生中暴露于阳光之下且毫无防护的情况更为常见，这可能抵消了他们本来具备的抗老优势。[8]

传说中的男性战士已经将皮肤厚度从生物学升华到了形而上的层面，他们的皮肤真成了刀枪不入的盔甲。希腊神话英雄阿喀琉斯在孩提时曾被浸入冥河；德国传说中的屠龙战士齐格弗里德曾沐浴龙血，这种方式更具戏剧效果。总之，这类洗礼让神话传说人物的皮肤难以被任何武器穿透，但又都给他们留下了微小却致命的弱点：阿喀琉斯有未浸入河水的脚后跟；齐格弗里德背部肩胛骨之间的一小块皮肤是其死穴。皮肤向来是最易受伤、最具人性的器官，这对看似无敌的英雄而言也不例外。

毫不奇怪，从古至今，民间传说和可疑科学一直在传播、夸大和利用皮肤上的两性差异。达尼尔·特纳于1714年出版了《皮肤疾病论》（*De Morbis Cutaneis: A Treatise of Disease Incident to the Skin*），这本著作可以说是英国第一本皮肤病学教科书。在书中，特纳医生认为孕妇的"想象力"可以在胎儿的皮肤上留下印记。[9]这种"母性印象"理论反映了当时的普遍观点：如果准妈妈突然看到令她心生恐惧的事物，那么这个事物会通过母亲的情绪投射到胎儿身上。好在如今这一理论已遭颠覆，现代遗传学早已证实，如果你背上长了颗带毛的痣，这可不是因为母亲怀孕时曾被熊追赶。不过，过往理论并未完全消失得无影无踪，德语和荷兰语中的"痣"分别是"Muttermal"和"moedervlekken"，拆解开来的直译都是"妈妈–斑点"。

那么，痣到底是怎么来的？其他胎记呢？如果以大小和颜色区分，痣与胎记都种类繁多，都是皮肤里的不同成分过度生长的结果，而且大部分都是良性的。常见情况包括由黑色素细胞引起的色素沉着，以及源于血管的血管痣。"痣"其实是术语"常见黑色素细胞痣"经简化的俗称，颜色从深棕色到黑色不等，由胎儿在妊娠期第5周至第25周之间出现的小片、局部的基因突变引发。这种突变发生得越早，痣越大。人体上的痣会伴随终生，但先天性胎记未必如此。"蒙古斑"是扁平的蓝青色斑块，通常位于婴儿的背部和臀部，几乎总是在青春期到来之前就消失了。"蒙古斑"之名是德国医生埃尔温·贝尔兹起的，他在19世纪末为日本皇室担任御医。他误以为这种胎记主要长在蒙古患者身上，但实际上在整个亚洲、大洋洲和拉丁美洲的人群中都很常见。黑色素细胞在胚胎发育过程中未能到达表皮，而是卡在了真皮的下半部分，结果就会出现这种胎记。这种胎记一般隐现于表皮层后面，几乎是半透明的，呈现出一种特别的蓝色调。蒙古斑被归类为"色斑"，意思是皮肤颜色发生变化，但表面不会隆起，也没有凹陷。其他斑疹包括"咖啡牛奶斑"（Café-au-lait spot），因颜色类似咖啡牛奶混合物而得名。色斑本身无害，但通常是不少遗传疾病的征兆，如神经纤维瘤，其病症表现为肿瘤沿神经生长。

说到血管性胎记，我每次去新生儿病房都能看到婴儿脖子后面有独特的粉红色胎记，这种胎记名叫"颈部鲜红斑痣"，在助产士口中另有一个颇具诗意的名称"鹳咬痕"[①]，常见于白人皮肤，通常是暂时性的。婴儿期另一种常见的良性血管性胎记是婴儿血管瘤，或称草莓斑。这种凸起且颜色鲜艳的红痣有时很大，看起来吓人，但之后大多都会消失，不留下明显痕迹，它们出现与消失的原因于科学家而言仍然是待解之谜。

当然，一些可见胎记不会消失，而且因显现位置及个人差异，可能会在精神与社交方面给人造成严重的影响。人们认为独特的"葡萄酒色斑"的成因是局部缺乏可控制血管扩张和收缩的神经，导致血管永久性扩张、血液瘀积。但历史上，女性因为将这些螺纹和斑块传给后代而遭受责难，自己也会因为身上有这样的胎记而惨遭非议，罪名五花八门，从不纯洁到对个性问题的解读都有。相比胎记的主人，这些非议与旁观者的品行关系更大。在塞勒姆审巫案[②]中，许多女性被冠以"女巫"之恶名，惨遭处决，一部分原因是有人认为她们皮肤上的斑纹与魔鬼有关。可转眼到了18世纪，美人痣不知为何脱颖而出。[10]或许是因为能凸显皮肤的白皙底色，或许是因为能遮盖天花留下的痘疤，或许，美人痣之诱人，还有更神秘的原因。伦敦大学学院艺术史学家凯伦·赫恩认为，欣赏美人痣的嗜好可追溯到古典时期："据说美神维纳斯有一颗痣。原本完美的身体出现这种轻微缺陷，美丽不减反增。"[11]一些古老文化基于皮肤斑纹推算性格，

----

① 欧洲传说中有鹳鸟以喙运送孩子，鹳鸟在屋顶筑巢就意味着这家将迎来新生儿。——译者注

② 1692年，美国马萨诸塞州塞勒姆镇有女孩接连因感染寄生于黑麦的真菌而罹患"跳舞病"。但因症状奇特，时人不明真正的病因，责难村中的黑人女奴、女乞丐等人，进而发展成审判、严刑逼供等行为，最终有超过20人被以"女巫、巫师"之名处死。1992年，马萨诸塞州议会通过决议，为所有受害者正名。——译者注

发展到极致便形成所谓的"痣相占卜学"，其实也不过是"看手相"算命的近亲，既过时又不科学。

皮肤是人体最大的性器官。社会热衷于对他人评头论足、分化群体，于是，皮肤常被用作污名化他人的工具。同一种病，意大利人称其为"法国病"，法国人还以"意大利病"；俄罗斯人蔑称之为"波兰病"，土耳其人又记为"基督教病"。时间回到1495年，法国军队围攻意大利城市那不勒斯时，军人及其西班牙雇佣兵身上不知为何突然开始长出球状脓疱，还会渗出腐臭的脓液，最后脱皮。这"大水痘"，即如今广为人知的梅毒，于其时传到了欧洲。一种观点认为梅毒源于美洲，一路追随哥伦布1492年的航海船队从新大陆返回了欧洲。哥伦布大交换促成了商品、思想和疾病跨越大西洋两岸实现交流。在这一历史事件的早期，让人冒"大水痘"的梅毒登陆欧洲，打击尚算温和；让人发"小水痘"的天花顶着欺骗性的名字带给新大陆的却是致命重击——两相比较，令人唏嘘。很快，在欧洲人发现梅毒与性有关之后，深刻的耻辱感也随之而来。

梅毒这种皮肤病极具社交特性，在皮肤上的演进方式独特又相对易于预测，但几个世纪以来，有关它的医学进展仍然令医生着迷。这种丑陋的疾病由美丽的螺旋形细菌梅毒螺旋体引起。之所以名为"螺旋体"，是因为这种细菌形似盘绕之蛇。我的一位导师喜好烹饪，他的描述让任何细菌听起来感觉都能吃，比如，他会将螺旋体细菌形容为薯卷。卷曲的梅毒螺旋体细菌是一种专性寄生虫，意味着它们只能存活于宿主体内，通过性接触或直接接触开放性皮肤病灶传染到新宿主身上。

假设一些螺旋体细菌要离开已被感染的女性的阴道，到未受感染的男性阴茎上形成新菌落。在性交后的几周内，螺旋体开始以阴茎上的接触点为家，破坏其组织，并形成名为"下疳"的小溃疡。下疳虽然不疼，却可怕如万蛇之坑，危险如火山之口，里面满溢液体，同种细菌孳生其中。最初的这个病兆，即所谓"X标记"的寄生侵入点通常会在一两个月内消失。如此"一期梅毒"就不痛不痒地隐藏在患者的视线之外，但几个月后，纸终究包不住火，螺旋体离开阴茎尖端的巢穴，穿过新宿主的淋巴系统，最终到达血液。着陆皮肤时，它们会使真皮血管出现内壁发炎，引起全身皮疹，宣告人体进入"二期梅毒"病程。这时躯干上既有平坦斑点，又有凸起的丘疹，均为红色，不发痒，进而扩散到宿主的四肢，直至手掌。许多据说是单身的牧师、贤良淑女甚至教皇都曾因皮肤出现了上述症状而泄露了染病的秘密，这些标记确凿无疑，任何人都无法视而不见。

接着，一切归于平静，症状消失。这种疾病进入潜伏期，螺旋体退回内脏器官的小血管中，可完全不被察觉地潜伏，短则2年，长至20年。得益于抗生素，最终的"三期梅毒"阶段，通常也是致命的阶段，现在在发达国家已然罕见。即使宿主体内存在少量螺旋体，免疫系统也会超速运转，形成梅毒瘤，即以免疫细胞为核心、包裹厚厚一层成纤维细胞的发炎球。在抗生素出现之前的时代，梅毒瘤会不断生长，可继续损害身体内的一切组织，导致皮肤变形、面部毁容，患者的死亡会缓慢又极其屈辱。20世纪之前，对财力有余者而言，将水银涂抹于皮肤或以汽化形式将其吸入是首选的治疗方法。这也是谚语"与金星共度一夜，与水星共度一生"的由来，因为金星之英文名"Venus"源于爱与美之神维纳斯，谚语中暗指与美人一夜贪欢；而水星与水银在英文中皆为"Mercury"，且水银毒性高，中毒症状几乎无法减轻，所以才会付出"一夜贪欢，终生服毒"的代价。

如果社会普遍认为一次性病之罪恶，需以承受终生折磨的代价来偿还，那么隐瞒皮肤症状就会变得与治疗同样重要。梅毒现身欧洲后，越来越多的女性和男性化妆越来越浓重。15世纪渴望权力的意大利贵族切萨雷·博吉亚曾被誉为"意大利最英俊的男人"，但在其生命的最后几年，他用皮革面具遮住了半张脸，就是为了隐藏他认为的罪孽恶果。

初期	二期	三期

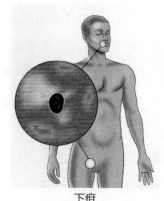 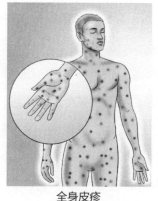 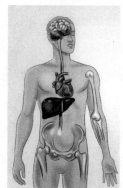

下疳	全身皮疹	内部器官病变
接触后3天到12周	首次感染后4周到10周	首次感染后2年到20年

梅毒的阶段

纵观历史，与性道德败坏相关的疾病令皮肤充当武器，成为徇私偏袒的可怕帮凶。1932年，美国公共卫生服务局和亚拉巴马州塔斯基吉研究所发起一项实验，目的是观察未经治疗的梅毒病程的进展。40年间，有将近400名感染梅毒的黑人男性参与了实验项目，并被承诺可得到政府免费医疗的奖励。但这其实是一个骗局！青霉素可以治愈这种可怕的疾病，而且在20世纪40年代已做了人体测试，被证实有效。但是，实验当局在明知此药有效的情况下，刻意没有向接受观察的梅毒患者提供他们应有的治疗。结果，28人死于梅毒，另有约100人死于相关并发症。这样的实验能够推进，是因为黑色皮肤的参与者本就处于社会弱势地位，而梅毒的污名又进一步剥夺了他们获得平等人道对待的权利，全然沦为实验室里的小白鼠。美国医学研究的这段黑暗历史促成了1974年通过的美国《国家研究法案》（*National Research Act*），该法案最终将人体实验规则写入法条。

20世纪上半叶抗生素问世后，梅毒的治疗费用不再高昂，其附带的耻辱印象也逐渐淡出公众意识。然而，几十年后，不知从哪里又冒出来另一种性传播疾病，再次奇袭皮肤。这一疾病又一次不仅让人直视人类身体的脆弱，也揭示出社会对出轨、丑闻、羞耻的惯常解读。1993年上映的电影《费城故事》（*Philadelphia*）中，汤姆·汉克斯饰演供职于一家大型律师事务所的资深律师安德鲁·贝克特。在电影的开头，一名同事注意到安德鲁的额头上有个紫色斑块。这个看似无害的紫色斑块其实是卡波西肉瘤，是可供诊断艾滋病的罕见皮肤病。它的出现像是钻透了安德鲁灵魂的一个黑洞，向充满敌意的社会暴露了他的疾病。安德鲁慌忙尝试隐藏斑块，避免其暴露出自己罹患艾滋病这个被当时社会视为不道德疾病的秘密。那个时代的人们对这种疾病所知甚少，这种病又无法治愈，而且因为与同性性行为有关被大众嫌恶。于是，安德鲁被解雇了。

《费城故事》以皮肤做棱镜，通过表现大众对隐于皮肤之下的疾病的恐惧，成为好莱坞首部公开探讨美国同性恋问题的电影。20世纪80年代初，由人类免疫缺陷病毒（HIV）引起的"获得性免疫缺陷病"（AIDS）在世界范围内暴发。这种致命疾病因其暴发始于加利福尼亚州的男同性恋社区而被简称为"同性恋相关的免疫缺陷症"（gay-related immunodeficiency，GRID）。虽然一年之内，它的名称就变更为艾滋病，但在当时的公众观念中，将这种疾病视为性异常的偏见已然难以撼动。艾滋病当然不仅仅是皮肤病，但大约90%的HIV感染者在整个病程中都会出现皮肤症状，而且往往是皮肤症状暴露了其罹患艾滋病的事实。HIV病毒会清除免疫系统中的关键组成部分，为一系列正想乘虚而入的皮肤感染打开大门，而且这些感染就像在身体内部肆虐的疾病一样多变又令人费解，可能还有些极为独特，包括传染性软疣病毒的肉质肿块、卡波西肉瘤红紫色癌变中发现的疱疹病毒等。这些症状也很难控制，会在全身范围挑起战火，导致各种附带的皮肤损害，包括湿疹、带状疱疹、脂溢性皮炎、疥疮、光敏性皮炎、疣、鹅口疮……数不胜数。

20世纪末，新加坡打击来自"金三角"（横跨缅甸、泰国和老挝的100万平方千米的罂粟田）的海洛因走私活动时，毒枭在印度与缅甸边境打通了新的走私路线。走私路线所在地区极其偏远，涉及印度的那加兰邦。我曾访问那里的山区城镇和村庄，一位当地医生总结了如今艾滋病患者背负着的耻辱大山。"以前得病是同性恋的罪过，然后是穿越山道的卡车司机和妓女乱搞的原因，现在则是因为注射海洛因。这就像你们英国人说的'性、毒品、摇滚'，全串起来了。有人认为，如果你有艾滋病的印记，那么你就不属于这里，所以得了这种病的人不得不躲起来生活。现在可以治疗艾滋病了，但病人还是不敢出现，等出现时要么是来不及了，要么是因为感染了别人才被发现。"

即使是那些曾经身为当地政府高官，或在印度严格的种姓制度中属于高种姓的人，也会在被传感染艾滋病病毒时沦为"不可触摸"之贱民。皮肤表现出明显症状的患者不可避免地被首先挑选出来。有些时候，大众真的认为，绝对不可触摸这些患者的任何身体部位。我曾遇到的一位医学专业人士甚至都认为HIV可通过皮肤接触传播。公众不想了解艾滋病，而且还认为得了艾滋病的人最好就当自己不存在。

艾滋病暴发后引发的道德恐慌促使全球为治疗这种疾病而倾其所有，但矛盾的是，社会的关注反过来导致这种"可耻"的疾病隐匿得更深，传播速度反而因持续的无知、无视变得更快。不过，对今天的患者来说，一切都还为时未晚。针对HIV病毒的药物现在既便宜又有效，但真正解决这种可怕疾病的唯一方法是消除社会偏见。照顾感染者、鼓励检测、鼓励那加兰邦民众敢于谈论艾滋病毒和治疗方案——多管齐下的措施正在发挥作用。我有幸接触过多家儿童艾滋病毒感染者治疗中心，我了解到超过一半的HIV病毒感染儿有明显的皮肤病。给予抗逆转录病毒治疗药物很重要，同样重要的是给予孩子们信心和希望，帮助他们的生活不会因偏见而遭受评判。

麻风病，一种古老且广为人知的皮肤病，全世界约有一半的麻风病患者都在印度。纵观历史，麻风病最能说明皮肤对社会的影响。访问非洲期间，我留意寻找这种疾病的身体和社会症状。我去塞伦盖蒂探索马赛族医学之后，希望参观一家大型麻风病中心，据说就在附近。我只知道中心的名字，但没有地址。我四处打听，但毫无收获。直到我遇到了一位本地医生，他迟疑地告诉了我一座村庄的名字。

想去那里，常用的交通工具是臭名昭著的"达拉达拉"（dala dala），这是一种破旧、冒烟、人满为患的迷你巴士，在坦桑尼亚随处可见，发音听起来很像是"美元"（dollar）一词发音的变种。达拉达拉是坦桑尼亚交通事故的头号罪魁，我后来遇到的本地整形外科医生也证实了这一点。我夹在一大袋大米和两个坦桑尼亚大婶之间，两位显然因为我混乱的斯瓦希里语收获了极大的乐趣。我等了3个小时，售票员才摇摇晃晃地站在迷你巴士的门边，边拍打车顶边大声叫出村名："Maji ya Chai!"这个名字的字面意思是"茶叶之水"，源自一条流经那座寂静村庄的红色山溪。可是，到了村子里也没人知道那座全国规模最大的麻风病中心在哪里。我用斯瓦希里语向屠夫、面包师傅、玉米粥小贩询问"麻风病"（ukoma）时，对方全都一脸茫然。终于，问到一个不到15岁的男孩时，他示意我坐上摩托车后座。接着，我们开始颠簸起伏地穿越一条土路，逐渐远离文明，深入农田，避开坑坑洼洼的路和"咯咯"叫唤的母鸡。生命可贵，我一路紧张得不敢松手。到达目的地时，我发现怪不得那个地方少有人知，那座中心的确是位于四野无人之地。四位友好的修女热忱地管理着中心，照护着大约30名麻风病人。她们邀请我去探望住院的病人。

有了克里斯蒂修女帮忙翻译，我得以与尼克森交谈，他住在这里有20年了。他出生于贫穷家庭，十七八岁时确诊麻风病。为保密病情，他逃避治疗，结果五官开始变粗，后来脚趾脱落。得了这种病，生理上并无痛感，但尼克森说："我宁愿承受一切疼痛，也不愿忍受羞耻带来的痛苦。"父亲带着他来到了这所离家数百千米的麻风病中心。家人来看过他零星几次之后，尼克森就再没见过他们了。

1873年，挪威医生格哈特·亨里克·阿莫尔·汉森最终明确了麻风病的病原体。[12]麻风分枝杆菌造成的慢性细菌传染病是历史上最臭名昭著、最具分化人群威力的疾病之一，它导致皮肤色素减退，形成白色斑块，伴随感觉神经损伤。麻风分枝杆菌是种奇怪的细菌，既脆弱又以欺骗性著称，生活在神经线路的绝缘层施万细胞，甚至人体自有的免疫细胞巨噬细胞之内来躲避免疫系统。在进入人类宿主体内寻找家园时，这种病原体对地点非常挑剔，嗜好人类神经末梢区域中温度较低的环境，所以才会遍布皮肤内的神经。实际上，由于麻风分枝杆菌喜好低温，目前已知它们的另一种宿主是九带犰狳，因为这种身披铠甲的小型哺乳动物与人类皮肤具有相同的低温。[13]麻风分枝杆菌的增殖速度也是出了名的缓慢，大约需要14天数量才能翻倍，而皮肤上的金黄色葡萄球菌数量翻倍需要30分钟，肠道中的大肠杆菌只需18分钟。

麻风分枝杆菌对环境挑剔，增殖又慢慢悠悠，是少数完全无法在实验室中培养的细菌之一。因此，尽管目前可以用抗生素完全治愈麻风病，但这种古老的疾病仍然充满未解之惑，充满神秘。与普遍流传的看法相反，这种疾病其实并不会导致手指甚至四肢脱落。受其感染的人会首先开始失去温感，然后是轻触感，进而失去痛感。失去疼痛的预警功能后，患者易因割伤和烧伤而损坏自身表皮，由此衍生的感染通常会对手指、脚趾和面部结构造成永久性损伤。另一个普遍存在的误解是麻风病具有高度传染性，其实它是传播性最低的传染病之一，95%的人天生对它免疫。[14]也许是这种疾病可致人畸形，再加上具有一定的传染性，所以才令人类恐惧了数千年。

麻风病的希伯来文是"tsara"。许多情况下，这个词实际上描述的并不是麻风病，而是其他可见的皮肤病，如牛皮癣和白癜风。这类疾病的共同点是不只有破坏性，还都令人有"玷污"之感，那么携带者也自然被认为是不洁净、不纯洁的。"tsara"这个词也可以粗略地翻译为"遭到上帝羞辱或打击"。皮肤存在生理缺陷，成了人类遭到上帝遗弃的表象，所以麻风病人不但身体隔绝于人群，连精神也要被隔离于人群之外。不纯洁的人必须离开所属营地7天或以上，祭司会亲自监督，好确定患者是否已"洁净"到有资格回归的程度。《阿闼婆吠陀》（Atharva Veda）和《摩奴法典》（Laws of Manu）等古印度文献中也都提到麻风病人必须隔离，出现这种疾病，往往被视为对个人或家庭以往罪孽的惩罚。[15]耶稣治愈的第一个人就是麻风病人，这并非巧合。

公元379年，君士坦丁堡大主教纳齐安的圣格雷高利宣称麻风病患者"身已死，但罪孽仍在"。中世纪的环境对这种能造成毁容的疾病也好不到哪里去。一般认为，在中世纪的欧洲，麻风病患者都与社会隔绝，住在麻风病医院里，但这种普遍看法未必完全正确，那时污名化行为和怪异的想法比比皆是。麻风病人因自身皮肤状况被视为活死人，仍在世间苟活，却没有享有土地或财产的合法权利。所以不难理解，许多患者从所住城镇逃避至麻风病医院，而继续留在城镇的患者会随身携带小铃铛，借"叮叮当当"的铃声来提醒周边居民自身的存在。某些情况下，麻风病人反而会收获奇怪的尊敬，因为也有人认为他们来自炼狱，是在为前世的罪孽赎罪，以苦难获得救赎。与此同时，敢于接触和治疗麻风病患者的医生和牧师有时会被奉为圣人。圣拉撒路骑士团于1119年由十字军在耶路撒冷成立，后为麻风病人建立了一家医院，该教团的名字来自《圣经》中因耶稣而起死回生的人物拉撒路。

有人会认为，汉森发现麻风病是由细菌感染引起的之后，与该疾病相关的身体、社会和精神羞辱会相应减少，但事实适得其反。欧洲殖民者和旅行者发现麻风病流行于贫困人群，而当时人们普遍相信道德堕落导致贫穷，所以这一已经被丑化的疾病又背负了不道德与性异常的恶名。1889年，传教士莱特出版了《麻风病：帝国的危险》（Leprosy, An Imperial Danger）一书，书名便承载着对不道德与身体传染满满的恐惧。[16]英属印度对麻风病患者的隔绝既成系统，又固定为制度。当时世界各地陆续出现类似的麻风病人聚居地，其中之一是在夏威夷王国的摩洛凯岛上。欧洲人带来的这种新疾病在当地居民间肆虐，其后摩洛凯岛便建造了麻风病人聚居地。1873年，罗马天主教神父兼传教士达米安从比利时来到此地。其他未受感染的欧洲人一个也不想逗留，但达米安神父决定与麻风病人住在一起，帮他们包扎伤口，用同一只碗吃饭。[17]神父最终也感染了麻风病，并于1889年去世，享年49岁。除了在2009年被天主教会追封为圣徒之外，达米安神父自我牺牲的精神以及对穷苦受难人的关怀，催生了数以千计的慈善机构来弘扬他的精神遗产。

归根结底，麻风病是一种生理疾病，但从古至今，它也可能是人类最具社交属性的疾病。值得注意的是，如今人们仍然普遍认为麻风病具有高度传染性，但实际上它是所有传染病中传染性最低的疾病之一。时至今日，这一事实仍然鲜为人知，人类仍旧不遗余力地试图将麻风病人"隔绝于外"。每当我回想起前往那座麻风病中心时经历的漫长又曲折的旅程时，我还会想起向当地人问路时他们显露的茫然面孔。当地人宁愿不知道那个地方的存在。无论哪个时代，无论麻风病出现在哪里，它都会与道德败坏捆绑在一起。皮肤不仅定义个体，它的影响力还会嵌入语言之中，"麻风病人"一词应用广泛，而且常带贬义，这表明这种疾病过去和现在都在定义着这些病人的身份。"麻风病不是基本上被根除了吗？"这是我在英国向同行提及这种疾病时反复听到的反问之语。的确，麻风病可以通过6到12个月的抗生素疗程治愈。过去几十年间，发展中国家有效引进了这些治疗方法，麻风病患者的人数急剧下降。尽管如此，据估计，目前全世界仍有超过20万名麻风病患者，而且实际数字可能远高于这一估值，原因是许多社会中感染麻风病的患者仍会背负强烈的耻辱感，患者因此选择避世。倘若麻风病不是显而易见的皮肤病，那么这种耻辱感就不会存在。

如果社会认为某种疾病是诅咒或罪孽，那么试图对其加以掩盖的行为便会司空见惯。不过，皮肤分化人群的力量也促使许多人想要改变自己健康完美的外表。我离开麻风病医院，向东直抵东非港口重镇达累斯萨拉姆，这是斯瓦希里语世界中规模最大的城市。放眼望去，新建的公寓楼以及还未建成即遭弃置的建筑，在这个棚屋林立的城市里拔地而起，看上去好像一片正在拔节的玉米。这里是探索漂白皮肤这一现象的好地方，这一做法在世界范围内日渐流行。美白皮肤这一做法在欧洲已流传了好几百年，以帮助富人远离田野和农场。15世纪著名的英国校长威廉·霍曼最早点出了这种现象。他注意到女性为了让皮肤更白皙，"将白铅和醋涂在脸上"。[18]这种中世纪的做法如今已向现代发展中国家转移。撒哈拉沙漠以南的非洲城市中，有三分之一的女性以及越来越多的男性经常使用可淡化黑色皮肤的刺激性面霜。其中不少面霜已遭禁用，但反而让假冒伪劣品有机可乘、广为流传，它们对健康危害更大，有些甚至是会导致肾功能衰竭和精神疾病的含汞产品。2019年，卢旺达警方突击搜查了全国各地的美容师和药剂师，以遏制日益猖獗的非法美白产品交易。[19]但对这类乳霜的追捧造成的影响不止于体表，从非洲各地媒体专栏与广播节目中对有关皮肤漂白议题的报道来看，一场社会危机已然成形。

我与当地学生卡米尔见面交流时，她透露自己有一半以上的朋友都会漂白皮肤。"为什么年轻人会以皮肤黑为耻？"她反问，"因为皮肤白更美的印象随处可见啊！广告牌上的模特和本地嘻哈音乐视频中的浅肤色歌手都印证了这一点，要美丽就是要皮肤白。"

卡米尔告诉我，在她的朋友圈里，漂白皮肤与其说是想更"西化"，不如说是试图摆脱贫困的过去。达累斯萨拉姆有许多刚从农村进城的人为了掩饰自己曾在田野中暴晒阳光多年的事实而选择漂白皮肤。一位当地医生对观察到的现象感到沮丧："在非洲，不是仅有变色龙为了生存而变色。"

皮肤是个体归属于某个群体的凭证，也是自然的生理与人为的文化发生冲突的战场。虽然皮肤是抵御各种威胁的防卫屏障，但皮肤的社交特性也往往将其转化为进攻的武器。皮肤这道棱镜很容易折射出人性的阴暗面。在某种程度上说，我们都有创造"他者"的能力。但皮肤展示的美妙与矛盾之处在于：这一最具人性的器官兼具科学理性与艺术感性之美，我们越深入了解，就越明白在每个人的皮肤之下栖居着的内在本质其实并无好坏高低之分。

10

心理皮肤：皮肤塑造思维的方式——哲学和语言

皮肤是本体，是载体，也是喻体。

——史蒂芬·康纳教授[1]

人人生来赤裸，皮肤暴露在世界面前，但大多数人出生后所处的环境受到文化或宗教的约束，这意味着人们的大半生都受到某种形式的影响。无论是有组织的宗教、非正式的精神信仰还是个人的道德价值观，深植内心的信念会直接影响到皮肤，又在某种程度上为皮肤所支配。也许，在大脑之下，人体还没有哪个器官像皮肤一样具有强烈的神圣感。它让神学家惊慌失措，让哲学家沉思着迷，并以意想不到的方式影响着我们自己的日常思维。

皮肤具有神性，我们的表皮都体验过神性：尴尬的脸红、难以名状的性抚触、听到有力的音乐时身体不由自主地颤抖，都不过是皮肤帮助我们升华的几种方式。皮肤与自我的存在交织融汇，又负责调和外部与内部的关系，因此其形式与生理外观截然不同。[1]长期以来，人类一直在思考皮肤的超自然意义。为了简单理解这一批判性的对话，我们可以请三位法国哲学家帮忙。

迪迪埃·安齐厄，伟大的精神分析学家之一，一生中大部分时间致力于研究"皮肤自我"（skin-ego）的概念。他认为，表皮是心灵功能的组成部分，两者不可分割。安齐厄试图用语言描述我们想象中围绕在肉体周围的象征性皮肤，就像实体的皮肤包裹着实体的身体一样，我们也会感觉皮肤包裹着我们的心理构成。在弗洛伊德"自我"概念的基础上，安齐厄将"皮肤自我"描述为"儿童的'自我'在发展的早期阶段使用的心理形象，儿童会根据体表体验，借助这种心理形象来代表包含心理内容的自我"。[2]安齐厄提出的这个抽象概念反映了身体皮肤的功能：皮肤自我包含思想和感觉，保护我们不受其他思想和自我的影响，还能与世界沟通，激活性感觉，并把我们分化为一个个个体。一个婴儿几乎不知道自己包裹在皮肤之内的身体在哪里结束，与己不同的他人从哪里开始。事实上，婴儿经常觉得自己与母亲是在共用一张皮肤。随着发育，婴儿长为孩童，开始建立起"自我被皮肤包裹，所以是独立个人"的概念，从而建立了自己的人格和个性。现在婴儿已经建立起"皮肤自我"这个概念，它能够将来自皮肤的生理感受置于自我的心理框架之中，而后再加以转译解读。比如，某个触摸是有害的还是友爱的？能够解读出这一点，标志着儿童开始同时拥有身体和心理上的皮肤了。除了包裹的概念以外，安齐厄也认为皮肤自我有两个额外的功能：保护和标记。保护是因为皮肤将自我定义为独特的个体；标记则是为了将这种个体特性传达给他人。

"皮肤自我"是个抽象而非科学的概念，与人格障碍的多元表现有关，特别引人注目。对那些患有自恋型人格障碍的人来说，他们的心理皮肤可以看作出现了"病态增厚"的情况。这层加厚的皮肤不仅给了自恋者自身无敌且优越的感觉，还降低了他们移情和"感受"他人情绪的能力。自恋者经常被描述为"冷酷无情"（callous，另一层意思是"长茧变硬"），直接含义即表皮增厚。多元人格障碍的另一种极端是情绪不稳，也被称为"边缘型人格障碍"。由于身份感紊乱、害怕被抛弃、情绪不稳定，这类人的皮肤自我脆弱、破碎、漏洞百出。安齐厄将"边缘型人格"的皮肤比喻为"一只破了壳、蛋白往外漏的鸡蛋"。这个想象的表面损害也会反映在生理皮肤上，所以边缘型人格患者容易自残。

皮肤分隔空间的方式也影响了现代哲学。皮肤是容纳身体自我和精神自我的房子，所以它既是一堵阻隔外界的墙，又是一扇邀外界往里看的窗。加斯东·巴什拉在他的开创性著作《空间诗学》（*The Poetics of Space*）中用优美的文字阐述了这种双重作用：

> "在个体存在的表面，在那个存在既想被重视又想被无视的区域，打开和关闭的尝试是如此之多，如此频繁反转，充满了犹豫，我们因此可以得出如下结论：人是半开放性的存在。"[3]

第三位，也是最后一位法国哲学家米歇尔·福柯进一步推进了哲学皮肤的想法，着重观察了社会权力如何影响人类的身体和身份等概念。他发现，无论是对个人而言还是对社会而言，身体皮肤都与自我存在交织在一起。福柯认为，任何对皮肤外观的有意改变（无论是打肉毒杆菌还是创作人体艺术）都是一种"自我技术"。[4]我们改变自己的身体，"是为了达到某种幸福、纯洁、完美或永久的状态"。我们改变皮肤时，也改变了自己。

这些哲学思想使我们很难否认，皮肤不仅存在于物理世界，也存在于想象和幻想之中。在有关皮肤的隐喻中，皮肤常被比作一本书，一本包含自我生活故事的实录。我们多多少少都认同皮肤是张羊皮纸，上面的颜色、瘢痕和皱纹都记述着我们的历史，但书写这些历史所用的墨水并不是不可擦除的。皮肤也如同可以擦掉原有文字、可重复利用的再生羊皮卷，我们的表皮故事中有部分是传记，体现了祖先和年龄，揭示了健康和疾病，还通过脸红和出汗泄露了秘密。当然，这并没能阻止人类试图改变表皮叙事方式的行为，我们抱有调整肤色的想法，并付诸实践。例如，近代西方观点认为"健康麦色皮肤"最理想；在世界其他地区，漂白皮肤的人数成倍增长。皮肤"泄露你的年龄"，从这个想法来看，皮肤隐藏着秘密。当我们听到"抗衰老"这个短语时，首先想到的就是我们的皮肤。人类还试图通过覆盖、涂抹和永久留下皮肤印记的方式，将皮肤写成自传，这其实是在借助最亲密的方式表达我们是谁，以及我们想成为谁。如果说皮肤讲述着我们的过去和现在，那么尽管看手相这种通过手掌皮肤褶皱来推断某人未来的操作完全不科学，却长期以来普遍流行，这种现象也就不足为奇了。

皮肤充当喻体时的含义超越了实体皮肤，这在英文的日常语言中有很多示例。例如，"厚脸皮"（thick-skin）以及有人把自己给"惹怒了"（get under skin）等，都是利用了皮肤的"边界"比喻。"我很感动"（I'm touched）和"你伤害了我的感情"（you've hurt my feelings）源于感知皮肤的情感力量。而"冷酷无情"和"不圆滑的"（tactless）则是描述一个人无法"感受"到他人。利用"化妆"（make-up）来暂时改变皮肤的外观，这个词本身就具有令人难以置信的启示意义：改变表皮外观时，我们也改变了自我，实际上是创造了自我。与皮肤有关的核心短语在大多数语言中都很常见，显示出这个器官的独特和人性化之处。一方面，一些关于皮肤的成语意在评判皮肤其实肤浅且微不足道，例如，"skin-deep"意为肤浅，但在大多数其他短语中，皮肤被置于自我存在的中心，这类例证包括："saving one's skin"是"自保"，"being comfortable in your own skin"意为"自在"，"getting into one's skin"意为"感同身受"，"getting under one's skin"意为"惹怒某人"，"jump out of one's skin"意为"大吃一惊"，等等。法语的"vouloir la peau"意为"夺取某人生命"，其中"peau"代表皮肤；意大利语词汇有"salvare la pelle"，意为"死里逃生"，其中"pelle"意为皮肤。许多语言实例表明，将皮肤等同于自我的存在是普遍现象。事实上，在这些短语中，"皮肤"一词本就用来替代"自我"。所以，我们既觉得皮肤无关紧要，又觉得皮肤能代表万物，这种矛盾反映了我们与皮肤之间以及与自身状况之间的紧张关系。

皮肤不仅是有形的实体存在，也是一种观念。皮肤包裹着自我，而自我又试图约束皮肤。也可以说，皮肤代表的东西引导了历史的进程，也深刻地影响了我们的生活。这个被遗忘的器官长期以来被视为"包装纸"，甚至被剥去，好制作所谓"严谨"医学的无皮雕像。但是，我们看得越多，就越明白人体外围的存在实际上就是人类的核心。皮肤就是我们自己。

致谢

世界上仍有数百万人因皮肤而受苦，本书献给他们。他们中的一些人充满善意地与我分享自身经历，让我得以感悟身而为人的欢乐与绝望。没有他们，这本书不过就是一本薄薄的健康信息手册罢了。

从小我就想写一本关于科学和医学的书，我想感谢帮助我将这一梦想化为现实的所有人。感谢环球出版社（Transworld Publishers）不屈不挠的编辑安德里亚·亨利（Andrea Henry）以及格罗夫大西洋出版社（Grove Atlantic）的编辑乔治·吉布森（George Gibson），感谢两位的指导和辛勤工作。同时感谢环球出版社的优秀团队成员：菲尔·罗德（Phil Lord）、汤姆·希尔（Tom Hill）、凯特·萨马诺（Kate Samano）、理查德·夏勒（Richard Shailer）、亚历克斯·纽比（Alex Newby）和道格·杨（Doug Young）。

感谢我优秀的经纪人查理·维尼（Charlie Viney），感谢他从本书的酝酿阶段开始一直给予我的帮助、智慧和信心。

多亏了一些慷慨的慈善机构和组织资助我的旅行和研究，这本书才得以出版。我要感谢英国皮肤科医师协会、赛西格奖委员会、理查德·赛克斯慈善机构、沃尔瑟姆·圣劳伦斯慈善机构、圣弗朗西斯麻风病公会、EMMS国际慈善组织和科希玛教育信托基金。

感谢伯明翰、牛津和伦敦的皮肤病专家和医生。他们耐心地指导、建议和激励我。感谢亚历克斯·希普曼（Alexa Shipman）、萨贾德·拉杰帕尔（Sajjad Rajpar）、詹姆斯·哈尔彭（James Halpern）、蔡士玲（Ser-Ling Chua）、汤姆·图尔（Tom Tull）、玛丽·格洛弗（Mary Glover）、克里斯·邦克（Chris

Bunker）、特伦斯·瑞恩（Terence Ryan），还有英国皮肤科医师协会以及世界其他地区皮肤科协会、皮肤学院的成员，特别要感谢坦桑尼亚区域皮肤科培训中心和印度的那迦医院（Naga Hospital）。

感谢牛津大学的皮肤免疫学小组，特别是格雷厄姆·奥格（Graham Ogg）教授的慷慨指导和鼓励，也很感谢克莱尔·哈德曼（Clare Hardman）、雅尼娜·纳勒（Janina Nahler）两位包容我不稳定的移液操作。

感谢英国皮肤科医师协会的以下成员，是他们让我深入认识了不为人知的神奇皮肤：曾秀（Siu Tsang）、凯塔基·贝特（Ketaki Bhate）、伯纳德·何（Bernard Ho）、凯蒂·法夸尔（Katie Farquhar）、安娜·阿斯科特（Anna Ascott）、娜塔莎·李（Natasha Lee）和索菲亚·海伍德（Sophia Haywood）。

感谢科林·瑟布伦（Colin Thubron）与玛格丽塔·德·格拉齐亚（Margreta de Grazia）几年前帮我阅读了几千字的本文草稿，并告诉我："这可以写成一本书。"

感谢其他的支持者和榜样：约翰·比尔（John Beale）、杰米·米尔斯（Jamie Mills）、乔治·福西（George Fussey）、格林·哈里森（Glynn Harrison）、凯特·托马斯（Kate Thomas）。

感谢汉娜（Hannah）。我很抱歉在第一次见面时就贸然提及本书，并且此后一直对此喋喋不休。如果没有汉娜的编辑眼光和耐心，我无从知晓自己能写成什么样子。

致非正式但同样严格的编辑：我的家人。感谢罗伯（Rob），他不仅大力支持我，在写作方面也是我最好的榜样。感谢汉娜（Hannah）为我提供了宝贵的批评和建议，并教我学会说"盘尾丝虫病"这个词。感谢芬（Phin）在写作过程中鼓励我，按捺住自己作为兄弟时常想挖苦我的天性。

最后，感谢参考文献中提到的科学家、作家和历史学家。这些参考文献只是全球研究人员集体成果的冰山一角，他们将生命奉献给了人类追求知识、进步与真理的事业，而我不过是有幸站在巨人的肩膀之上。

术语表

痤疮（Acne）：

正式名称为"寻常性痤疮"。痤疮是种皮肤病，病症表现为丘疹、脓包、结节等各种类型的突起和皮肤发炎。成因复杂，包含遗传、激素及环境等多重因素的影响。这种明显的病症通常在向成人过渡的青春期暴发，所以对患者的心理和社交影响不容小觑，但往往被大大低估。

皮纹病（Adermatoglyphia）：

一种罕见得已近绝迹的遗传性疾病。全世界只有4个家族罹患此种疾病，病症表现为完全没有指纹。一名瑞士女士曾因此在入境美国时遭拒，在皮肤病专家证明其病情后得以放行，因此也被称为"移民延迟症"。

脂肪细胞（Adipocyte）：

含脂肪的细胞，大量聚集于真皮层之下，是人体不可缺少的能量仓库。

糖基化终产物（缩写"AGEs"，全称"advance glycation end products"）：

指体内的蛋白质和脂质被聚合糖分子改变后的产物。英文缩写"AGEs"极为贴切，因为Ⅱ型糖尿病和心脏病等与年龄（英文为"age"）有关的疾病也都与糖基化终产物有关联。

痛觉超敏（Allodynia）：

指身体组织某一部位变得敏感，疼痛阈值降低。通常由受损或发炎引起，例如，背部晒伤时穿上衬衣时会感到格外疼痛。

果酸（Alpha hydroxy acids）：

包含一系列化学物质，有乳酸、柠檬酸等。通常用于焕肤。可削弱表皮外层细胞的黏着力，刺激剥落。

抗氧化剂（Antioxidant）：

可以抑制"氧化"这种化学反应的物质。氧化反应会产生自由基，而自由基这种成分不但化学活性高，还对组织有破坏性。但科学界对抗氧化剂在预防疾病方面的作用存在激烈争议。

顶泌汗腺（大汗腺、顶浆分泌腺，Apocrine gland）：

指位于腋窝、腹股沟、乳头的汗腺，分泌富含蛋白质、脂肪和信息素的油脂。与外分泌腺不同的是，大汗腺在肾上腺素的刺激下可在短时间内分泌汗液，在感到恐惧和性唤起的各种情感条件下都不例外，因此被称为"情感汗液"的制造者。

古菌（古生菌、古细菌，Archaea）

指一系列鲜为人知但无处不在的微生物，实体与细菌相似，但基因完全不同，有助于地球和人体的氮循环与碳循环，而且所有已知古菌都不会致人生病。

立毛肌（Arrector pili muscle）

指附着于毛囊的小块肌肉群，一触即可使毛发直立。

特应性皮炎（Atopic dermatitis，见"湿疹"）

自主神经系统（Autonomic nervous system）：

是人体神经系统的一部分，无意识地影响着人体内部器官的各种反射活动，包括肠道运动以及"战逃"反应等。

B淋巴细胞（B细胞，B cell）：

指负责产生抗体对抗外来物的免疫细胞，集中在淋巴结内，能够吞噬侵入人体的病原体，并在表面呈现病原体表位或细菌条码。如果B细胞表面的病原体表位被淋巴中的T细胞识别，T细胞会向B细胞发出信号，使它转变为"浆细胞"，而浆细胞本质上相当于生产抗体的工厂，会生产出针对病原体的抗体。

蔬菜芽孢杆菌（Bacillus oleronius）：

指寄生于蠕形螨等螨虫和白蚁体内的一种细菌。蠕形螨死亡时，会将蔬菜芽孢杆菌释放到人体的皮肤上，引发免疫反应，导致酒渣鼻。

基底细胞癌（Basal cell carcinoma）：

最常见、也是对身体危害最小的一种皮肤癌，通常表现为皮肤暴露于阳光的部位出现闪亮的结节。

β-内啡肽（β-endorphin）：

是人体内产生的一种分子，所结合的受体与阿片相同，在快乐、奖励行为和成瘾方面发挥着关键作用。

胆红素（Bilirubin）：

是由红细胞分解产生的一种黄色分子。最广为人知的作用是导致皮肤因黄疱而变色，但更常见的是，人体上的瘀伤在形成几天后会因该分子而变黄。

脑钠肽（Brain natriuretic peptide）：

是一种激素，尽管名为"'脑'钠肽"，但其主要作用于血管，被研究最多的作用是通过扩张外周血管来降低血压。

类胡萝卜素（Carotenoids）：

存在于植物、藻类和细菌中的色素，可产生红色、橙色和黄色，于人体健康多有益处。摄入色彩鲜艳的水果和蔬菜是保持健康、均衡饮食的关键。

儿茶素（Catechin）：

是在植物中发现的化学物质，以绿茶和可可中的含量最为突出。实验室结果证明儿茶素具有抗氧化、抗炎以及抗癌作用，但有关其可预防人类疾病的证据可信度参差不齐。

小脑（Cerebellum）

位于大脑下方，对身体的运动功能至关重要，包括自主运动和平衡协调功能等。

艰难梭状芽孢杆菌感染（Clostridium difficile infection）

一种胃肠道感染，表现为腹痛和水样腹泻，可导致严重的肠道扩张或穿孔，乃至危及生命的败血症。这是种在医院中感染的病症，通过粪便中艰难梭状芽孢杆菌的细菌孢子传播，因此也是医疗环境中大力推行彻底洗手、清洁并管理抗生素的原因。

乳糜泻（Coeliac disease）

一种自身免疫性疾病。身体的免疫系统对麸质蛋白产生反应，损害肠道黏膜，导致吸收不良和腹泻。确保饮食中无麸质是目前唯一的治疗方法。

胶原蛋白（Collagen）

人体中含量最丰富的蛋白质，支撑着大多数组织的结构。1型胶原蛋白是这种蛋白质最为常见的形式，会在真皮中形成大而如绳的纤维，撑起人体皮肤的结构。

偏利共生（Commensalism）

一种生物关系，其中一种生物从这种关系中受益，而另一种既不受益，也不受损。

先天性无痛症（Congenital insensitivity to pain）

一种罕见的遗传性疾病。患者无法感知身体疼痛，但感觉仍然完整，所以可以感知到某些东西是粗糙还是光滑，是热还是冷。病因之一是一个基因突变，使痛觉神经中的钠离子通道失灵，并使其周边的疼痛信号永远无法传达到大脑。

痂皮性疥疮（挪威疥，Crusted Norwegian scabies）

一种严重的疥疮，疥螨能够在老人等免疫系统虚弱者的皮肤上繁殖，患者可能成为数以千计的螨虫的宿主，具有极高的传染性。

细胞因子（Cytokine）

一种小的蛋白质，是人体细胞之间的信使，对免疫系统特别重要。以自体免疫疾病中的炎症细胞因子为目标的全新疗法尤为凸显这一信使的作用，也因此彻底改变了银屑病、克罗恩病、类风湿性关节炎和多发性硬化症的治疗方法。

生皮节（Dermatome）

指皮肤上的某个独立区域，其感觉来自脊柱的一条神经。人体从头到脚有30个生皮节。

真皮（Dermis）

指表皮以下和皮下组织以上的皮肤层，在皮肤和身体的功能中发挥着无数作用。请参阅第1章了解其重要特性。

外泌汗腺（Eccrine gland）

是人体皮肤表面最常见的汗腺，在体温升高时分泌汗液。手掌和脚底的汗腺是例外，仅在情感唤起时分泌汗液。

无皮雕像（Écorché）

即没有皮肤的人体雕像。

湿疹（Eczema）

是特应性皮炎或特应性皮炎的通用名称，指的是一种慢性皮肤瘙痒疾病。成因复杂，通常可归结为皮肤屏障功能失调和免疫失调。这两大因素相互影响，形成瘙痒难耐、不断抓挠的恶性循环。

弹性蛋白（Elastin）

顾名思义，指一种有弹性的蛋白质，在皮肤受挤压或拉伸后负责将其恢复原状。

金黄色葡萄球菌肠毒素 B（Enterotoxin B）

一种由金黄色葡萄球菌产生的强力毒素，可在人体内引起炎症反应，导致皮炎、食物中毒乃至致命的中毒性休克综合征。

表皮（Epidermis）

指皮肤的最外层，负责皮肤的大部分屏障功能。

大疱性表皮松解症（Epidermolysis bullosa）

一组遗传性疾病，容易导致皮肤起泡，目前还没有治疗方法。但是，采用基因改造皮肤移植治疗该疾病的方法在2017年取得成功，说明改变这种疾病治疗方法未知的状况指日可待。

表观遗传学（Epigenetics）

是有关基因编码不变但基因表达发生变化的研究，从本质上讲探索的是基因的表达作用如何启动或如何终止。

表位（Epitope）

可被免疫系统识别的抗原（任何可与抗体结合的结构）的组成成分。可以将其看作进入人体的微生物条形码，以及免疫系统识别外来病原体的工具。

脱落菌素（Exfoliatin）

也是一种源自金黄色葡萄球菌的毒素，可分解皮肤中的特定黏附蛋白，会导致皮肤破裂，让细菌进入体内。

细胞外基质（Extracellular matrix）

在组织结构上与生物意义上连接体内细胞的各种成分的总称。

外源性衰老（Extrinsic ageing）

由日晒、饮食、吸烟及空气污染等外部因素引起的皮肤老化。

成纤维细胞（Fibroblast）

是存在于真皮层的一种细胞，产生重要的结构蛋白（胶原蛋白和弹性蛋白），以及其他对细胞外基质的运作至关重要的分子。

纤维化（Fibrosis）

指过量生成结缔组织的过程。受伤后如出现纤维化，就会形成所谓的"瘢痕"。

聚丝蛋白（Filaggrin）

是一种对表皮发挥健康屏障功能至关重要的蛋白质。近期研究发现，聚丝蛋白的基因编码发生突变至少是一半湿疹病例的成因。

呋喃香豆素（Furanocoumarins）

是由某些植物自然产生的分子，这类植物包括野芹菜和牛欧芹（峨参）。暴露在紫外线之下会破坏皮肤细胞中的DNA，皮肤接触到呋喃香豆素，而后又暴露在阳光下时，会引发严重的炎症和水泡。这可能是此类植物对抗饥饿动物的防御机制。

谷氨酰胺（Glutamine）

一种氨基酸，是许多蛋白质的基本组成成分。还有许多其他用途，包括产生细胞能量、调节身体的氨氮循环等。

血糖生成指数（Glycaemic index）

指根据影响血糖水平的速度对含有碳水化合物的食物进行排名的系统。例如，含糖饮料和白面包的血糖生成指数较高，而大多数蔬菜和谷物的血糖生成指数较低。烹饪和食品加工往往会提高食物的血糖生成指数。

糖胺聚糖（Glycosaminoglycans）

是细胞外基质的基础物质（又称"基质"），赋予其结构，同时支持细胞和分子的运动。但它不仅仅是基质，在皮肤愈合、炎症和伤口修复中都发挥着积极作用。

丑角样鱼鳞病（Harlequin ichthyosis）

一种危及生命的罕见遗传疾病，表现为皮肤变硬、开裂。这种病症令人清楚地认识到皮肤的屏障功能对人类生存的重要意义。

高能可见光（HEV light）：

高能量的可见光，其波长在可见光的光谱中能量最高，也被称为"蓝光"或"紫光"。

缺氧诱导因子（HIFs）

即低氧诱导因子，是在氧气浓度低时可改变基因表达率的蛋白质。

组胺（Histamine）：

是种体积微小、作用巨大的化合物。肥大细胞释放组胺时会引起许多发炎和过敏的症状，包括瘙痒，血管扩张导致皮肤发红、发热、肿胀，有时还会引起全身血压下降，还会令人打喷嚏、鼻腔分泌物增加等。

卫生假说（Hygiene hypothesis）：

是一种得到充分佐证的理论，即认为现代世界环境清洁度提高，减少了儿童与微生物及传染病源的接触，因此干扰了免疫系统的正常发育。这可能是世界各地，特别是发达国家过敏症不断增加的原因之一。

角化过度（Hyperkeratosis）：

表皮外层形成过量角蛋白。

皮下组织（下皮，Hypodermis）：

紧挨着真皮下面的一层组织，主要由脂肪细胞和胶原蛋白的纤维带组成，通常不被认为是单独的一层皮肤组织。

下丘脑（Hypothalamus）

指大脑中一个杏仁大小的部位，具有许多复杂的功能，其中最为主要的是连接大脑与身体的激素系统。它充当着身体的恒温器，以及位于中枢的昼夜节律钟，也是心理上产生恐惧和压力感受与身体上表现这些感受之间的关键桥梁。

免疫耐受（Immune tolerance）：

指免疫系统不对特定组织或物质产生反应的机制。免疫系统不攻击"自我"的组织非常重要，免疫耐受失灵往往会导致自身免疫性疾病。

固有淋巴样细胞（Innate lymphoid cell）

是最近发现的一个免疫细胞家族，作用包括对传染性生物体做出快速反应，在人体皮肤、肠道和呼吸道的前线调节免疫反应。

自然衰老（内源性衰老，Intrinsic ageing）

是随着时间推移皮肤自然老化的过程，最明显的是真皮层中的胶原蛋白从20岁开始稳定流失。

体外（In vitro）

字面意思是"在玻璃内"，指在实验室里在试管和培养皿中开展的科学实验，即指在"活体之外"。

体内（In vivo）

字面意思是"在活体内"，即借助完整的、有生命的生物体开展的科学实验。

袋鼠式护理（Kangaroo care）

新生儿与其母亲或其他护理人员之间的皮肤接触。

角蛋白（Keratin）

是一种坚韧的纤维状蛋白质，构成了人体的皮肤外层、头发、指甲，以及动物的爪子和角。

角质形成细胞（Keratinocyte）

是表皮的主要细胞，产生角质蛋白。

朗格汉斯细胞（Langerhans cell）

是表皮内的免疫细胞，负责吸收和处理一些微生物，并将其展示给免疫系统的效应细胞（effector cell）。

利什曼病（Leishmaniasis）

利什曼病由利什曼原虫引起，由白蛉的叮咬传播，这种病的特点是患者皮肤上有大而浅的溃疡。

巨噬细胞（Macrophage）

其名称源自古希腊语，意为"大胃王"。这些免疫细胞遍布全身，会吞噬并消化微生物或一些微生物碎片。然后，巨噬细胞可以将这些微生物的信息传达给其他免疫细胞，也可直接消灭入侵者。

主要组织相容性复合体（Major Histocompatibility complex，缩写为"MHC"）

指细胞表面的一组蛋白质，用于将外来微生物的一部分呈现给其他免疫细胞。每个人都具有一套独特的MHC蛋白质，因此这些蛋白可帮助衡量某个人的一部分组织（"histo"在古希腊语中意为"组织"）与另一人的相容程度，可应用于器官移植等情况。

马拉色菌（Malassezia）：

是一种常见于哺乳动物皮肤表面的真菌。

基质金属蛋白酶（Matrix metalloproteinases）

是负责降解细胞外基质内蛋白质的酶。

机械感受器（Mechanoreceptor）

负责向大脑提供有关皮肤机械变形或承压信息的感受器。

黑色素瘤（Melanoma）

源自表皮黑色素细胞的皮肤癌，是最危险的皮肤癌类型。黑色素瘤通常具有独特的外观，可参考本书第4章的"ABCDE法"检测，但也存在非典型的表征，如粉红色或红色的"非黑色素瘤"。

微生物群落（Microbiome）

生活在人体内和体表的微生物群落，数以万亿计，存在于身体不同部位的表面或器官中，如皮肤上的微生物群落及肠道中的微生物群落。

互利共生（Mutualism）

指不同物种的两种生物以对彼此有利的方式互动。

心肌炎（Myocarditis）

即心脏的肌肉发炎，通常由病毒感染引起，但也可能是因为细菌或自身免疫性疾病。心肌炎常伴有胸痛、心悸和发烧，主要依靠对症治疗。

纳瓦霍人（Navajo people）

美国印第安居民中的一支，现在主要分布于亚利桑那州、新墨西哥州、科罗拉多州和犹他州形成的四角地带中。

神经病理性疼痛（Neuropathic pain）

指由神经损伤引起的疼痛，会导致异常的兴奋和疼痛信号传输至大脑。神经病理性疼痛也可以在中枢神经系统内形成，由脊柱或大脑的细胞和分子变化引起。

英国国家医疗服务体系（缩写为"NHS"，全称"The National Health Service"）

即英国的国民医疗服务体系。这个公共基金资助的医保服务体系，由构成大不列颠及北爱尔兰联合王国的英格兰、威尔士、苏格兰及北爱尔兰各自运营。创建时间为1948年，宗旨是"使用时免费"，多数服务至今仍是如此。

二氧化氮（Nitrogen dioxide）

是燃烧化石燃料和抽烟会产生的化合物。在城市中，最明显的来源是机动车。这种化合物会使健康人的气管发炎，加剧呼吸系统疾病。

伤害性感受器（Nociceptor）

是一种专门的感觉受体，提醒人体出现实际或潜在的组织损伤，令人感到疼痛。

营养遗传学（Nutrigenetics）

是针对营养与遗传之间相互作用的研究，特别是研究特定基因变异对食物和营养的反应。

盘尾丝虫病（Onchocerciasis，即俗称的"河盲症"，River Blindness）

是一种由盘尾丝虫（Onchocera volvulus）引起的疾病，特征是难以忍受的瘙痒和视力丧失。绝大多数病例出现在撒哈拉以南的非洲的河流流域，因为河流是黑蝇的栖息地。黑蝇叮咬人的皮肤，将盘尾丝虫的幼虫释放到真皮和皮下组织中。幼虫成熟后，雌雄虫交配并产下后代"微丝蚴（microfilariae）"，仍会进入人体皮肤，以备黑蝇叮咬时随血液将其一并吸走。未被吸走的微丝蚴未能进入下一个生命周期，因此会死亡，又将其体内的细菌留在了人体皮肤中。其中一种细菌"沃尔巴克氏体"可导致人体皮肤严重发炎。

缩宫素（Oxytocin）

是一种在分娩时促进子宫收缩、在哺乳期促进泌乳的神经递质分子。另有别名为"爱情激素"，拥抱、亲吻和性爱会刺激分泌缩宫素，进而影响亲密行为。

棕榈酰五肽（Palmitoyl pentapeptides）

是化妆品研究和实践中使用的化合物，尤以棕榈酰五肽–4最为常用，可穿透脂质层，并促进胶原蛋白等真皮层分子的再生。

病原体（Pathogen）

指能够在宿主体内中引起疾病的传染性介质。

磷脂酶（Phospholipase）

是一种将磷脂分解为脂肪酸和其他物质的酶。最近的研究表明，其中一些分子可以被免疫系统识别并导致炎症。

光敏剂（Photosensitizer）

自身不会损伤组织，但暴露在光源中且有氧气存在时可能会损伤包括微生物和癌组织在内的多种特定结构。

植物光皮炎（Phytophotodermatitis）

指紫外线和来源于植物的分子相互作用所引发的皮炎。

前列腺素（Prostaglandin）

遍布人体的脂质，具有多种功能，突出表现为促使血管扩张和发炎。

银屑病（Psoriasis）

一种以发红干痒为特征的慢性炎症性皮肤病，其斑块边缘清晰，任何皮肤部位都可能被感染，但经常出现在人体的头皮、肘部和膝盖上。

疱疹后神经痛（Postherpetic neuralgia）

是发生带状疱疹后人体感受到的疼痛，由水痘带状疱疹病毒损伤神经造成。参见"神经病理性疼痛"。

延胡索酸火叶菌（Pyrolobus fumarii）

一种生命力极强的古菌，生活在海平面2000以下、温度高达113℃的热液喷口处。

调节性T细胞（Regulatory T cells）

是抑制对自身分子产生免疫反应的免疫细胞，帮助预防自身免疫性疾病。

回归热（Relapsing fever）

一种由体虱传播、由普氏立克次体引起的疾病，会引起发烧、头痛和皮疹。

铜钱癣（Ringworm）

是一种由多种真菌引发的皮肤感染，表现为红色、发痒的环形皮疹。铜钱癣的英文医学名称是"tinea"（癣），通常后面跟的是这种癣影响的身体部位的拉丁名称。例如，"tinea capitis"是"头癣"，"tinea pedis"是"足癣"（脚癣）。其英文名中带有"worm"（虫子），但这种皮肤病与虫子没有关系。

酒渣鼻（Rosacea）

一种慢性红色皮疹，通常出现在鼻子、脸颊和前额，常见于30岁到50岁的白种人。成因尚不明确，但有可能是免疫功能障碍、蠕形螨、日晒、血管扩张和遗传因素等。

疥疮（Scabies）

是一种无法抑制其发痒的皮疹，由潜伏的疥螨引发，用杀虫乳膏涂于各处患病皮肤来治疗。

精神分裂症（Schizophrenia）

是一种扭曲个人思维、行为和感知现实的慢性心理疾病。症状包括妄想（坚持错误信念）、出现幻觉（通常表现为幻听）、回避社交以及情绪表达减少。"精神分裂症"的意思是"精神层面的分裂"，常与"人格分裂"混淆，但两者实际上大相径庭。

脂溢性皮炎（Seborrheic dermatitis）

是面部和头皮这些皮脂腺高度密集的区域出现发痒、发红等症状的疾病，由马拉色菌过度生长导致，会引起免疫反应及继发的炎症。新生儿头部也会出现脂溢性皮炎，俗称"摇篮帽"（cradle cap）。成人头上出现的"头屑"是未发生炎症反应的脂溢性皮炎。

皮脂（Sebum）

是一种微带黄色的油性物质，含有多种脂肪分子，具有润滑、酸化并帮助皮肤防水的作用。

硒（Selenium）

是人体正常运转和生存所需要的一种微量元素，常见于预防多种疾病的营养保健品中，但目前几乎没有证据表明它具有任何减少患病概率或降低死亡率的作用。

SIK 抑制剂（SIK Inhibitor）

"SIK"是"Salt Inducible Kinase"，即"盐诱导激酶"的缩写，是一种可调节黑色素生成的蛋白质。SIK抑制剂是阻断这种蛋白质正常发挥功能的小分子，会增加皮肤中的黑色素。

蜘蛛痣（Spider naevus）

又名蜘蛛血管瘤，是皮肤下的一组肿胀血管。外形看起来不像蜘蛛，更像一张蜘蛛网，中心有红点，向外辐射出分叉。成因是血液中雌激素浓度增高，怀孕、使用激素避孕或罹患肝脏疾病都可能导致雌激素浓度升高。

鳞状细胞癌（Squamous cell carcinoma）

是皮肤癌的三种主要类型之一，另外两种是基底细胞癌和黑色素瘤。鳞状细胞癌通常表现为坚硬的鳞状溃疡肿块，通常长在常暴露于阳光下的表皮上，但其外观多变。阳光暴晒是致病的首要危险因素，但免疫功能存在缺陷的人，特别是那些器官移植后接受免疫抑制药物治疗的人，也有很高的患病风险。

人型葡萄球菌（Staphylococcus hominis）

这种细菌寄生于表皮，基本是种无害的细菌，除非你认为其造成的体臭是种危害。但它可能会导致一些免疫功能低下的人受感染。

葡萄球菌烫伤样皮肤综合征（Staphylococcal Scalded Skin Syndrome）

表现为皮肤发红、起泡，看起来类似烫伤，是由金黄色葡萄球菌的外毒素引起的。毒素会破坏桥粒（desmosome），即将蛋白质锚定于皮肤细胞之间的物质，导致皮肤开始分裂剥脱。主要影响5岁以下的儿童，因为人体在儿童时期开始形成针对外毒素的抗体。使用抗生素可快速、有效地治疗该病症。

突触（Synapse）

指一个神经元（神经细胞）与另一神经元的连接点。信号通过名为"神经递质"的分子穿过突触。

T细胞（T cell）

是一组免疫细胞，属于适应性免疫系统的一部分，可对特定病原体产生有针对性的反应。它们既能直接杀死感染病原体的细胞，又能将化学信号传递给其他免疫细胞以调动攻击。

战壕热（Trench fever）

是种短期疾病，表现为发烧、头痛、皮疹和腿痛，由体虱传播，由五日热巴尔通体杆菌引发。

三甲基胺尿症（Trimethylaminuria，鱼臭症）

是种罕见的遗传疾病，患者无法分解三甲胺——人体肠道内食物分解后的产物，导致体内三甲胺浓度升高，通过汗水和呼吸排出体外，因此导致人体散发出强烈的鱼腥味。

斑疹伤寒（Typhus，特别是"流行性斑疹伤寒"，Epidemic Typhus）

指一种致人发烧、头痛、起皮疹、对光敏感的疾病，偶尔致死，由体虱传播，由普氏立克次体细菌引起。

紫外线（UV，Ultraviolet）

是一种波长比可见光短、比X光长，但能量比可见光高的电磁辐射形式。太阳产生的辐射中大约有10%是紫外线。

漆酚（Urushiol）

是在某些植物中发现的油性分子，其中最著名的是毒漆藤，会导致人体皮肤出现过敏性皮疹。

阴道播种（Vaginal seeding）

是将母亲阴道的分泌液擦在剖宫产新生儿皮肤上的做法，旨在以"天生"的微生物群落覆盖新生婴儿，从而减少其未来患病的风险。尽管其逻辑具有合理性，但截至2019年初，还没有明确数据证明阴道播种对健康具有长期正面影响。而且同样重要的是，需要评估可能有害的阴道微生物感染新生儿的风险，包括乙型链球菌以及性传染病病原体等，还有性传染病病原体，包括淋球菌（Neisseria gonorrhoeae）、沙眼衣原体（Chlamydia trachomatis）和单纯疱疹病毒（herpes simplex virus）等。

病媒（Vector）

指将感染性病原体传播给有生命的宿主的一种媒介。这种媒介可以是有生命的，也可以是无生命的。

维生素D（Vitamin D）

是一种化学物质，对人体血液中钙与磷酸盐保持平衡、人体骨骼保持健康坚固至关重要。虽然名为维生素，但严格来讲是一种激素。

白癜风（Vitiligo）

是一种皮肤病，症状为表皮出现边缘清晰的失色斑块。确切病因尚不清楚，但很可能与免疫系统异常有关，可能因此破坏了皮肤中的黑色素细胞，即色素细胞。这种疾病很难治疗，方法包括涂抹遮瑕霜或外用类固醇、紫外线疗法和皮肤移植等。

线状透明颤菌（Vitreoscilla Filiformis）

从温泉水中分离出的无色细菌（"vitreus"在拉丁语中是"透明"的意思）。这些细细的丝状细菌在物体的表面滑行移动。

沃尔巴克氏菌（Wolbachia）

是一系列可感染昆虫和寄生虫的细菌，生活在盘尾丝虫病（河盲症）和淋巴丝虫病（象皮病）的致病寄生虫体内。科学家们目前正在尝试用这种细菌感染蚊子，因为它可以阻止登革热病毒在蚊子体内复制，而登革热病毒正是导致热带疾病登革热的病原体。科学家如此操作的目的是通过交配，让沃尔巴克氏菌在蚊子中相互传播，最终使野生蚊子种群无法传播登革热。

译名对照表

人名

奥尔德斯·赫胥黎 Aldous Huxley

阿尔伯特·克里格曼 Albert Kligman

阿尔伯特·森特-哲尔吉 Albert Szent-Györgyi

阿克斯布里奇伯爵 Lord Uxbridge

阿利斯泰尔·卡拉瑟斯 Alistair Carruthers

阿姆贾德 Amjad

埃德加·雷伊·萨纳布里亚 Edgar Rey Sanabria

埃尔温·贝尔兹 Erwin Bälz

埃尔温·薛定谔 Erwin Schrödinger

埃里克·斯卡尔 Eric Skaar

艾米尔·范·埃门金 Émile van Ermengem

爱德华·兰伯特 Edward Lambert

爱德华·詹纳 Edward Jenner

奥利弗·哈特 Oliver Hart

保罗·朗格汉斯 Paul Langerhans

鲍勃·马利 Bob Marley

查尔斯·巴比尔 Charles Barbier

查尔斯·葛兰·金 Charles Glen King

查尔斯·雷文森 Charles Revson

陈宙峰 Zhou-Feng Chen

达尼尔·特纳 Daniel Turner

大卫·林登 David Linden

黛博拉·加里曼 Debra Jaliman

德斯蒙德·图图 Desmond Tutu

迪迪埃·安齐厄 Didier Anzieu

蒂芙尼·菲尔德 Tiffany Field

多萝西·帕克 Dorothy Parker

菲利波·帕西尼 Filippo Pacini

腓特烈二世 Frederick II

弗里德里希·默克尔 Friedrich Merkel

盖伦 Galen

格哈特·亨里克·阿莫尔·汉森 GH Armauer Hansen

海英·霍尔曼 Hoi-Ying Holman

汉德威克 H.Handwerker

赫尔曼 Hermann

怀尔德·潘菲尔德 Wilder Penfield

吉米·巴菲特 Jimmy Buffet

加斯东·巴什拉 Gaston Bachelard

杰弗里·德斯科维奇 Jeffrey Deskovic

杰罗德·卢塞 Jerold Lucey

杰西·梅斯 Jesse Mays

金·卡戴珊 Kim Kardashian

卡尔·荣格 Carl Jung

凯伦·赫恩 Karen Hearn

凯瑟琳·库琴贝克 Katherine Kuchenbecker

康拉德·埃尔维赫姆 Conrad Elvehjem

考特尼·卡戴珊 Kourtney Kardashian

科林·戴尔 Colin Dale

克莱尔·菲利西 Claire Felicie

克劳斯·韦德金德 Claus Wedekind

克里斯·格里菲斯 Chris Griffiths

拉尔斯·科鲁塔克 Lars Krutak

莱斯利·鲍曼 Leslie Baumann

理查德·巴奈特 Richard Barnett

列奥纳多·基勒 Leonarde Keeler

卢克莱修 Lucretius

卢赛琪 Psyche Loui

鲁道夫·泰格纳 Rudolph Tegner

路易·布莱叶 Louis Braille

罗伯特·科赫 Robert Koch

吕赫辛格 Luchsinger

马克·昌吉兹 Mark Changizi

米歇尔·德·卢卡 Michele de Luca

米歇尔·福柯 Michel Foucault

尼古拉·齐奥塞斯库 Nicolae Ceausescu

齐格蒙特·鲍曼 Zygmunt Bauman

奇斯·莫里克 Kees Moeliker

乔纳森·雷纳兹 Jonathan Reinarz

乔治·安森 George Anson

切萨雷·博吉亚 Cesare Borgia

让·安泰尔姆·布里亚·萨瓦兰 Jean Anthelme

Brillat-Savarin

萨林贝内 Salimbene di Adam

塞缪尔·奥雷利 Samuel O'Reilly

莎拉·内尔姆斯 Sarah Nelmes

莎拉-杰恩·布莱克摩尔 Sarah-Jayne Blakemore

史戴凡·林德伯克 Staffan Lindeberg

史蒂芬·康纳 Steven Connor

斯蒂芬妮·威廉姆斯 Stefanie Williams

苏珊·鲍尔 Susan Boyle

唐纳德·M.皮尔斯伯里 Donald M. Pillsbury

瓦伦丁·阿维 Valentin Haüy

威廉·霍曼 William Horman

西德尼·朱拉德 Sidney Jourard

希波克拉底 Hippocrates

伊恩·斯蒂芬 Ian Stephen

伊丽莎白·巴托里 Elizabeth Bathory

伊利亚·梅契尼科夫 Élie Metchnikoff

尤维纳利斯 Juvenal

约翰·H.斯托克斯 John H. Stokes

约翰·厄普代克 John Updike

约瑟夫·班克斯 Joseph Banks

约瑟夫·古德伯格 Joseph Goldberger

詹姆斯·菲普斯 James Phipps

詹姆斯·库克 James Cook

詹姆斯·林德 James Lind

詹姆斯·沃森 James Watson

珍·卡拉瑟斯 Jean Carruthers

珍·沃德修女 Sister Jean Ward

珍妮特·帕克 Janet Parker

朱妮·琼斯 June Jones

地名

巴蒂三角地 Balti Triangle

达累斯萨拉姆 Dar es Salaam

科罗拉雷卡湾 Kororāreka Bay

拉塞尔镇 Russell

列尊营 Camp Lejeune

罗托鲁瓦 Rotorua

摩洛凯岛 Molokai

那加兰邦 Nagaland

纽约且林广场 Chatham Square

婆罗洲 Borneo

圣劳伦斯岛 St. Lawrence Island

塔希提岛 Tahiti

专有名词

埃及埃伯斯纸莎草书 Egyptian Ebers Papyrus

德国波鸿大学儿童医院 University Children's Hospital in Bochum

范德堡大学 Vanderbilt University

哥本哈根大学医院 Rigshospitalet hospital in Copenhagen

哥伦比亚波哥大母婴研究所 the Instituto Materno Infantil

捷克布拉格查理大学 Charles University in Prague

莱斯大学 Rice University

伦敦大学学院 University College London

伦敦皇家马斯登医院 Royal Marsden Hospital

美国费城霍姆斯堡监狱 Holmesburg Prison

美国国家毒理学计划 National Toxicology Program

美国皮肤病学会 American Academy of Dermatology

美国医学研究所 American Institute of Medicine

皮特里弗斯博物馆 Pitt Rivers Museum

人类微生物组计划 Human Microbiome Project

瑞典卡罗林斯卡学院 Karolinska Institute

瑞典隆德大学 Lund University in Sweden

苏格兰斯特灵大学 University of Stirling

塔斯基吉研究所 Tuskegee Institute

维思大学 Wesleyan University

新西兰蒂帕帕国家博物馆 Museum of New Zealand Te Papa Tongarewa

意大利莫德纳和勒佐艾米利亚大学 University of Modena and Reggio Emilia

英国广告标准管理局 the Advertising Standard Agency

英国科学咨询委员会 Scientific Advisory Commission

参考文献

前言：谨慎与定义

1 Edelstein, L., 'The Hippocratic Oath: text, translation and interpretation', *Ancient Medicine: Selected Papers of Ludwig Edelstein*, 1943, pp.3–63

1 人体的"瑞士卫队"：皮肤的多层结构与生命活动

1 Waring, J. I., 'Early mention of a harlequin fetus in America', *American Journal of Diseases of Children*, 43(2), 1932, p.442

2 Hovnanian, A., 'Harlequin ichthyosis unmasked: a defect of lipid transport', *The Journal of Clinical Investigation*, 115(7), 2005, pp.1708–10

3 Rajpopat, S., Moss, C., Mellerio, J., Vahlquist, A., Gånemo, A., Hellstrom-Pigg, M., Ilchyshyn, A., Burrows, N., Lestringant, G., Taylor, A. and Kennedy, C., 'Harlequin ichthyosis: a review of clinical and molecular findings in 45 cases', *Archives of Dermatology*, 147(6), 2011, pp.681–6

4 Griffiths, C., Barker, J., Bleiker, T., Chalmers, R. and Creamer, D. (eds), *Rook's Textbook of Dermatology*, Vols 1–4, 2016, John Wiley & Sons

5 Layton, D. W. and Beamer, P. I., 'Migration of contaminated soil and airborne particulates to indoor dust', *Environmental Science & Technology*, 43(21), 2009, pp.8199–205

6 Weaire, D., 'Kelvin's foam structure: a commentary', *Philosophical Magazine Letters*, 88(2), 2008, pp.91–102

7 Yokouchi, M., Atsugi, T., Van Logtestijn, M., Tanaka, R. J., Kajimura, M., Suematsu, M., Furuse, M., Amagai, M. and Kubo, A., 'Epidermal cell turnover across tight junctions based on Kelvin's tetrakaidecahedron cell shape', *Elife*, 5, 2016

8 Hwang, S. and Schwartz, R. A., 'Keratosis pilaris: a common follicular hyperkeratosis', *Cutis*, 82(3), 2008, pp.177–80

9 Hanifin, J. M., Reed, M. L. and Eczema Prevalance and Impact Working Group, 'A population-based survey of eczema prevalence in the United States', *Dermatitis*, 18(2), 2007, pp.82–91

10 Maintz, L. and Novak, N., 'Getting more and more complex: the pathophysiology of atopic eczema', *European Journal of Dermatology*, 17(4), 2007, pp.267–83

11 Palmer, C. N., Irvine, A. D., Terron-Kwiatkowski, A., Zhao, Y., Liao, H., Lee, S. P., Goudie, D. R., Sandilands, A., Campbell, L. E., Smith, F. J. and O'Regan, G. M., 'Common loss-of-function variants of the epidermal barrier protein filaggrin are a major predisposing factor for atopic dermatitis', *Nature Genetics*, 38(4), 2006

12 Engebretsen, K. A., Kezic, S., Riethmüller, C., Franz, J., Jakasa, I., Hedengran, A., Linneberg, A., Johansen, J. D. and Thyssen, J. P., 'Changes in filaggrin degradation products and corneocyte surface texture by season', *British Journal of Dermatology*, 178(5), 2018, pp.1143–50

13 Janich, P., Toufighi, K., Solanas, G., Luis, N. M., Minkwitz, S., Serrano, L., Lehner, B. and Benitah, S. A., 'Human epidermal stem cell function is regulated by circadian oscillations', *Cell Stem Cell*, 13(6), 2013, pp.745–53

14 Wang, H., van Spyk, E., Liu, Q., Geyfman, M., Salmans, M. L., Kumar, V., Ihler, A., Li, N., Takahashi, J. S. and Andersen, B., 'Time-restricted feeding shifts the skin circadian clock and alters UVB-induced DNA damage', *Cell Reports*, 20(5), 2017, pp.1061–72

15 Hofer, M. K., Collins, H. K., Whillans, A. V. and Chen, F. S., 'Olfactory cues from romantic partners and strangers influence women's responses to stress', *Journal of Personality and Social Psychology*, 114(1), 2018, p.1

16 Miller, S. L. and Maner, J. K., 'Scent of a woman: Men's testosterone responses to olfactory ovulation cues', *Psychological Science*, 21(2), 2010, pp.276–83

17 Wedekind, C., Seebeck, T., Bettens, F. and Paepke, A. J., 'MHC-dependent mate preferences in humans', *Proceedings of the Royal Society of London, Series B, Biological Sciences*, 260(1359), 1995, pp.245–9

18 Kromer, J., Hummel, T., Pietrowski, D., Giani, A. S., Sauter, J., Ehninger, G., Schmidt, A. H. and Croy, I., 'Influence of HLA on human partnership and sexual satisfaction', *Scientific Reports*, 6, 2016, p.32550

19 Cowburn, A. S., Macias, D., Summers, C., Chilvers, E. R. and Johnson, R.S., 'Cardiovascular adaptation to hypoxia and the role of peripheral resistance', *eLife*, 6, 2017

20 Carretero, O. A. and Oparil, S., 'Essential hypertension: part I: definition and etiology', *Circulation*, 101(3), 2000, pp.329–35

21 Langerhans P., 'Über die Nerven der menschlichen Haut', *Archiv für pathologische Anatomie und Physiologie und für klinische Medicin*, 44(2–3), 1868, pp.325–37

22 Pasparakis, M., Haase, I. and Nestle, F. O., 'Mechanisms regulating skin immunity and inflammation', *Nature Reviews Immunology*, 14(5), 2014, pp.289–301

23 Mlynek, A., Vieira dos Santos, R., Ardelean, E., Weller, K., Magerl, M., Church, M. K. and Maurer, M., 'A novel, simple, validated and reproducible instrument for assessing provocation threshold levels in patients with symptomatic dermographism', *Clinical and Experimental Dermatology*, 38(4), 2013, pp.60–6

24 Salimi, M., Barlow, J. L., Saunders, S. P., Xue, L., Gutowska-Owsiak, D., Wang, X., Huang, L. C., Johnson, D., Scanlon, S. T., McKenzie, A. N. and Fallon, P. G., and Ogg, G., 'A role for IL–25 and IL–33–driven type–2 innate lymphoid cells in atopic dermatitis', *Journal of Experimental Medicine*, 210(13), 2013, pp.2939–50

25 Jabbar-Lopez, Z. K., Yiu, Z. Z., Ward, V., Exton, L. S., Mustapa, M. F. M., Samarasekera, E., Burden, A. D., Murphy, R., Owen, C. M., Parslew, R. and Venning, V., 'Quantitative evaluation of biologic therapy options for psoriasis: a systematic review and network meta-analysis', *Journal of Investigative Dermatology*, 137(8), 2017, pp.1646–54

26 Warman, P. H. and Ennos, A. R., 'Fingerprints are unlikely to increase the friction of primate fingerpads', *Journal of Experimental Biology*, 212(13), 2009, pp.2016–22

27 Hirsch, T., Rothoeft, T., Teig, N., Bauer, J. W., Pellegrini, G., De Rosa, L., Scaglione, D., Reichelt, J., Klausegger, A., Kneisz, D. and Romano, O., 'Regeneration of the entire human epidermis using transgenic stem cells', *Nature*, 551(7680), 2017, pp.327–32

2　皮肤游猎：螨虫与微生物

1　Grice, E. A., Kong, H. H., Conlan, S., Deming, C. B., Davis, J., Young, A. C., Bouffard, G. G., Blakesley, R. W., Murray, P. R., Green, E. D. and Turner, M. L., 'Topographical and temporal diversity of the human skin microbiome', *Science*, 324(5931), 2009, pp.1190–92

2　Human Microbiome Project Consortium, 'Structure, function and diversity of the healthy human microbiome', *Nature*, 486(7402), 2012, pp.207–14

3　Sender, R., Fuchs, S. and Milo, R., 'Are we really vastly outnumbered? Revisiting the ratio of bacterial to host cells in humans', *Cell*, 164(3), 2016, pp.337–40

4　Sender, R., Fuchs, S. and Milo, R., 'Revised estimates for the number of human and bacteria cells in the body', *Public Library of Science, Biology*, 14(8), 2016, p.e1002533

5　Arsenijevic, V. S. A., Milobratovic, D., Barac, A. M., Vekic, B., Marinkovic, J. and Kostic, V. S., 'A laboratory-based study on patients with Parkinson's disease and seborrheic dermatitis: the presence and density of Malassezia yeasts, their different species and enzymes production', *BMC Dermatology*, 14(1), 2014, p.5

6　Beylot, C., Auffret, N., Poli, F., Claudel, J. P., Leccia, M. T., Del Giudice, P. and Dreno, B., 'Propionibacterium acnes: an update on its role in the pathogenesis of acne', *Journal of the European Academy of Dermatology and Venereology*, 28(3), 2014, pp.271–8

7　Campisano, A., Ometto, L., Compant, S., Pancher, M., Antonielli, L., Yousaf, S., Varotto, C., Anfora, G., Pertot, I., Sessitsch, A. and Rota-Stabelli, O., 'Interkingdom transfer of the acne-causing agent, Propionibacterium acnes, from human to grapevine', *Molecular Biology and Evolution*, 31(5), 2014, pp.1059–65

8　Kobayashi, T., Glatz, M., Horiuchi, K., Kawasaki, H., Akiyama, H., Kaplan, D. H., Kong, H. H., Amagai, M. and Nagao, K., 'Dysbiosis and Staphylococcus aureus colonization drives inflammation in atopic dermatitis', *Immunity*, 42(4), 2015, pp.756–66

9　Surdel, M. C., Horvath, D. J., Lojek, L. J., Fullen, A. R., Simpson, J., Dutter, B. F., Salleng, K. J., Ford, J. B., Jenkins, J. L., Nagarajan, R. and Teixeira, P. L., 'Antibacterial photosensitization through activation of coproporphyrinogen oxidase', *Proceedings of the National Academy of Sciences of the United States of America*, 114(32), 2017. pp.e6652–59

10　Nakatsuji, T., Chen, T. H., Butcher, A. M., Trzoss, L. L., Nam, S. J., Shirakawa, K. T., Zhou, W., Oh, J., Otto, M., Fenical, W. and Gallo, R. L., 'A commensal strain of Staphylococcus epidermidis protects against skin neoplasia', *Science Advances*, 4(2), 2018, p.eaao4502

11　Doroshenko, N., Tseng, B. S., Howlin, R. P., Deacon, J., Wharton, J. A., Thurner, P. J., Gilmore, B. F., Parsek, M. R. and Stoodley, P., 'Extracellular DNA impedes the transport of vancomycin in Staphylococcus epidermidis biofilms preexposed to subinhibitory concentrations of vancomycin', *Antimicrobial Agents and Chemotherapy*, 58(12), 2014, pp.7273–82

12　Murdoch, D. R., Corey, G. R., Hoen, B., Miró, J. M., Fowler, V. G., Bayer, A. S., Karchmer, A. W., Olaison, L., Pappas, P. A., Moreillon, P. and Chambers, S. T., 'Clinical presentation, etiology, and outcome of infective endocarditis in the 21st century: the International Collaboration on Endocarditis-Prospective Cohort Study', *Archives of internal medicine*, 169(5), 2009, pp.463–73.

13　Silver, B., Behrouz, R. and Silliman, S., 'Bacterial endocarditis and cerebrovascular disease', *Current Neurology and Neuroscience Reports*, 16(12), 2016, p.104

14　Blöchl, E., Rachel, R., Burggraf, S., Hafenbradl, D., Jannasch, H. W. and Stetter, K. O., 'Pyrolobus fumarii, gen. and sp. nov., represents a novel group of archaea, extending the upper temperature limit for life to 113 degrees C', *Extremophiles*, 1(1), 1997, pp.14–21

15 Moissl-Eichinger, C., Probst, A. J., Birarda, G., Auerbach, A., Koskinen, K., Wolf, P. and Holman, H. Y. N., 'Human age and skin physiology shape diversity and abundance of Archaea on skin', *Scientific Reports*, 7(1), 2017, article 4039

16 Turgut Erdemir, A., Gurel, M. S., Koku Aksu, A. E., Falay, T., Inan Yuksel, E. and Sarikaya, E., 'Demodex mites in acne rosacea: reflectance confocal microscopic study', *Australasian Journal of Dermatology*, 58(2), 2017

17 Palopoli, M. F., Fergus, D. J., Minot, S., Pei, D.T., Simison, W. B., Fernandez-Silva, I., Thoemmes, M. S., Dunn, R. R. and Trautwein, M., 'Global divergence of the human follicle mite Demodex folliculorum: Persistent associations between host ancestry and mite lineages', *Proceedings of the National Academy of Sciences of the United States of America*, 112(52), 2015, pp.15958–63

18 Roberts, R. J., 'Head lice', *New England Journal of Medicine*, 346(21), 2002, pp.1645–50

19 Gellatly, K. J., Krim, S., Palenchar, D. J., Shepherd, K., Yoon, K. S., Rhodes, C. J., Lee, S. H. and Marshall Clark, J., 'Expansion of the knockdown resistance frequency map for human head lice (Phthiraptera: Pediculidae) in the United States using quantitative sequencing', *Journal of Medical Entomology*, 53(3), 2016, pp.653–9

20 Rozsa, L. and Apari, P., 'Why infest the loved ones-inherent human behaviour indicates former mutualism with head lice', *Parasitology*, 139(6), 2012, pp.696–700

21 Olds, B. P., Coates, B. S., Steele, L. D., Sun, W., Agunbiade, T. A., Yoon, K. S., Strycharz, J. P., Lee, S. H., Paige, K. N., Clark, J. M. and Pittendrigh, B. R., 'Comparison of the transcriptional profiles of head and body lice', *Insect Molecular Biology*, 21(2), 2012, pp.257–68

22 Welford, M. and Bossak, B., 'Body lice, yersinia pestis orientalis, and black death', *Emerging Infectious Diseases*, 16(10), 2010, p.1649

23 Armstrong, N. R. and Wilson, J. D., 'Did the "Brazilian" kill the pubic louse?', *Sexually Transmitted Infections*, 82(3), 2006, pp.265–6

24 Baldo, L., Desjardins, C. A., Russell, J. A., Stahlhut, J. K. and Werren, J. H., 'Accelerated microevolution in an outer membrane protein (OMP) of the intracellular bacteria Wolbachia', *BMC Evolutionary Biology*, 10(1), 2010, p.48

25 Savioli, L., Daumerie, D. and World Health Organization, 'First WHO report on neglected tropical diseases: working to overcome the global impact of neglected tropical diseases', *Geneva: World Health Organization*, 2010, pp.1–184

26 Jarrett, R., Salio, M., Lloyd-Lavery, A., Subramaniam, S., Bourgeois, E., Archer, C., Cheung, K. L., Hardman, C., Chandler, D., Salimi, M., Gutowska-Owsiak, D., Bernadino de la Serna, J., Fallon, P. G., Jolin, H., Mckenzie, A,. Dziembowski, A., Podobas, E. I., Bal, W., Johnson, J., Moody, D. B., Cerundolo, V., and Ogg, G., 'Filaggrin inhibits generation of CD1a neolipid antigens by house dust mite-derived phospholipase', *Science Translational Medicine*, 8(325), 2016, p.325ra18

27 Singh, K., Davies, G., Alenazi, Y., Eaton, J. R., Kawamura, A. and Bhattacharya, S., 'Yeast surface display identifies a family of evasins from ticks with novel polyvalent CC chemokine-binding activities', *Scientific Reports*, 7(1), 2017, article 4267

28 Szabó, K., Erdei, L., Bolla, B. S., Tax, G., Bíró, T. and Kemény, L., 'Factors shaping the composition of the cutaneous microbiota', *British Journal of Dermatology*, 176(2), 2017, pp.344–51

29 Haahr, T., Glavind, J., Axelsson, P., Bistrup Fischer, M., Bjurström, J., Andrésdóttir, G., Teilmann-Jørgensen, D., Bonde, U., Olsén Sørensen, N., Møller, M. and Fuglsang, J., 'Vaginal seeding or

vaginal microbial transfer from the mother to the caesarean-born neonate: a commentary regarding clinical management', *BJOG: An International Journal of Obstetrics and Gynaecology*, 125(5), 2018, pp.533–6

30 Cunnington, A. J., Sim, K.., Deierl, A., Kroll, J. S., Brannigan, E. and Darby, J., 'Vaginal seeding of infants born by caesarean section', *British Medical Journal*, 2016, p.i227

31 Mueller, N. T., Bakacs, E., Combellick, J., Grigoryan, Z. and Dominguez-Bello, M. G., 'The infant microbiome development: mom matters', *Trends in molecular medicine*, 21(2), 2015, pp.109–117

32 Oh, J., Freeman, A. F., Park, M., Sokolic, R., Candotti, F., Holland, S. M., Segre, J. A., Kong, H. H. and NISC Comparative Sequencing Program, 'The altered landscape of the human skin microbiome in patients with primary immunodeficiencies', *Genome Research*, 23(12), 2013, pp.2103–14

33 Oh, J., Byrd, A. L., Park, M., Kong, H. H., Segre, J. A. and NISC Comparative Sequencing Program, 'Temporal stability of the human skin microbiome', *Cell*, 165(4), 2016, pp.854–66

34 Meadow, J. F., Bateman, A. C., Herkert, K. M., O'Connor, T. K. and Green, J. L., 'Significant changes in the skin microbiome mediated by the sport of roller derby', *PeerJ-Life and Environment*, 1, 2013. p.e53

35 Abeles, S. R., Jones, M. B., Santiago-Rodriguez, T. M., Ly, M., Klitgord, N., Yooseph, S., Nelson, K. E. and Pride, D. T., 'Microbial diversity in individuals and their household contacts following typical antibiotic courses', *Microbiome*, 4(1), 2016, p.39

36 Ross, A. A., Doxey, A. C. and Neufeld, J. D., 'The skin microbiome of cohabiting couples', *MSystems*, 2(4), 2017, pp.e00043–17

37 Chase, J., Fouquier, J., Zare, M., Sonderegger, D. L., Knight, R., Kelley, R.T., Siegel, J. and Caporaso, J. G., 'Geography and location are the primary drivers of office microbiome composition', *MSystems*, 1(2), 2016, pp.e00022–16

38 Gimblet, C., Meisel, J. S., Loesche, M. A., Cole, S. D., Horwinski, J., Novais, F. O., Misic, A. M., Bradley, C. W., Beiting, D. P., Rankin, S. C. and Carvalho, L. P., 'Cutaneous Leishmaniasis induces a transmissible dysbiotic skin microbiota that promotes skin inflammation', *Cell Host & Microbe*, 22(1), 2017, pp.13–24

39 Scharschmidt, T. C., Vasquez, K. S., Truong, H. A., Gearty, S. V., Pauli, M. L., Nosbaum, A., Gratz, I. K., Otto, M., Moon, J. J., Liese, J. and Abbas, A. K., 'A wave of regulatory T cells into neonatal skin mediates tolerance to commensal microbes', *Immunity*, 43(5), 2015, pp.1011–21

40 Lambrecht, B. N. and Hammad, H., 'The immunology of the allergy epidemic and the hygiene hypothesis', *Nature Immunology*, 18(10), 2017, pp.1076–83

41 Volz, T., Skabytska, Y., Guenova, E., Chen, K. M., Frick, J. S., Kirschning, C. J., Kaesler, S., Röcken, M. and Biedermann, T., 'Nonpathogenic bacteria alleviating atopic dermatitis inflammation induce IL-10-producing dendritic cells and regulatory Tr1 cells', *Journal of Investigative Dermatology*, 134(1), 2014, pp.96–104

42 Kassam, Z., Lee, C. H., Yuan, Y. and Hunt, R. H., 'Fecal microbiota transplantation for Clostridium difficile infection: systematic review and meta-analysis', *The American Journal of Gastroenterology*, 108(4), 2013, p.500

43 Jeong, J. H., Lee, C. Y. and Chung, D. K., 2016. 'Probiotic lactic acid bacteria and skin health', *Critical Reviews in Food Science and Nutrition*, 56(14), pp.2331–7

44 Holz, C., Benning, J., Schaudt, M., Heilmann, A., Schultchen, J., Goelling, D. and Lang, C., 'Novel bioactive from Lactobacillus brevis DSM17250 to stimulate the growth of Staphylococcus

epidermidis: a pilot study', *Beneficial Microbes*, 8(1), 2017, pp.121–31

45 Coughlin, C. C., Swink, S. M., Horwinski, J., Sfyroera, G., Bugayev, J., Grice, E. A. and Yan, A. C., 'The preadolescent acne microbiome: A prospective, randomized, pilot study investigating characterization and effects of acne therapy', *Pediatric Dermatology*, 34(6), 2017, pp.661–4

46 Callewaert, C., Kerckhof, F. M., Granitsiotis, M. S., Van Gele, M., Van de Wiele, T. and Boon, N., 'Characterization of Staphylococcus and Corynebacterium clusters in the human axillary region', *PLOS ONE*, 8(8), 2013, p.e70538

47 Callewaert, C., Lambert, J. and Van de Wiele, T., 'Towards a bacterial treatment for armpit malodour', *Experimental Dermatology*, 26(5), 2017, pp.388–91

3 肠胃心情：牵动人体表里的关系

1 Çerman, A. A., Aktaş, E., Altunay, İ. K., Arıcı, J. E., Tulunay, A. and Ozturk, F. Y., 'Dietary glycemic factors, insulin resistance, and adiponectin levels in acne vulgaris', *Journal of the American Academy of Dermatology*, 75(1), 2016, pp.155–62

2 Smith, R. N., Mann, N. J., Braue, A., Mäkeläinen, H. and Varigos, G. A., 'A low-glycemic-load diet improves symptoms in acne vulgaris patients: a randomized controlled trial', *The American Journal of Clinical Nutrition*, 86(1), 2007, p.107–15

3 Williams, S. in 'How the derms do it: 4 expert dermatologists on their daily skincare routines', *Get the Gloss*, 10 November 2017

4 Fulton, J. E., Plewig, G., Kligman, A. M., 'Effect of Chocolate on Acne Vulgaris', *JAMA Network*, 210(11), 1969, pp.2071–4

5 Davidovici, B. B. and Wolf, R., 'The role of diet in acne: facts and controversies', *Clinics in Dermatology*, 28(1), 2010, pp.12–16

6 Caperton, C., Block, S., Viera, M., Keri, J. and Berman, B., 'Double-blind, placebo-controlled study assessing the effect of chocolate consumption in subjects with a history of acne vulgaris', *The Journal of Clinical and Aesthetic Dermatology*, 7(5), 2014, p.19

7 Fialová, J., Roberts, S. C. and Havlíček, J., 'Consumption of garlic positively affects hedonic perception of axillary body odour', *Appetite*, 97, 2016, pp.8–15

8 Havlicek, J. and Lenochova, P., 'The effect of meat consumption on body odor attractiveness', *Chemical senses*, 31(8), 2006, pp.747–52

9 Bronsnick, T., Murzaku, E. C. and Rao, B. K., 'Diet in dermatology: Part I. Atopic dermatitis, acne, and nonmelanoma skin cancer', *Journal of the American Academy of Dermatology*, 71(6), 2014, p.1039

10 Clarke, K. A., Dew, T. P., Watson, R. E., Farrar, M. D., Osman, J. E., Nicolaou, A., Rhodes, L. E. and Williamson, G., 'Green tea catechins and their metabolites in human skin before and after exposure to ultraviolet radiation', *The Journal of Nutritional Biochemistry*, 27, 2016, pp.203–10

11 Moon, T. E., Levine, N., Cartmel, B., Bangert, J. L., Rodney, S., Dong, Q., Peng, Y. M. and Alberts, D. S., 'Effect of retinol in preventing squamous cell skin cancer in moderate-risk subjects: a randomized, double-blind, controlled trial. Southwest Skin Cancer Prevention Study Group', *Cancer Epidemiology and Prevention Biomarkers*, 6(11), 1997, pp.949–56

12 Cooperstone, J. L., Tober, K. L., Riedl, K. M., Teegarden, M. D., Cichon, M. J., Francis, D. M., Schwartz, S. J. and Oberyszyn, T. M., 'Tomatoes protect against development of UV-induced keratinocyte carcinoma via metabolomic alterations', *Scientific Reports*, 7(1), 2017, article 5106

13 Foo, Y. Z., Rhodes, G. and Simmons, L. W., 'The carotenoid beta-carotene enhances facial color, attractiveness and perceived health, but not actual health, in humans', *Behavioral Ecology*, 28(2), 2017, pp.570–78

14 Lefevre, C. E. and Perrett, D. I., 'Fruit over sunbed: carotenoid skin colouration is found more attractive than melanin colouration', *The Quarterly Journal of Experimental Psychology*, 68(2), 2015, pp.284–93

15 Stephen, I. D., Coetzee, V. and Perrett, D. I., 'Carotenoid and melanin pigment coloration affect perceived human health', *Evolution and Human Behavior*, 32(3), 2011, pp.216–27

16 Watson, J., 2013. 'Oxidants, antioxidants and the current incurability of metastatic cancers', *Open Biology*, 3(1), p.120144

17 Sidbury, R., Tom, W. L., Bergman, J. N., Cooper, K. D., Silverman, R. A., Berger, T. G., Chamlin, S. L., Cohen, D. E., Cordoro, K. M., Davis, D. M. and Feldman, S. R., 'Guidelines of care for the management of atopic dermatitis: Section 4. Prevention of disease flares and use of adjunctive therapies and approaches', *Journal of the American Academy of Dermatology*, 71(6), 2014, pp.1218–33

18 Hata, T. R., Audish, D., Kotol, P., Coda, A., Kabigting, F., Miller, J., Alexandrescu, D., Boguniewicz, M., Taylor, P., Aertker, L. and Kesler, K., 'A randomized controlled double-blind investigation of the effects of vitamin D dietary supplementation in subjects with atopic dermatitis', *Journal of The European Academy of Dermatology and Venereology*, 28(6), 2014, pp.781–9

19 Amestejani, M., Salehi, B. S., Vasigh, M., Sobhkhiz, A., Karami, M., Alinia, H., Kamrava, S. K., Shamspour, N., Ghalehbaghi, B. and Behzadi, A. H., 'Vitamin D supplementation in the treatment of atopic dermatitis: a clinical trial study', *Journal of Drugs in Dermatology*, 11(3), 2012, pp.327–30

20 Ma, C. A., Stinson, J. R., Zhang, Y., Abbott, J. K., Weinreich, M. A., Hauk, P. J., Reynolds, P. R., Lyons, J. J., Nelson, C. G., Ruffo, E. and Dorjbal, B., 'Germline hypomorphic CARD11 mutations in severe atopic disease', *Nature Genetics*, 49(8), 2017, p.1192

21 Jensen, P., Zachariae, C., Christensen, R., Geiker, N. R., Schaadt, B. K., Stender, S., Hansen, P. R., Astrup, A. and Skov, L., 'Effect of weight loss on the severity of psoriasis: a randomized clinical study', *JAMA Dermatology*, 149(7), 2013, pp.795–801

22 Singh, S., Sonkar, G. K. and Singh, S., 'Celiac disease-associated antibodies in patients with psoriasis and correlation with HLA Cw6', *Journal of Clinical Laboratory Analysis*, 24(4), 2010, pp.269–72

23 Wolf, R., Wolf, D., Rudikoff, D. and Parish, L. C., 'Nutrition and water: drinking eight glasses of water a day ensures proper skin hydration-myth or reality?', *Clinics in Dermatology*, 28(4), 2010, pp.380–83

24 Negoianu, D. and Goldfarb, S., 'Just add water', *Journal of the American Society of Nephrology*, 19(6), 2008, pp.1041–3

25 Rota, M., Pasquali, E., Bellocco, R., Bagnardi, V., Scotti, L., Islami, F., Negri, E., Boffetta, P., Pelucchi, C., Corrao, G. and La Vecchia, C., 'Alcohol drinking and cutaneous melanoma risk: a systematic review and dose-risk meta-analysis', *British Journal of Dermatology*, 170(5), 2014, pp.1021–28

26 Transparency Market Research, 'Nutricosmetics Market-Global Industry Analysis, Size, Share, Growth, Trends and Forecast 2014–2020', 2015

27 Borumand, M. and Sibilla, S., 'Effects of a nutritional supplement containing collagen peptides on

skin elasticity, hydration and wrinkles', *Journal of Medical Nutrition and Nutraceuticals*, 4(1), 2015, pp.47–53

28 Borumand, M. and Sibilla, S., 'Daily consumption of the collagen supplement Pure Gold Collagen® reduces visible signs of aging', *Clinical Interventions in Aging*, 9, 2014, p.1747

29 Etheridge, E. W., *The Butterfly Caste: A Social History of Pellagra in the South*, Greenwood, 1972

30 Clay, K., Schmick, E. and Troesken, W., 'The Rise and Fall of Pellagra in the American South', *National Bureau of Economic Research*, 2017, p.w23730

31 Werfel, T., Heratizadeh, A., Aberer, W., Ahrens, F., Augustin, M., Biedermann, T., Diepgen, T., Fölster-Holst, R., Gieler, U., Kahle, J. and Kapp, A., 'S2k guideline on diagnosis and treatment of atopic dermatitis-short version', *Allergo Journal International*, 25(3), 2016, pp.82–95

32 Zuberbier, T., Aberer, W., Asero, R., Bindslev-Jensen, C., Brzoza, Z., Canonica, G. W., Church, M. K., Ensina, L. F., Giménez-Arnau, A., Godse, K. and Gonçalo, M., 'The EAACI/GA(2) LEN/EDF/WAO Guideline for the definition, classification, diagnosis, and management of urticaria: the 2013 revision and update', *Allergy*, 69(7), 2014, pp.868–87

33 Zuberbier, T., Chantraine-Hess, S., Hartmann, K. and Czarnetzki, B. M., 'Pseudoallergen-free diet in the treatment of chronic urticaria. A prospective study', *Acta Dermatovenereologica*, 75(6), 1995, pp.484–7

34 Parodi, A., Paolino, S., Greco, A., Drago, F., Mansi, C., Rebora, A., Parodi, A. and Savarino, V., 'Small intestinal bacterial overgrowth in rosacea: clinical effectiveness of its eradication', *Clinical Gastroenterology and Hepatology*, 6(7), 2008, pp.759–64

35 Jeong, J. H., Lee, C. Y. and Chung, D. K., 'Probiotic lactic acid bacteria and skin health', *Critical Reviews in Food Science and Nutrition*, 56(14), 2016, pp.2331–7

36 Meneghin, F., Fabiano, V., Mameli, C. and Zuccotti, G. V., 'Probiotics and atopic dermatitis in children', *Pharmaceuticals*, 5(7), 2012, pp.727–44

37 Chang, Y. S., Trivedi, M. K., Jha, A., Lin, Y. F., Dimaano, L. and García-Romero, M. T., 'Synbiotics for prevention and treatment of atopic dermatitis: a meta-analysis of randomized clinical trials', *JAMA Pediatrics*, 170(3), 2016, pp.236–42

38 Smits, H. H., Engering, A., van der Kleij, D., de Jong, E. C., Schipper, K., van Capel, T. M., Zaat, B. A., Yazdanbakhsh, M., Wierenga, E. A., van Kooyk, Y. and Kapsenberg, M. L., 'Selective probiotic bacteria induce IL-10-producing regulatory T cells in vitro by modulating dendritic cell function through dendritic cell-specific intercellular adhesion molecule 3-grabbing nonintegrin', *Journal of Allergy and Clinical Immunology*, 115(6), 2005, pp.1260–7

39 O'Neill, C.A., Monteleone, G., McLaughlin, J. T. and Paus, R., 'The gut-skin axis in health and disease: A paradigm with therapeutic implications', *BioEssays*, 38(11), 2016, pp.1167–76

40 Zákostelská, Z., Málková, J., Klimešová, K., Rossmann, P., Hornová, M., Novosádová, I., Stehlíková, Z., Kostovčík, M., Hudcovic, T., Štepánková, R. and Jů zlová, K., 'Intestinal microbiota promotes psoriasis-like skin inflammation by enhancing Th17 response', *PLOS ONE*, 11(7), 2016, p.e0159539

41 Zanvit, P., Konkel, J. E., Jiao, X., Kasagi, S., Zhang, D., Wu, R., Chia, C., Ajami, N. J., Smith, D. P., Petrosino, J. F. and Abbatiello, B., 'Antibiotics in neonatal life increase murine susceptibility to experimental psoriasis', *Nature Communications*, 6, 2015

42 Plantamura, E., Dzutsev, A., Chamaillard, M., Djebali, S., Moudombi, L., Boucinha, L., Grau, M., Macari, C., Bauché, D., Dumitrescu, O. and Rasigade, J. P., 'MAVS deficiency induces gut dysbiotic

microbiota conferring a proallergic phenotype', *Proceedings of the National Academy of Sciences of the United States of America*, 115(41), 2018, pp.10404–9

43 Stokes, J. H. and Pillsbury, D. M., 'The effect on the skin of emotional and nervous states. III: Theoretical and practical consideration of a gastro-intestinal mechanism', *Archives of Dermatology and Syphilology*, 22(6), 1930, pp.962–93

44 Kelly, J. R., Kennedy, P. J., Cryan, J. F., Dinan, T. G., Clarke, G. and Hyland, N. P., 'Breaking down the barriers: the gut microbiome, intestinal permeability and stress-related psychiatric disorders', *Frontiers in Cellular Neuroscience*, 9, 2015, p.392

45 Bailey, M. T., Dowd, S. E., Galley, J. D., Hufnagle, A. R., Allen, R. G. and Lyte, M., 'Exposure to a social stressor alters the structure of the intestinal microbiota: implications for stressor-induced immunomodulation', *Brain, Behavior, and Immunity*, 25(3), 2011, pp.397–407

46 Savignac, H. M., Kiely, B., Dinan, T. G. and Cryan, J. F., 'Bifidobacteria exert strain-specific effects on stress-related behavior and physiology in BALB/c mice', *Neurogastroenterology & Motility*, 26(11), 2014, pp.1615–27

47 Kelly, J. R., Kennedy, P. J., Cryan, J. F., Dinan, T. G., Clarke, G. and Hyland, N. P., 'Breaking down the barriers: the gut microbiome, intestinal permeability and stress-related psychiatric disorders', *Frontiers in Cellular Neuroscience*, 9, 2015

48 Du Toit, G., Roberts, G., Sayre, P. H., Plaut, M., Bahnson, H. T., Mitchell, H., Radulovic, S., Chan, S., Fox, A., Turcanu, V. and Lack, G., 'Identifying infants at high risk of peanut allergy: the Learning Early About Peanut Allergy (LEAP) screening study,' *The Journal of Allergy and Clinical Immunology*, 131(1), 2013, pp.135–43

49 Kelleher, M. M., Dunn-Galvin, A., Gray, C., Murray, D. M., Kiely, M., Kenny, L., McLean, W. I., Irvine, A. D. and Hourihane, J. O. B., 'Skin barrier impairment at birth predicts food allergy at 2 years of age', *The Journal of Allergy and Clinical Immunology*, 137(4), 2016, pp.1111–6

50 Flohr, C., Perkin, M., Logan, K., Marrs, T., Radulovic, S., Campbell, L. E., MacCallum, S. F., McLean, W. I. and Lack, G., 'Atopic dermatitis and disease severity are the main risk factors for food sensitization in exclusively breastfed infants', *Journal of Investigative Dermatology*, 134(2), 2014, pp.345–50

51 Walker, M. T., Green, J. E., Ferrie, R. P., Queener, A. M., Kaplan, M. H. and Cook-Mills, J. M., 'Mechanism for initiation of food allergy: dependence on skin barrier mutations and environmental allergen costimulation', *Journal of Allergy and Clinical Immunology*, 141(5), 2018, pp.1711–25

4 向阳而生：皮肤与阳光的故事

1 Driver, S. P., Andrews, S. K., Davies, L. J., Robotham, A. S., Wright, A. H., Windhorst, R. A., Cohen, S., Emig, K., Jansen, R. A. and Dunne, L., 'Measurements of extragalactic background light from the far UV to the Far IR from deep ground-and space-based galaxy counts', *The Astrophysical Journal*, 827(2), 2016, p.108

2 Corani, A., Huijser, A., Gustavsson, T., Markovitsi, D., Malmqvist, P. Å., Pezzella, A., d'Ischia, M. and Sundström, V., 'Superior photoprotective motifs and mechanisms in eumelanins uncovered', *Journal of the American Chemical Society*, 136(33), 2014, pp.11626–35

3 Dennis, L. K., Vanbeek, M. J., Freeman. L. E. B., Smith, B. J., Dawson, D. V. and Coughlin, J. A., 'Sunburns and risk of cutaneous melanoma: does age matter? A comprehensive meta-analysis', *Annals of Epidemiology*, 18(8), 2008, pp.614–27.

4 Wu, S., Han, J., Laden, F. and Qureshi, A. A., 'Long-term ultraviolet flux, other potential risk factors, and skin cancer risk: a cohort study', *Cancer Epidemiology and Prevention Biomarkers*, 23(6), 2014, pp.1080–9

5 Guy, G. P. Jnr, Machlin, S. R., Ekwueme, D. U. and Yabroff, K. R., 'Prevalence and costs of skin cancer treatment in the US, 2002–2006 and 2007–2011', *American Journal of Preventive Medicine*, 48(2), 2015, pp.183–7

6 Australian Institute of Health and Welfare & Australasian Association of Cancer, 'Cancer in Australia: in brief 2017', Cancer series no. 102. Cat. no. CAN 101.

7 Muzic, J. G., Schmitt, A. R., Wright, A. C., Alniemi, D. T., Zubair, A. S., Lourido, J. M. O., Seda, I. M. S., Weaver, A. L. and Baum, C. L., 'Incidence and trends of basal cell carcinoma and cutaneous squamous cell carcinoma: a population-based study in Olmsted County, Minnesota, 2000 to 2010', *Mayo Clinic Proceedings*, 92(6), 2017, pp.890–8

8 Karimkhani, C., Green, A. C., Nijsten, T., Weinstock, M. A., Dellavalle, R. P., Naghavi, M. and Fitzmaurice, C., 'The global burden of melanoma: results from the Global Burden of Disease Study 2015', *British Journal of Dermatology*, 177(1), 2017, pp.134–40

9 Smittenaar, C. R., Petersen, K. A., Stewart, K., Moitt, N., 'Cancer incidence and mortality projections in the UK until 2035', *British Journal of Cancer*, 115, 2016, pp.1147–55

10 Conic, R. Z., Cabrera, C. I., Khorana, A. A. and Gastman, B. R., 'Determination of the impact of melanoma surgical timing on survival using the National Cancer Database', *Journal of the American Academy of Dermatology*, 78(1), 2018, pp.40–46

11 Cymerman, R. M., Wang, K., Murzaku, E. C., Penn, L. A., Osman, I., Shao, Y. and Polsky, D., 'De novo versus nevus-associated melanomas: differences in associations with prognostic indicators and survival', *American Society of Clinical Oncology*, 2015

12 Dinnes, J., Deeks, J. J., Grainge, M. J., Chuchu, N., di Ruffano, L. F., Matin, R. N., Thomson, D. R., Wong, K. Y., Aldridge, R. B., Abbott, R. and Fawzy, M., 'Visual inspection for diagnosing cutaneous melanoma in adults', *Cochrane Database of Systematic Reviews*, 12, 2018

13 Pathak, M. A., Jimbow, K., Szabo, G. and Fitzpatrick, T. B., 'Sunlight and melanin pigmentation', *Photochemical and Photobiological Reviews*, 1, 1976, pp.211–39

14 Ljubešic, N. and Fišer, D., 'A global analysis of emoji usage', *Proceedings of the 10th Web As Corpus Workshop, Association for Computational Linguistics*, 2016, p.82

15 Lyman, M., Mills, J. O. and Shipman, A. R., 'A dermatological questionnaire for general practitioners in England with a focus on melanoma; misdiagnosis in black patients compared to white patients', *Journal of The European Academy of Dermatology and Venereology*, 31(4), 2017, pp.625–8

16 Royal Pharmaceutical Society press release, 'RPS calls for clearer labelling on sunscreens after survey reveals confusion', 2015

17 Corbyn, Z., 'Prevention: lessons from a sunburnt country', *Nature*, 515, 2014, pp.S114–6

18 British Association of Dermatologists, 'Brits burying their heads in the sand over UK's most common cancer, survey finds', *BAD Press Releases*, 4/5/15.

19 Seité, S., Del Marmol, V., Moyal, D. and Friedman, A. J., 'Public primary and secondary skin cancer prevention, perceptions and knowledge: an international cross-sectional survey', *Journal of the European Academy of Dermatology and Venereology*, 31(5), 2017, pp.815–20.

20 Fell, G. L., Robinson, K. C., Mao, J., Woolf, C. J. and Fisher, D. E., 'Skin β-endorphin mediates addiction to UV light', *Cell*, 157(7), 2014, pp.1527–34

21 Pezdirc, K., Hutchesson, M. J., Whitehead, R., Ozakinci, G., Perrett, D. and Collins, C. E., 'Fruit, vegetable and dietary carotenoid intakes explain variation in skin-color in young Caucasian women: a cross-sectional study', *Nutrients*, 7(7), 2015, pp.5800–15

22 Mujahid, N., Liang, Y., Murakami, R., Choi, H. G., Dobry, A. S., Wang, J., Suita, Y., Weng, Q. Y., Allouche, J., Kemeny, L. V. and Hermann, A. L., 'A UV-independent topical small-molecule approach for melanin production in human skin', *Cell Reports*, 19(11), 2017, pp.2177–84

23 Cleaver, J. E., 'Common pathways for ultraviolet skin carcinogenesis in the repair and replication defective groups of xeroderma pigmentosum', *Journal of Dermatological Science*, 23(1), 2000, pp.1–11

24 Cleaver, J. E., 'Defective repair replication of DNA in xeroderma pigmentosum', *Nature*, 218, 1968, pp.652–6

25 Bailey, L. R., *The Long Walk: A History of the Navajo Wars, 1846–68*, Westernlore Press, 1964

26 Rashighi, M. and Harris, J. E., 'Vitiligo pathogenesis and emerging treatments', *Dermatologic Clinics*, 35(2), 2017, pp.257–65

27 Grzybowski, A. and Pietrzak, K., 'From patient to discoverer-Niels Ryberg Finsen (1860–1904)-the founder of phototherapy in dermatology', *Clinics in Dermatology*, 30(4), 2012, pp.451–5

28 Watts, G., 'Richard John Cremer', *The Lancet*, 383(9931), 2014, p.1800

29 Lucey, J. F., 'Neonatal jaundice and phototherapy', *Pediatric Clinics of North America*, 19(4), 1972, pp.827–39

30 Quandt, B. M., Pfister, M. S., Lübben, J. F., Spano, F., Rossi, R. M., Bona, G. L. and Boesel, L. F., 'POF-yarn weaves: controlling the light out-coupling of wearable phototherapy devices', *Biomedical Optics Express*, 8(10), 2017, pp.4316–30

31 Car, J., Car, M., Hamilton, F., Layton, A., Lyons, C. and Majeed, A., 'Light therapies for acne', *Cochrane Library*, 2009

32 Ondrusova, K., Fatehi, M., Barr, A., Czarnecka, Z., Long, W., Suzuki, K., Campbell, S., Philippaert, K., Hubert, M., Tredget, E. and Kwan, P., 'Subcutaneous white adipocytes express a light sensitive signaling pathway mediated via a melanopsin/TRPC channel axis', *Scientific Reports*, 7, 2017, article 16332

33 Mohammad, K. I., Kassab, M., Shaban, I., Creedy, D. K. and Gamble, J., 'Postpartum evaluation of vitamin D among a sample of Jordanian women', *Journal of Obstetrics and Gynaecology*, 37(2), 2017, pp.200–4

34 Wolpowitz, D. and Gilchrest, B. A., 'The vitamin D questions: how much do you need and how should you get it?', *Journal of the American Academy of Dermatology*, 54(2), 2006, pp.301–17

35 Petersen, B., Wulf, H. C., Triguero-Mas, M., Philipsen, P. A., Thieden, E., Olsen, P., Heydenreich, J., Dadvand, P., Basagana, X., Liljendahl, T. S. and Harrison, G. I., 'Sun and ski holidays improve vitamin D status, but are associated with high levels of DNA damage', *Journal of Investigative Dermatology*, 134(11), 2014, pp.2806–13

36 American Academy of Dermatology 2010 Position Statement: https://www.aad.org/Forms/Policies/Uploads/PS/PS-Vitamin%20D%20 Position%20Statement.pdf

5 皮肤老化：皱纹与长生不老之战

1 Dealey, C., Posnett, J. and Walker, A., 'The cost of pressure ulcers in the United Kingdom', *Journal of Wound Care*, 21(6), 2012

2 Huxley, A., *Brave New World*, Vintage Classics, 2007

3 Kaidbey, K. H., Agin, P. P., Sayre, R. M. and Kligman, A. M., 'Photoprotection by melanin-a comparison of black and Caucasian skin', *Journal of the American Academy of Dermatology*, 1(3), 1979, pp.249–60

4 Zhang, L., Xiang Chen, S., Guerrero-Juarez, G. F., Li, F., Tong, Y., Liang, Y., Liggins, M., Chen, X., Chen, H., Li, M., Hata, T., Zheng, Y., Plikus, M. V., Gallo, R. L., 'Age-related loss of innate immune antimicrobial function of dermal fat is mediated by transforming growth factor beta', *Immunity*, 2018; DOI: 10.1016/j.immuni.2018.11.003

5 Brennan, M., Bhatti, H., Nerusu, K. C., Bhagavathula, N., Kang, S., Fisher, G. J., Varani, J. and Voorhees, J. J., 'Matrix metalloproteinase-1 is the major collagenolytic enzyme responsible for collagen damage in UV-irradiated human skin', *Photochemistry and Photobiology*, 78(1), 2003, pp.43–8

6 Liebel, F., Kaur, S., Ruvolo, E., Kollias, N. and Southall, M. D., 'Irradiation of skin with visible light induces reactive oxygen species and matrix-degrading enzymes', *Journal of Investigative Dermatology*, 132(7), 2012, pp.1901–7

7 Lee, E. J., Kim, J. Y. and Oh, S. H., 'Advanced glycation end products (AGEs) promote melanogenesis through receptor for AGEs', *Scientific Reports*, 6, 2016, article 27848

8 Morita, A., 'Tobacco smoke causes premature skin aging', *Journal of Dermatological Science*, 48(3), 2007, pp.169–5

9 Buffet. J., 'Barefoot Children', *Barometer Soup*, Universal Music Catalogue, 2000

10 Vierkötter, A., Schikowski, T., Ranft, U., Sugiri, D., Matsui, M., Krämer, U. and Krutmann, J., 'Airborne particle exposure and extrinsic skin aging', *Journal of Investigative Dermatology*, 130(12), 2010, pp.2719–26

11 London Air Quality Network (LAQN), 'London air data from the first week of 2017', King's College London Environmental Research Group, 2017

12 Jaliman, D., *Skin Rules*, St Martin's Press, 2013

13 Axelsson, J., Sundelin, T., Ingre, M., Van Someren, E. J., Olsson, A. and Lekander, M., 'Beauty sleep: experimental study on the perceived health and attractiveness of sleep deprived people', *BMJ*, 341, 2010, p.c6614

14 Sundelin, T., Lekander, M., Kecklund, G., Van Someren, E. J., Olsson, A. and Axelsson, J., 'Cues of fatigue: effects of sleep deprivation on facial appearance', *Sleep*, 36(9), 2013, pp.1355–60

15 Oyetakin-White, P., Suggs, A., Koo, B., Matsui, M. S., Yarosh, D., Cooper, K. D. and Baron, E. D., 'Does poor sleep quality affect skin ageing?', *Clinical and Experimental Dermatology*, 2015, 40(1), pp.17–22

16 Danby, S., Study at the University of Sheffield on BBC's *The Truth About . . . Looking Good*, 2018

17 Kligman, A. M., Mills, O. H., Leyden, J. J., Gross, P. R., Allen, H. B. and Rudolph, R. I., 'Oral vitamin A in acne vulgaris Preliminary report', *International Journal of Dermatology*, 20(4), 1981, pp.278–85

18 Hornblum, A. M., *Acres of skin: Human Experiments at Holmesburg Prison*, Routledge, 2013

19 Boudreau, M. D., Beland, F. A., Felton, R. P., Fu, P. P., Howard, P. C., Mellick, P. W., Thorn, B. T. and Olson, G. R., 'Photo-co-carcinogenesis of Topically Applied Retinyl Palmitate in SKH-1 Hairless Mice', *Photochemistry and Photobiology*, 94(4), 2017, pp.1096–114

20 Wang, S. Q., Dusza, S. W. and Lim, H. W., 'Safety of retinyl palmitate in sunscreens: a critical

analysis', *Journal of the American Academy of Dermatology*, 63(5), 2010, pp.903–90

21 Leslie Baumann in 'Skincare: The Vitamin A Controversy', *youbeauty*, 2011

22 Jones, R. R., Castelletto, V., Connon, C. J. and Hamley, I. W., 'Collagen stimulating effect of peptide amphiphile C16-KTTKS on human fibroblasts', *Molecular Pharmaceutics*, 10(3), 2013, pp.1063–69

23 Watson, R. E. B., Ogden, S., Cotterell, L. F., Bowden, J. J., Bastrilles, J. Y., Long, S. P. and Griffiths, C. E. M., 'A cosmetic "anti-ageing" product improves photoaged skin: a double-blind, randomized controlled trial', *British Journal of Dermatology*, 161(2), 2009, pp.419–26

24 Van Ermengem, É., 'A new anaerobic bacillus and its relation to botulism', *Reviews of Infectious Diseases*, 1(4), 1979, pp.701–19

25 Carruthers, J. D. and Carruthers, J. A., 'Treatment of glabellar frown lines with C. botulinum-A exotoxin', *Journal of Dermatologic Surgery and Oncology*, 18(1), 1992, pp.17–21

26 Yu, B., Kang, S. Y., Akthakul, A., Ramadurai, N., Pilkenton, M., Patel, A., Nashat, A., Anderson, D. G., Sakamoto, F. H., Gilchrest, B. A. and Anderson, R. R., 'An elastic second skin', *Nature Materials*, 15(8), 2016. pp.911–18

6 第一感觉：触觉的机制与魔力

1 Abraira, V. E. and Ginty, D. D., 'The sensory neurons of touch', *Neuron*, 79(4), 2013. pp.618–39

2 Woo, S. H., Ranade, S., Weyer, A. D., Dubin, A. E., Baba, Y., Qiu, Z., Petrus, M., Miyamoto, T., Reddy, K., Lumpkin, E. A. and Stucky, C. L., 'Piezo2 is required for Merkel-cell mechanotransduction', *Nature*, 509, 2014, pp.622–6

3 Thought experiment inspired by Linden, D. J., *Touch: The Science of Hand, Heart and Mind*, Penguin, 2016

4 Penfield, W., and Jasper, H., *Epilepsy and the Functional Anatomy of the Human Brain*, Little, Brown, 1954

5 Cohen, L. G., Celnik, P., Pascual-Leone, A., Corwell, B., Faiz, L., Dambrosia, J., Honda, M., Sadato, N., Gerloff, C., Catalá, M. D. and Hallett, M., 'Functional relevance of cross-modal plasticity in blind humans', *Nature*, 389, 1997, pp.180–83

6 Ro, T., Farnè, A., Johnson, R. M., Wedeen, V., Chu, Z., Wang, Z. J., Hunter, J. V. and Beauchamp, M. S., 'Feeling sounds after a thalamic lesion', *Annals of Neurology*, 62(5), 2007, pp.433–41

7 Changizi, M., Weber, R., Kotecha, R. and Palazzo, J., 'Are wet-induced wrinkled fingers primate rain treads?' *Brain, Behavior and Evolution*, 77(4), 2011, pp.286–90

8 Kareklas, K., Nettle, D. and Smulders, T. V., 'Water-induced finger wrinkles improve handling of wet objects', *Biology Letters*, 9(2), 2013, p.20120999

9 Haseleu, J., Omerbašić, D., Frenzel, H., Gross, M. and Lewin, G. R., 'Water-induced finger wrinkles do not affect touch acuity or dexterity in handling wet objects', *PLOS ONE*, 9(1), 2014, p.e84949

10 Hertenstein, M. J., Holmes, R., McCullough, M. and Keltner, D., 'The communication of emotion via touch', *Emotion*, 9(4), 2009, p.566

11 Liljencrantz, J. and Olausson, H., 'Tactile C fibers and their contributions to pleasant sensations and to tactile allodynia', *Frontiers in Behavioral Neuroscience*, 8, 2014

12 Brauer, J., Xiao, Y., Poulain, T., Friederici, A. D. and Schirmer, A., 'Frequency of maternal touch predicts resting activity and connectivity of the developing social brain', *Cerebral Cortex*, 26(8), 2016, pp.3544–52

13 Walker, S. C., Trotter, P. D., Woods, A. and McGlone, F., 'Vicarious ratings of social touch reflect

the anatomical distribution & velocity tuning of C-tactile afferents: a hedonic homunculus?', *Behavioural Brain Research*, 320, 2017, pp.91–6

14 Suvilehto, J. T., Glerean, E., Dunbar, R. I., Hari, R. and Nummenmaa, L., 'Topography of social touching depends on emotional bonds between humans', *Proceedings of the National Academy of Sciences*, 112(45), 2015, pp.13811–6

15 van Stralen, H. E., van Zandvoort, M. J., Hoppenbrouwers, S. S., Vissers, L. M., Kappelle, L. J. and Dijkerman, H. C., 'Affective touch modulates the rubber hand illusion', *Cognition*, 131(1), 2014, pp.147–58

16 Blakemore, S. J., Wolpert, D. M. and Frith, C. D., 'Central cancellation of self-produced tickle sensation', *Nature Neuroscience*, 1(7), 1998, pp.635–40

17 Linden, D. J., *Touch: The Science of Hand, Heart and Mind*, Penguin, 2016

18 Cox, J. J., Reimann, F., Nicholas, A. K., Thornton, G., Roberts, E., Springell, K., Karbani, G., Jafri, H., Mannan, J., Raashid, Y. and Al-Gazali, L., 'An SCN9A channelopathy causes congenital inability to experience pain', *Nature*, 444, 2006, pp.894–8

19 Andresen, T., Lunden, D., Drewes, A. M. and Arendt-Nielsen, L., 'Pain sensitivity and experimentally induced sensitisation in red haired females', *Scandinavian Journal of Pain*, 2(1), 2011, pp.3–6

20 'Paget, Henry William, first Marquis of Anglesey (1768–1854)', *Oxford Dictionary of National Biography*, Oxford University Press, 2004 (online edition)

21 Titus Lucretius Carus, *Lucretius: The Nature of Things*, trans. Stallings, A.E., Penguin Classics, 2007

22 Denk, F., Crow, M., Didangelos, A., Lopes, D. M. and McMahon, S. B., 'Persistent alterations in microglial enhancers in a model of chronic pain', *Cell Reports*, 15(8), 2016, pp.1771–81

23 de Montaigne, Michel, *The Complete Essays*, trans. Screech, M. A., Penguin Classics, 1993, Book 3, Chapter 13

24 Handwerker, H. O., Magerl, W., Klemm, F., Lang, E. and Westerman, R. A., 'Quantitative evaluation of itch sensation', *Fine Afferent Nerve Fibers and Pain*, eds. Schmidt, R.F., Schaible, H.-G., Vahle-Hinz, C., VCH Verlagsgesellschaft, Weinheim, 1987, pp.462–73

25 Pitake, S., DeBrecht, J. and Mishra, S. K., 'Brain natriuretic peptide-expressing sensory neurons are not involved in acute, inflammatory, or neuropathic pain', *Molecular Pain*, 13, 2017

26 Holle, H., Warne, K., Seth, A. K., Critchley, H. D. and Ward, J., 'Neural basis of contagious itch and why some people are more prone to it', *Proceedings of the National Academy of Sciences*, 109(48), 2012, pp.19816–21

27 Lloyd, D. M., Hall, E., Hall, S. and McGlone, F. P., 'Can itch-related visual stimuli alone provoke a scratch response in healthy individuals?', *British Journal of Dermatology*, 168(1), 2013, pp.106–11

28 Yu, Y. Q., Barry, D. M., Hao, Y., Liu, X. T. and Chen, Z. F., 'Molecular and neural basis of contagious itch behavior in mice', *Science*, 355(6329), 2017, pp.1072–6

29 Jourard, S. M., 'An exploratory study of body-accessibility', *British Journal of Clinical Psychology*, 5(3), 1966, pp.221–31

30 Ackerman, J. M., Nocera, C. C. and Bargh, J. A., 'Incidental haptic sensations influence social judgments and decisions', *Science*, 328(5986), 2010, pp.1712–5

31 Levav, J. and Argo, J. J., 'Physical contact and financial risk taking', *Psychological Science*, 21(6), 2010, pp.804–10

32 Ackerman, J. M., Nocera, C. C. and Bargh, J. A., 'Incidental haptic sensations influence social

judgments and decisions', *Science*, 328(5986), 2010, pp.1712–15

33 Kraus, M. W., Huang, C. and Keltner, D., 'Tactile communication, cooperation, and performance: an ethological study of the NBA', *Emotion*, 10(5), 2010, p.745

34 Hertenstein, M. J., Holmes, R., McCullough, M. and Keltner, D., 'The communication of emotion via touch', *Emotion*, 9(4), 2009, p.566

35 Brentano, R. 'Reviewed Work: *The Chronicle of Salimbene de Adam* by Salimbene de Adam, Joseph L. Baird, Giuseppe Baglivi, John Robert Kane', *The Catholic Historical Review*, 74(3), 1988, pp.466–7

36 Field, T. M., *Touch in Early Development*, Psychology Press, 2014

37 Pollak, S. D., Nelson, C. A., Schlaak, M. F., Roeber, B. J., Wewerka, S. S., Wiik, K. L., Frenn, K. A., Loman, M. M. and Gunnar, M. R., 'Neurodevelopmental effects of early deprivation in postinstitutionalized children', *Child Development*, 81(1), 2010, pp.224–36

38 Rey Sanabria, E. and Gómez, H. M., 'Manejo Racional del Niño Prematuro [Rational management of the premature child]', *Fundación Vivir*, Bogotá, Colombia, 1983, pp.137–51

39 Lawn, J. E., Mwansa-Kambafwile, J., Horta, B. L., Barros, F. C. and Cousens, S., '"Kangaroo mother care" to prevent neonatal deaths due to preterm birth complications', *International Journal of Epidemiology*, 39 (Supplement 1), 2010, pp.i144–54

40 Charpak, N., Tessier, R., Ruiz, J. G., Hernandez, J. T., Uriza, F., Villegas, J., Nadeau, L., Mercier, C., Maheu, F., Marin, J. and Cortes, D., 'Twenty-year follow-up of kangaroo mother care versus traditional care', *Pediatrics*, 2016, p.e20162063

41 Sloan, N. L., Ahmed, S., Mitra, S. N., Choudhury, N., Chowdhury, M., Rob, U. and Winikoff, B., 'Community-based kangaroo mother care to prevent neonatal and infant mortality: a randomized, controlled cluster trial', *Pediatrics*, 121(5), 2008, pp.e1047–59

42 Coan, J. A., Schaefer, H. S. and Davidson, R. J., 'Lending a hand: social regulation of the neural response to threat', *Psychological Science*, 17(12), 2006, pp.1032–9

43 Holt-Lunstad, J., Birmingham, W. A. and Light, K. C., 'Influence of a "warm touch" support enhancement intervention among married couples on ambulatory blood pressure, oxytocin, alpha amylase, and cortisol', *Psychosomatic Medicine*, 70(9), 2008, pp.976–85

44 Field, T. M., 'Massage therapy research review', *Complementary Therapies in Clinical Practice*, 20(4), 2014, pp.224–9

45 Kim, H. K., Lee, S. and Yun, K. S., 'Capacitive tactile sensor array for touch screen application', *Sensors and Actuators A: Physical*, 165(1), 2011, pp.2–7

46 Jiménez, J., Olea, J., Torres, J., Alonso, I., Harder, D. and Fischer, K., 'Biography of Louis Braille and invention of the Braille alphabet', *Survey of Ophthalmology*, 54(1), 2009, pp.142–9

47 Choi, S. and Kuchenbecker, K. J., 'Vibrotactile display: Perception, technology, and applications', *Proceedings of the IEEE*, 101(9), 2013, pp.2093–104

48 Culbertson, H. and Kuchenbecker, K. J., 'Importance of Matching Physical Friction, Hardness, and Texture in Creating Realistic Haptic Virtual Surfaces', *IEEE Transactions on Haptics*, 10(1), 2017, pp.63–74

49 Saal, H. P., Delhaye, B. P., Rayhaun, B. C. and Bensmaia, S. J., 'Simulating tactile signals from the whole hand with millisecond precision', *Proceedings of the National Academy of Sciences*, 114(28), 2017, pp.E5693–E5702

50 Wu, W., Wen, X. and Wang, Z. L., 'Taxel-addressable matrix of vertical-nanowire piezotronic

transistors for active and adaptive tactile imaging', *Science*, 340(6135), 2013, pp.952–7

51 Yin, J., Santos, V. J. and Posner, J. D., 'Bioinspired flexible microfluidic shear force sensor skin', *Sensors and Actuators A: Physical*, 264, 2017, pp.289–97

7 心灵肌肤：心理与皮肤如何塑造彼此

1 Koblenzer, C. S., 'Dermatitis artefacta: clinical features and approaches to treatment', *American Journal of Clinical Dermatology*, 1(1), 2000, pp.47–55

2 Deweerdt, S., 'Psychodermatology: an emotional response', *Nature*, 492(7429), 2012, pp.S62–3

3 Evers, A. W. M., Verhoeven, E. W. M., Kraaimaat, F. W., De Jong, E. M. G. J., De Brouwer, S. J. M., Schalkwijk, J., Sweep, F. C. G. J. and Van De Kerkhof, P. C. M., 'How stress gets under the skin: cortisol and stress reactivity in psoriasis', *British Journal of Dermatology*, 163(5), 2010, pp.986–91

4 Pavlovic, S., Daniltchenko, M., Tobin, D. J., Hagen, E., Hunt, S. P., Klapp, A.F., Arck, P. C. and Peters, E. M., 'Further exploring the brain-skin connection: stress worsens dermatitis via substance P-dependent neurogenic inflammation in mice', *Journal of Investigative Dermatology*, 128(2), 2008, pp.434–46

5 Peters, E. M., 'Stressed skin?-a molecular psychosomatic update on stress-causes and effects in dermatologic diseases', *Journal der Deutschen Dermatologischen Gesellschaft*, 14(3), 2016, pp.233–52

6 Naik, S., Larsen, S. B., Gomez, N. C., Alaverdyan, K., Sendoel, A., Yuan, S., Polak, L., Kulukian, A., Chai, S. and Fuchs, E., 'Inflammatory memory sensitizes skin epithelial stem cells to tissue damage', *Nature*, 550(7677), 2017, p.475

7 Felice, C., *Here Are the Young Men* (photography series), 2009–2010

8 Schwartz, J., Evers, A. W., Bundy, C. and Kimball, A. B., 'Getting under the skin: report from the International Psoriasis Council Workshop on the role of stress in psoriasis', *Frontiers in Psychology*, 7, 2016, p.87

9 Bewley, A. P., 'Snapshot survey of dermatologists' reports of skin disease following the financial crisis of 2007–2008', *British Skin Foundation*, 2012

10 Dhabhar, F. S., 'Acute stress enhances while chronic stress suppresses skin immunity: the role of stress hormones and leukocyte trafficking', *Annals of the New York Academy of Sciences*, 917(1), 2000, pp.876–93

11 Kabat-Zinn, J., Wheeler, E., Light, T., Skillings, A., Scharf, M. J., Cropley, T. G., Hosmer, D. and Bernhard, J. D., 'Influence of a mindfulness meditation-based stress reduction intervention on rates of skin clearing in patients with moderate to severe psoriasis undergoing photo therapy (UVB) and photochemotherapy (PUVA)', *Psychosomatic Medicine*, 60(5), 1998, pp.625–32

12 Dijk, C., Voncken, M. J. and de Jong, P. J., 'I blush, therefore I will be judged negatively: influence of false blush feedback on anticipated others' judgments and facial coloration in high and low blushing-fearfuls', *Behaviour Research and Therapy*, 47(7), 2009, pp.541–7

13 Dijk, C., de Jong, P. J. and Peters, M. L., 'The remedial value of blushing in the context of transgressions and mishaps', *Emotion*, 9(2), 2009, p.287

14 Dijk, C. and de Jong, P. J., 'Blushing-fearful individuals overestimate the costs and probability of their blushing', *Behaviour Research and Therapy*, 50(2), 2012, pp.158–62

15 Mirick, D. K., Davis, S. and Thomas, D. B., 'Antiperspirant use and the risk of breast cancer', *Journal of the National Cancer Institute*, 94(20), 2002, pp.1578–80

16 Willhite, C. C., Karyakina, N. A., Yokel, R. A., Yenugadhati, N., Wisniewski, T. M., Arnold, I. M., Momoli, F. and Krewski, D., 'Systematic review of potential health risks posed by pharmaceutical, occupational and consumer exposures to metallic and nanoscale aluminum, aluminum oxides, aluminum hydroxide and its soluble salts', *Critical Reviews in Toxicology*, 44(sup4), 2014, pp.1–80

17 Hermann, L. and Luchsinger, B., 'Über die Secretionsströme der Haut bei der Katze [On the sweat currents on the skin of cats]', *Pflügers Archiv European Journal of Physiology*, 17(1), 1878, pp.310–19

18 *Idaho State Journal*, 9 November 1977, p.32

19 Larson, J. A., Haney, G. W. and Keeler, L., *Lying and its detection: A study of deception and deception tests*, University of Chicago Press, 1932, p.99

20 Inbau, F. E., 'Detection of deception technique admitted as evidence', *Journal of Criminal Law and Criminology (193151)*, 26(2), 1935, pp.262–70

21 Santos, F., 'DNA evidence frees a man imprisoned for half his life', *New York Times*, 1 September 2006

22 Goldstein, A., 'Thrills in response to music and other stimuli', *Physiological Psychology*, 8(1), 1980, pp.126–9

23 Timmers, R., and Loui, P., 'Music and Emotion', *Foundations in Music Psychology*, eds. Rentfrow, P. J, and Levitin, D. J., MIT Press, 2019, pp.783–826

24 Blood, A. J. and Zatorre, R. J., 'Intensely pleasurable responses to music correlate with activity in brain regions implicated in reward and emotion', *Proceedings of the National Academy of Sciences*, 98(20), 2001, pp.11818–23

25 Hongbo, Y., Thomas, C. L., Harrison, M. A., Salek, M. S. and Finlay, A. Y., 'Translating the science of quality of life into practice: what do dermatology life quality index scores mean?', *Journal of Investigative Dermatology*, 125(4), 2005, pp.659–64

26 Ramrakha, S., Fergusson, D. M., Horwood, L. J., Dalgard, F., Ambler, A., Kokaua, J., Milne, B. J. and Poulton, R., 'Cumulative mental health consequences of acne: 23-year follow-up in a general population birth cohort study', *The British Journal of Dermatology*, 2015

27 British Skin Foundation Teenage Acne Survey 2014–2017 press release, '3 in 5 teenagers say acne affects self confidence', 2017

28 Chiu, A., Chon, S. Y. and Kimball, A. B., 'The response of skin disease to stress: changes in the severity of acne vulgaris as affected by examination stress', *Archives of Dermatology*, 139(7), 2003, pp.897–900

29 Böhm, D., Schwanitz, P., Stock Gissendanner, S., Schmid-Ott, G. and Schulz, W., 'Symptom severity and psychological sequelae in rosacea: results of a survey', *Psychology, Health & Medicine*, 19(5), 2014, pp.586–91

30 Sharma, N., Koranne, R. V. and Singh, R. K., 'Psychiatric morbidity in psoriasis and vitiligo: a comparative study', *The Journal of Dermatology*, 28(8), 2001, pp.419–23

31 Tsakiris, M. and Haggard, P., 'The rubber hand illusion revisited: visuotactile integration and self-attribution', *Journal of Experimental Psychology: Human Perception and Performance*, 31(1), 2005, p.80

32 Lovato, L., Ferrão, Y. A., Stein, D. J., Shavitt, R. G., Fontenelle, L. F., Vivan, A., Miguel, E. C. and Cordioli, A. V., 'Skin picking and trichotillomania in adults with obsessive-compulsive disorder', *Comprehensive Psychiatry*, 53(5), 2012, pp.562–68

33 Bjornsson, A. S., Didie, E. R. and Phillips, K. A., 'Body dysmorphic disorder', *Dialogues in Clinical Neuroscience*, 12(2), 2010, p.221

34 Kim, D. I., Garrison, R. C. and Thompson, G., 'A near fatal case of pathological skin picking', *The American Journal of Case Reports*, 14, 2013, pp.284–7

8 社交皮肤：皮肤标记的意义

1 Orange, C., *The Treaty of Waitangi*, Bridget Williams Books, 2015

2 Cook, J., *Captain Cook's Journal During His First Voyage Round the World, Made in HM* Bark Endeavour, *1768–71*, Cambridge University Press, 2014

3 News stories from the universities of Birmingham and Oxford regarding the return of Maori heads: www.birmingham.ac.uk/news/latest/2013/10/Maori-remains-make-the-long-journey-to-their-ancestral-home; www.glam.ox.ac.uk/article/repatriation-maori-ancestral-remains

4 Samuel O'Reilly's patent for a tattoo machine: *S. F. O'Reilly, Tattooing Machine, No. 464,801, Patented Dec. 8, 1891*

5 Othman, J., Robbins, E., Lau, E. M., Mak, C. and Bryant, C., 'Tattoo pigment-induced granulomatous lymphadenopathy mimicking lymphoma', *Annals of Internal Medicine*, 2017

6 Huq, R., Samuel, E. L., Sikkema, W. K., Nilewski, L. G., Lee, T., Tanner, M. R., Khan, F. S., Porter, P. C., Tajhya, R. B., Patel, R. S. and Inoue, T., 'Preferential uptake of antioxidant carbon nanoparticles by T lymphocytes for immunomodulation', *Scientific Reports*, 6, 2016, article 33808

7 Brady, B. G., Gold, H., Leger, E. A. and Leger, M. C., 'Self-reported adverse tattoo reactions: a New York City Central Park study', *Contact Dermatitis*, 73(2), 2015, pp.91–9

8 Kreidstein, M. L., Giguere, D. and Freiberg, A., 'MRI interaction with tattoo pigments: case report, pathophysiology, and management', *Plastic and Reconstructive Surgery*, 99(6), 1997, pp.1717–20

9 Schreiver, I., Hesse, B., Seim, C., Castillo-Michel, H., Villanova, J., Laux, P., Dreiack, N., Penning, R., Tucoulou, R., Cotte, M. and Luch, A., 'Synchrotron-based ν-XRF mapping and μ-FTIR microscopy enable to look into the fate and effects of tattoo pigments in human skin', *Scientific Reports*, 7(1), 2017, article 11395

10 Laux, P., Tralau, T., Tentschert, J., Blume, A., Al Dahouk, S., Bäumler, W., Bernstein, E., Bocca, B., Alimonti, A., Colebrook, H. and de Cuyper, C., 'A medical-toxicological view of tattooing', *The Lancet*, 387(10016), 2016, pp.95–402

11 Brady, B. G., Gold, H., Leger, E. A. and Leger, M. C., 'Self-reported adverse tattoo reactions: a New York City Central Park study', *Contact Dermatitis*, 73(2), 2015, pp.91–9

12 Liszewski, W., Kream, E., Helland, S., Cavigli, A., Lavin, B. C. and Murina, A., 'The demographics and rates of tattoo complications, regret, and unsafe tattooing practices: a cross-sectional study', *Dermatologic Surgery*, 41(11), 2015, pp.1283–89

13 Ephemeral Tattoos: www.ephemeraltattoos.com

14 Kim, J., Jeerapan, I., Imani, S., Cho, T. N., Bandodkar, A., Cinti, S., Mercier, P. P. and Wang, J., 'Noninvasive alcohol monitoring using a wearable tattoo-based iontophoretic-biosensing system', *ACS Sensors*, 1(8), 2016, pp.1011–19

15 Bareket, L., Inzelberg, L., Rand, D., David-Pur, M., Rabinovich, D., Brandes, B. and Hanein, Y., 'Temporary-tattoo for long-term high fidelity biopotential recordings', *Scientific Reports*, 6, 2016, article 25727

16 Garcia, S. O., Ulyanova, Y. V., Figueroa-Teran, R., Bhatt, K. H., Singhal, S. and Atanassov, P.,

'Wearable sensor system powered by a biofuel cell for detection of lactate levels in sweat', *ECS Journal of Solid State Science and Technology*, 5(8), 2016, pp.M3075–81

17 Liu, X., Yuk, H., Lin, S., Parada, G. A., Tang, T. C., Tham, E., de la Fuente-Nunez, C., Lu, T. K. and Zhao, X., '3D printing of living responsive materials and devices', *Advanced Materials*, 30(4), 2018

18 Samadelli, M., Melis, M., Miccoli, M., Vigl, E. E. and Zink, A. R., 'Complete mapping of the tattoos of the 5300-year-old Tyrolean Iceman', *Journal of Cultural Heritage*, 16(5), 2015, pp.753–8

19 Krutak, L. F., *Spiritual Skin-Magical Tattoos and Scarification: Wisdom. Healing. Shamanic power. Protection*. Edition Reuss, 2012

20 Krutak, L., 'The cultural heritage of tattooing: a brief history', *Tattooed Skin and Health*, 48, 2015, pp.1–5

21 Krutak, L., 'The cultural heritage of tattooing: a brief history', *Tattooed Skin and Health*, (48), 2015, pp.1–5

22 Lynn, C. D., Dominguez, J. T. and DeCaro, J. A., 'Tattooing to "toughen up": tattoo experience and secretory immunoglobulin A', *American Journal of Human Biology*, 28(5), 2016, pp.603–9

23 Chiu, Y. N., Sampson, J. M., Jiang, X., Zolla-Pazner, S. B. and Kong, X. P., 'Skin tattooing as a novel approach for DNA vaccine delivery', *Journal of Visualized Experiments*, 68, 2012

24 Landeg, S. J., Kirby, A. M., Lee, S. F., Bartlett, F., Titmarsh, K., Donovan, E., Griffin, C. L., Gothard, L., Locke, I. and McNair, H. A., 'A randomized control trial evaluating fluorescent ink versus dark ink tattoos for breast radiotherapy', *British Journal of Radiology*, 89(1068), 2016, p.20160288

25 Wolf, E. K. and Laumann, A. E., 'The use of blood-type tattoos during the Cold War', *Journal of the American Academy of Dermatology*, 58(3), 2008, pp.472–6

26 Holt, G. E., Sarmento, B., Kett, D. and Goodman, K. W., 'An unconscious patient with a DNR tattoo', *New England Journal of Medicine*, 377(22), 2017, pp.2192–3

27 Banks, J., *Journal of the Right Hon. Sir Joseph Banks: During Captain Cook's First Voyage in H.M.S. Endeavour in 1768–71*, Cambridge University Press, 2011

9 皮肤分裂：社交器官阴险的一面——疾病、种族和性别

1 Jablonski, N. G. and Chaplin, G., 'Human skin pigmentation as an adaptation to UV radiation', *Proceedings of the National Academy of Sciences*, 107 (Supplement 2), 2010, pp.8962–8

2 Bauman, Z., 'Modernity and ambivalence', *Theory, Culture & Society*, 7(2–3), 1990. pp.143–69

3 Yudell, M., Roberts, D., DeSalle, R. and Tishkoff, S., 'Taking race out of human genetics', *Science*, 351(6273), 2016, pp.564–5

4 Crawford, N. G., Kelly, D. E., Hansen, M. E., Beltrame, M. H., Fan, S., Bowman, S. L., Jewett, E., Ranciaro, A., Thompson, S., Lo, Y. and Pfeifer, S. P., 'Loci associated with skin pigmentation identified in African populations', *Science*, 358(6365), 2017. p.eaan8433

5 Roncalli, R. A., 'The history of scabies in veterinary and human medicine from biblical to modern times', *Veterinary Parasitology*, 25(2), 1987, pp.193–8

6 Jenner, E., *An Inquiry into The Causes and Effects of the Variolae Vaccinae, A Disease Discovered in Some of the Western Counties Of England, Particularly Gloucestershire, and Known By The Name of The Cow Pox*, 1800

7 Riedel, S., 'Edward Jenner and the history of smallpox and vaccination', *Baylor University Medical Center Proceedings*, 18(1), 2005, p.21

8 Kricker, A., Armstrong, B. K., English, D. R. and Heenan, P. J., 'A dose-response curve for sun

exposure and basal cell carcinoma', *International Journal of Cancer*, 60(4), 1995, pp.482–8

9 Loewenthal, L. J. A., 'Daniel Turner and "De Morbis Cutaneis"', *Archives of Dermatology*, 85(4), 1962, pp.517–23

10 Flotte, T. J. and Bell, D. A., 'Role of skin lesions in the Salem witchcraft trials', *The American Journal of Dermatopathology*, 11(6), 1989, pp.582–7

11 Karen Hearn, 'Why do so many people want their moles removed?', BBC News, 11 November 2015

12 King, D. F. and Rabson, S. M., 'The discovery of Mycobacterium leprae: A medical achievement in the light of evolving scientific methods', *The American Journal of Dermatopathology*, 6(4), 1984, pp.337–44

13 Monot, M., Honoré, N., Garnier, T., Araoz, R., Coppée, J. Y., Lacroix, C., Sow, S., Spencer, J. S., Truman, R. W., Williams, D. L. and Gelber, R., 'On the origin of leprosy', *Science*, 308(5724), 2005, pp.104–42

14 Fine, P. E., Sterne, J. A., Pönnighaus, J. M. and Rees, R. J., 'Delayed-type hypersensitivity, mycobacterial vaccines and protective immunity', *The Lancet*, 344(8932), 1994, pp.1245–9

15 Doniger, W., *The Laws of Manu*, Penguin, 1991

16 Wright, H. P., *Leprosy-An Imperial Danger*, Churchill, 1889

17 Herman, R. D. K., 'Out of sight, out of mind, out of power: leprosy, race and colonization in Hawaii', *Journal of Historical Geography*, 27(3), 2001, pp.319–37

18 Horman, W. *Vulgaria Puerorum*, 1519

19 Blomfield, A., 'Rwandan police crack down on harmful skin bleaching products', *Daily Telegraph*, 10 January 2019

10　心理皮肤：皮肤塑造思维的方式——哲学和语言

1 Benthien, C., *Skin: On the Cultural Border Between Self and the World*, Columbia University Press, 2002

2 Anzieu, D., *The SkinEgo*, Karnac Books, 2016

3 Bachelard, G., *The Poetics of Space*, vol. 330, Beacon Press, 1994

4 Foucault, M., 'Technologies of the Self', *Technologies of the Self: A seminar with Michel Foucault*, University of Massachusetts Press, 1988, pp.16–49